黄汉儒学术经验传承研究

王柏灿　梁江洪　主编

广西科学技术出版社

图书在版编目（CIP）数据

黄汉儒学术经验传承研究 / 王柏灿，梁江洪主编.
—南宁：广西科学技术出版社，2016.12
　ISBN 978 - 7 - 5551 - 0672 - 2

　Ⅰ. ①黄… Ⅱ. ①王… ②梁… Ⅲ. ①中医临床—经
验—中国—现代 Ⅳ. ①R249.7

中国版本图书馆CIP数据核字（2016）第 294486 号

黄汉儒学术经验传承研究
HUANGHANRU XUESHU JINGYAN CHUANCHENG YANJIU

王柏灿　梁江洪　主编

责任编辑：罗煜涛　　　　　　　　责任校对：刘南坚
助理编辑：黄　璐　　　　　　　　责任印制：韦文印
封面设计：韦娇林

出 版 人：卢培钊
出版发行：广西科学技术出版社
社　　址：广西南宁市东葛路 66 号　　　邮政编码：530022
网　　址：http://www.gxkjs.com

经　　销：全国各地新华书店
印　　刷：广西大华印刷有限公司
地　　址：南宁市高新区科园路 62 号　　　邮政编码：530007
开　　本：787 mm×1092 mm　1/16
字　　数：350 千字　　　　　　　　印　　张：20　　插页：14
版　　次：2016 年 12 月第 1 版
印　　次：2016 年 12 月第 1 次印刷
书　　号：ISBN 978 - 7 - 5551 - 0672 - 2
定　　价：68.00 元

编委会

总　顾　问：黄汉儒

编委会主任：韦英才　陈小刚

副　主　任：王小平　赵文青　王柏灿

成　　　员：梁江洪　容小翔　谭　俊

主　　　编：王柏灿　梁江洪

副　主　编：容小翔　谭　俊　吴小红

编委（按姓氏笔画排列）：

王柏灿　韦金全　牙廷艺

兰日春　朱红梅　李　珪

李凤珍　李凯风　吴小红

卓秋玉　容小翔　梁江洪

曾翠琼　谭　俊　滕红丽

黄汉儒工作室资助项目

黄汉儒简介

黄汉儒，壮族，1943 年出生于广西忻城县，主任医师，教授，著名壮医药学家和中医医史文献专家。

1965 年广西中医学院医疗专业本科毕业，1982 年中国中医研究院研究生毕业并获得医学硕士学位，是广西第一位中医硕士研究生。1985 年前先后担任广西罗城仫佬族自治县人民医院中医师、中医科主任，广西中医学院院刊编辑、研究室副主任、科研生产处副处长等。现任中国民族医药学会副会长，中国民族医药协会副会长，中国民族医药学会壮医药分会名誉会长，广西民族医药协会名誉会长，广西民族医药研究院（广西壮医医院）名誉院长，广西中医药大学壮医药学院名誉院长。享受国务院特殊津贴专家，第八届全国人民代表大会代表，第六届、第八届广西壮族自治区政治协商会议委员，桂派中医大师。1985～2001 年，主持创建了广西民族医药研究所（现广西民族医药研究院），担任首位所长，并且连任所长 16 年，同时兼任广西卫生厅（现广西卫生和计划生育委员会）民族医药古籍整理办公室主任、民族医药报社社长、中华中医药学会理事、中华医学会医史专业委员会委员、中国药学会药学史专业委员会副主任等，2001 年退居二线。在 50 多年从事中医药、壮医药医教研工作中，形成了自己鲜明的学术思想和独特的诊疗技术，积累了丰富的临床经验。先后发表学术论文 50 多篇，出版学术专著 6 部。1990 年晋升为中医主任医师（当时尚无壮医职称），是我国壮医药学科的主要创建者和学术带头人。

1998 年，黄汉儒作为第一作者编著的《壮族医学史》一书，由广西科学技术出版社出版。该书对壮族医药史进行了系统的研究和论述，是第一本公开出版发行的壮族医学史专著，填补了壮族医学史研究的空白，并获国家图书奖提名奖和中国民族图书奖一等奖，被医学史专家誉为壮医发展史上的里程碑。

1995 年，在国家中医药管理局批准召开的全国（南宁）民族医药学术交流会上，黄汉儒作为著者首次宣读了论文《壮医理论体系概述》。1996 年，该论文经补充修改后又在《中国中医基础医学》杂志和《中国中医药报》上发表，提出了阴阳为本、三气同步、脏腑气血骨肉、三道（谷道、气道、水道）两路（龙路、火路）、毒虚致百病、调气解毒补虚等壮医基本理论。2000年，主编并出版了《中国壮医学》一书，对壮医理论体系进行了进一步的全面阐述，从而奠定了壮医的理论基础。此前还承担了卫生部专项课题研究，主持点校整理并出版了110多万字的中医古医案《续名医类案》（点校）并获奖。

2002年，他主持的"壮医理论的发掘整理和临床实验研究"通过专家鉴定并获中华中医药学会科技奖和广西科学技术进步奖二等奖。

2006年，黄汉儒被国家中医药管理局和国家民族事务委员会授予"全国民族医药工作先进个人"；2012年被国家中医药管理局确定为第5批全国老中医药专家学术经验继承工作指导老师，同年获广西壮族自治区卫生厅、人力和社会资源保障厅授予"桂派中医大师"荣誉称号；2013年被广州中医药大学聘为中医师承博士生导师。

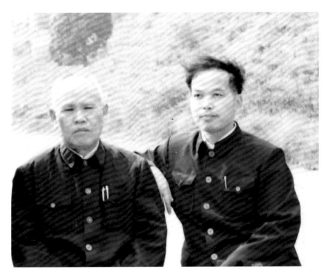

▲黄汉儒（右）与国医大师班秀文教授合影。

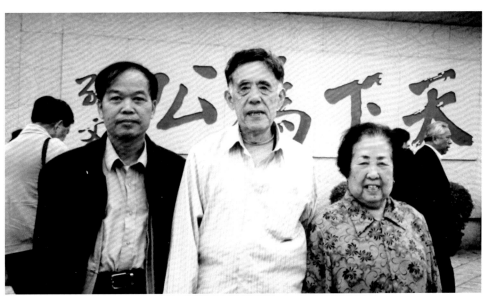

▲黄汉儒（左）与其研究生导师、著名医史文献专家马继兴教授合影。

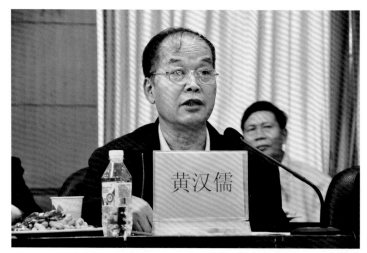

▲黄汉儒作学术报告。

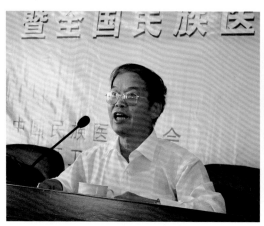

▲黄汉儒作学术报告。

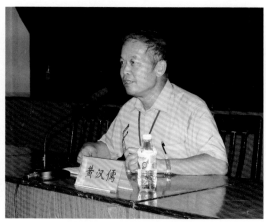

▲黄汉儒作学术报告。

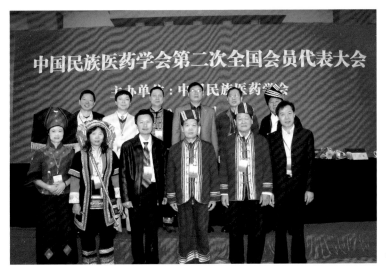

◀黄汉儒
（前排右三）
出席中国民族
医药学会第二
次全国会员代
表大会。

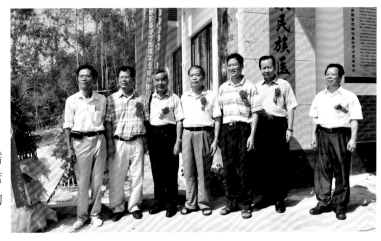

▶黄汉儒
（左四）出席
民营壮医机构
揭牌仪式。

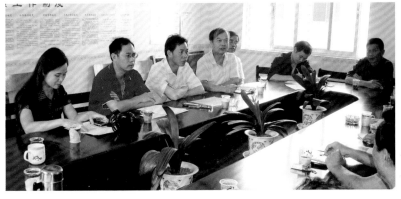

◀黄汉儒
（左四）参加
仫佬医药调研
会议。

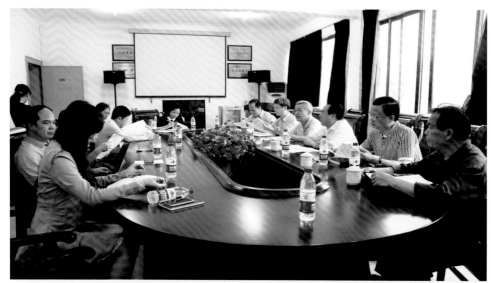

▲黄汉儒（右列四）主持广西民族医药协会工作会议。

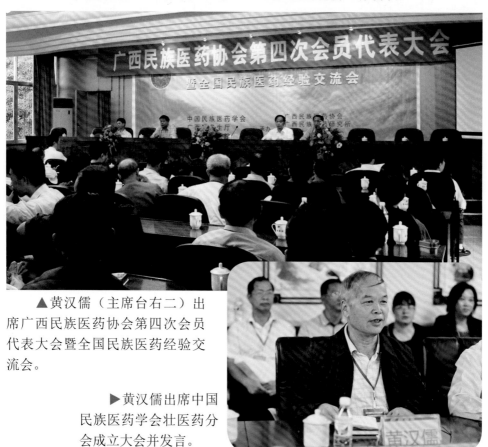

▲黄汉儒（主席台右二）出席广西民族医药协会第四次会员代表大会暨全国民族医药经验交流会。

▶黄汉儒出席中国民族医药学会壮医药分会成立大会并发言。

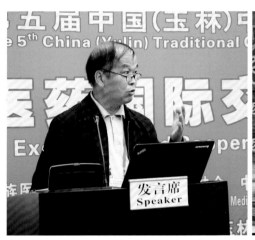

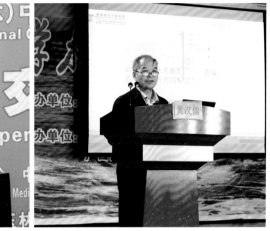

▲黄汉儒在第五届中国（玉林）中医药博览会上发言。

▲黄汉儒参加京医药学术会议。

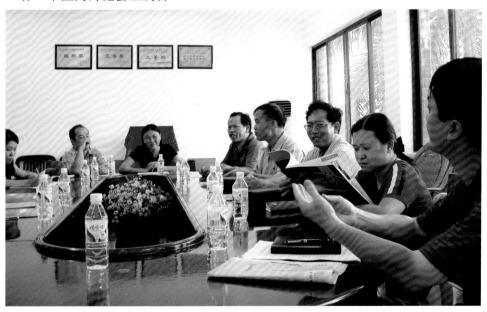

▲黄汉儒（右四）参加广西壮族自治区科学技术协会学会部调研座谈会。

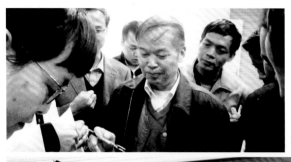

◀ 黄 汉 儒
（中）接受媒体
采访。

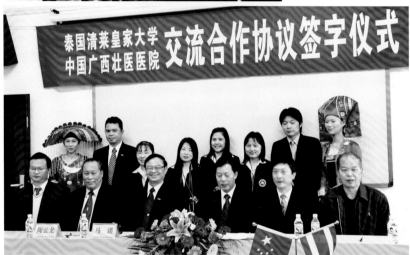

▲黄汉儒（前排右一）参加中国广西壮医医院与泰国清
莱皇家大学交流合作协议签字仪式。

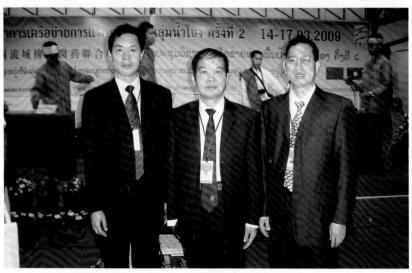

▲黄汉儒（中）到泰国参加学术交流会。

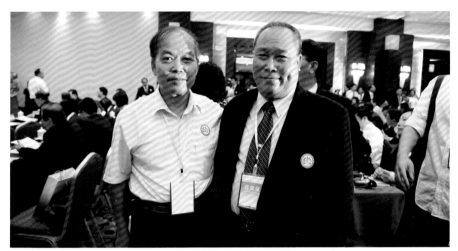

▲黄汉儒（左）与泰国清莱皇家大学传统医药学院院长陶云龙教授合影。

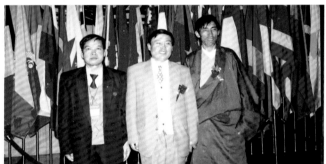

◀黄汉儒（左）与藏医药专家合影。

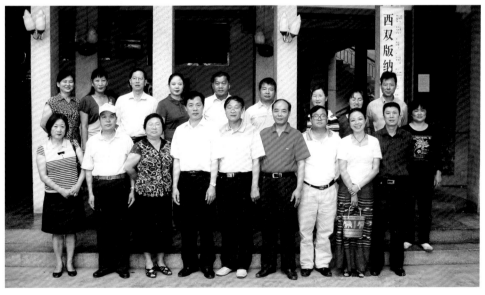

▲黄汉儒（前排左二）与傣医药专家合影。

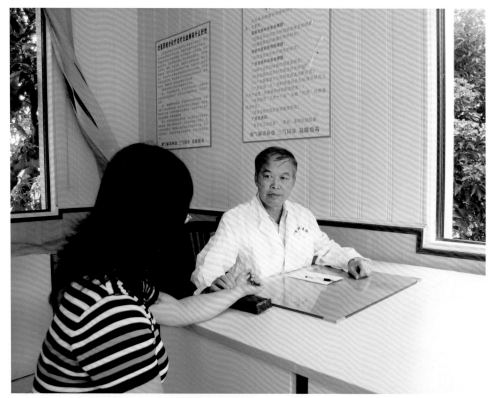

▲黄汉儒出诊。

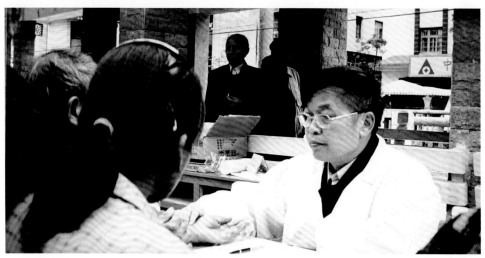

▲黄汉儒参加义诊。

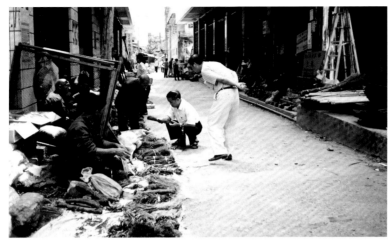

◀黄汉儒在草药摊了解壮药功用。

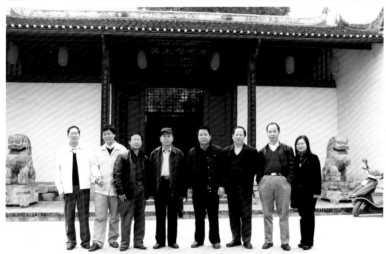

◀黄汉儒（左四）带领广西民族医药协会相关人员到忻城县莫氏土司衙署调研壮医药文化。

▶黄汉儒（后排左二）与本书主编王柏灿（后排左一）在民族医诊所调研。

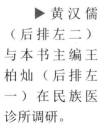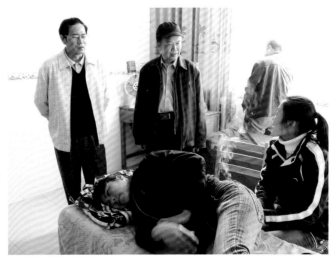

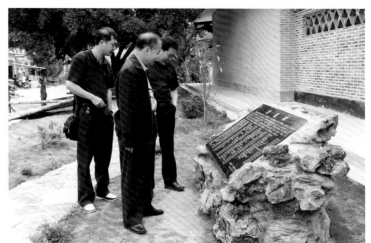

▶黄汉儒（中）在靖西县调研壮医药文化。

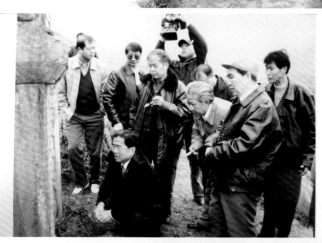

◀黄汉儒（中排左三）与相关领导调研壮医药史。

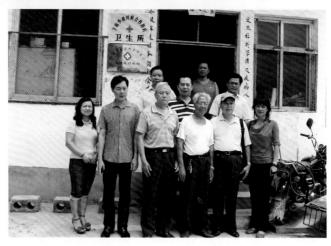

▶黄汉儒（前排右二）等人在环江毛南族自治县下南乡调研。

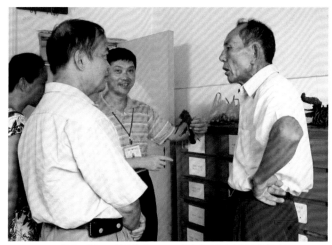

▲黄汉儒（前排左一）调查了解侗医药情况。

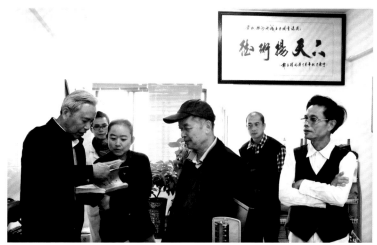

▲黄汉儒（前排右二）等专家到积群壮医院调研。

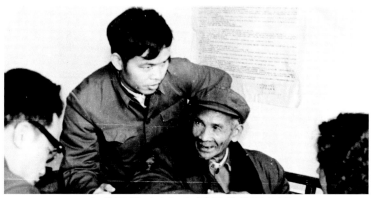

▲黄汉儒（中）与民间老壮医合影。

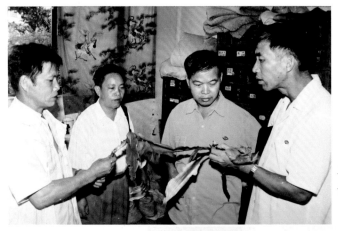

◀黄汉儒（右二）与相关人员讨论壮药。

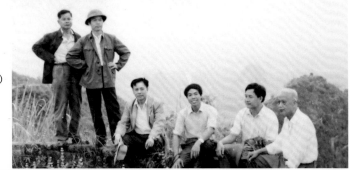

▶黄汉儒（左二）在调研途中休息。

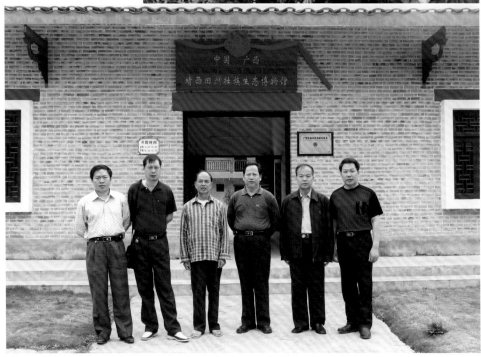

▲黄汉儒（右二）在靖西旧州壮族生态博物馆调研。

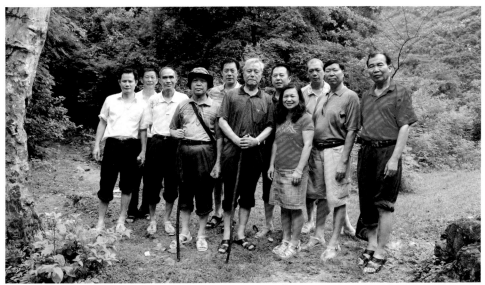

▲黄汉儒（左四）在罗城仫佬族自治县调研。

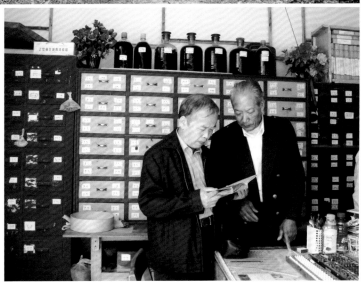

▲黄汉儒（左）深入民间调研。

◀黄汉儒（中）调研民间仫佬医情况。

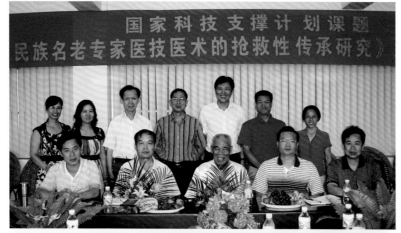

◀黄汉儒（前排左二）参加其学术经验传承项目启动会议。

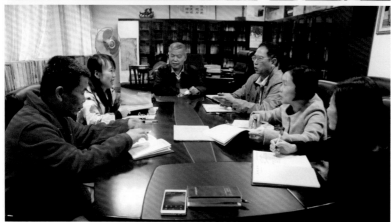

◀黄汉儒（左三）在工作室主持工作会议。

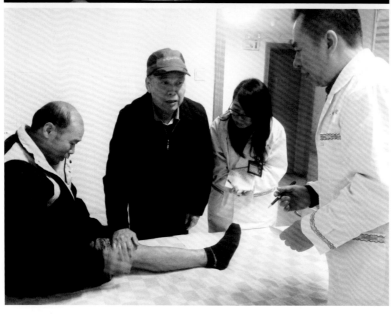

◀黄汉儒（左二）指导学术继承人谭俊和曾翠琼。

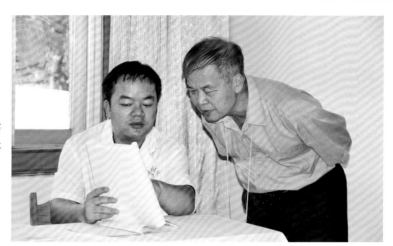

▶黄汉儒（右）与弟子研讨学术问题。

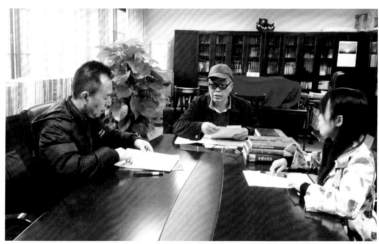

▶黄汉儒（中）给学术继承人谭俊和曾翠琼上课。

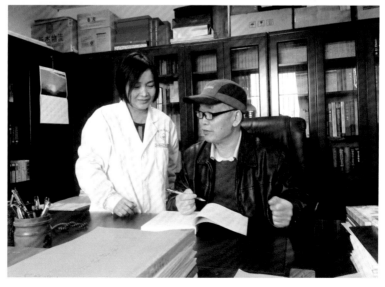

▶黄汉儒（右）指导学术继承人梁江洪。

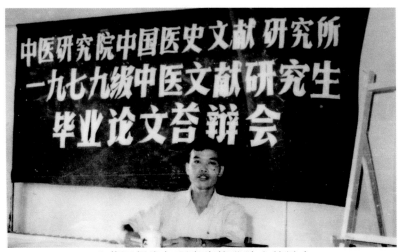

▲黄汉儒参加研究生毕业论文答辩会。

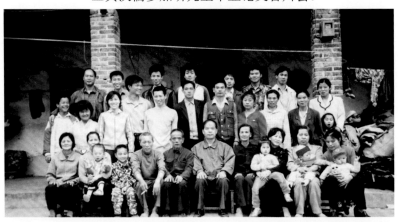

▲黄汉儒（前排左七）与家人合影。

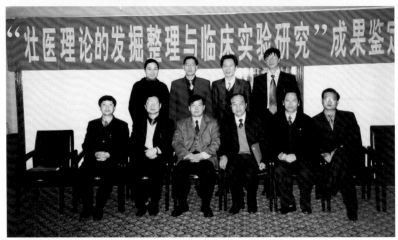

▲黄汉儒（前排左三）参加其牵头召开的"壮医理论的发掘整理与临床实验研究"成果鉴定会。

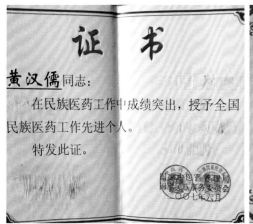

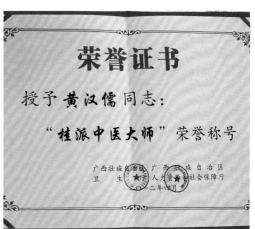

▲黄汉儒获"全国民族医药工作先进个人"。

▲黄汉儒获"桂派中医大师"荣誉称号。

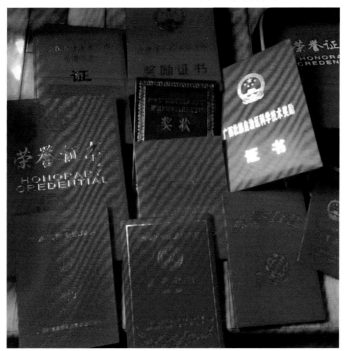

▲黄汉儒部分荣誉证书

前　言

　　壮族是我国少数民族中人口最多的民族，其中 90% 以上的壮族人口聚居在广西壮族自治区。壮族先民在长期的生产生活实践和与疾病做斗争的过程中，创造了内涵丰富的壮医药。壮医药不仅在历史上为保障壮族及其先民的生息繁衍做出了重要贡献，而且至今仍是壮族群众防病治病必不可少的方法之一，同时在传承民族文化、促进民族和谐与稳定边疆方面也有着不可替代的作用。

　　20 世纪 80 年代以来，经过几代壮医人的努力，历 30 多年不懈的发掘整理，壮医药拂去历史的尘埃，从壮乡村屯走进都市，从民间陋室登上大雅之堂，从民间医药发展为民族医学，壮医药的发展进入了一个新的时期。

　　壮医药的发展一直都得到各级党委、政府的高度重视和有力支持。2009年 3 月，广西正式颁布实施《广西壮族自治区发展中医药壮医药条例》，壮医药的发展步入了法制化轨道。2008 年和 2009 年，经国家卫生部、国家中医药管理局批准，壮医首次开展了执业医师资格考试试点工作并取得了圆满成功。

　　2010 年起，壮医执业医师资格考试正式开考，壮医成为目前我国已开展执业医师资格考试的七个民族医药体系之一。2009 年 3 月，广西制定了《中国·广西壮瑶医药振兴计划规划纲要》，同年 12 月，实施壮瑶医药振兴计划被写进《国务院关于进一步促进广西经济社会发展的若干意见》（国发〔2009〕42 号），广西壮族自治区党委、自治区人民政府制定了《贯彻落实〈国务院关于进一步促进广西经济社会发展的若干意见〉工作方案》。2010年，广西壮族自治区人民政府出台了《关于实施壮瑶医药振兴计划》《加快广西中医民族医药发展十大工程》《关于加快中医药壮瑶医药发展的决定》三个文件。壮医药正迎来前所未有的发展机遇，也必将铸就未曾有过的辉煌。

　　壮医药的发展，凝聚着壮医人的心血，离不开壮医人的奉献。老一辈壮医药学家在发展壮医药的实践中积累了丰富的经验，黄汉儒主任医师就是老一辈壮医药学家的杰出代表。黄汉儒作为在我国知名度高、在国外也有一定影响力的民族医药专家，其经历是与壮医药的发展密切联系在一起的，他数十年来从事壮医药事业所具有的执著的奉献精神、丰富的人生阅历、独到的学术思想和多彩的诊疗经验，激励着广大民族医药工作者特别是壮医药工作者对壮医药的不断探索，成为发展壮医药宝贵的精神财富。

做好老一辈壮医药学家经验的传承工作，对于传承和弘扬壮医药精髓，促进壮医药学术的传播和壮医药特色技术的推广应用以及壮医药继承人的培养具有重要的意义。保证壮医药事业的可持续发展，使壮医药能够代代相传，是新一代壮医药工作者肩负的历史使命和应尽的责任。

本书的内容主要包括黄汉儒的重要论文、专著概要、讲话选录、课题选录等，相关学者及黄汉儒的学生传承黄汉儒经验的研究项目、研究论文、心得体会等，并附黄汉儒工作照片及荣誉选录。本书的编写，旨在能够较全面地反映黄汉儒主任医师的学术思想、临床经验以及近年来开展黄汉儒经验传承研究的一些进展，以便对进一步开展老壮医学术经验的传承研究起到抛砖引玉的作用。本书以黄汉儒的学术经验为主线，也从一定程度上反映了壮医理论体系的主要内涵、发展概貌、现实水平及未来发展前景，以资读者参考。

本书的编写，得到黄汉儒工作室的立项资助。在编写的过程中，得到了黄汉儒主任医师的悉心指导，得到了广西民族医药协会、广西民族医药研究院（广西壮医医院）相关领导、专家和同仁的大力支持，得到了广西科学技术出版社的大力支持，在此谨致以深深的谢意！

由于编者水平所限，特别是在对黄汉儒主任医师学术思想及临床经验的把握上，可能存在一些偏差及不足之处，诚望读者予以指正。

编者

2016 年 12 月 8 日

目　录

上编　黄汉儒论文和著作概要

第一章　黄汉儒论文 ………………………………………………………（3）

第一节　关于壮族医学史的初步探讨 …………………………………（3）

第二节　壮医发展史与学术体系概述 …………………………………（20）

第三节　壮医理论体系概述 ……………………………………………（55）

第四节　壮药源流初探 …………………………………………………（65）

第五节　靖西县壮族民间医药情况考察报告 …………………………（80）

第六节　壮医药的发掘整理 ……………………………………………（86）

第七节　壮医药、瑶医药发掘整理研究 ………………………………（90）

第八节　壮医药资源开发利用的历史和现状 …………………………（97）

第九节　加强壮瑶医药的国际合作与交流 ……………………………（106）

第十节　重建中国传统医药的主流医学地位 …………………………（110）

第十一节　中西医结合治愈大面积烧伤病人9例的体会 ……………（116）

第十二节　《黄帝内经》的成书与中医理论体系的形成 ……………（122）

第十三节　关于张景岳生平及著作的若干考证 ………………………（126）

第二章　黄汉儒主要著作简介 …………………………………………（135）

第一节　《壮族医学史》概要 …………………………………………（135）

第二节　《中国壮医学》概要 ………………………………… (136)

第三节　《发掘整理中的壮医》概要 …………………………… (137)

第四节　《广西民族医药验方汇编》概要 ……………………… (138)

第五节　《壮医药线点灸疗法》概要 …………………………… (138)

第六节　《广西民族医药工作 30 年回顾》概要 ……………… (139)

第三章　黄汉儒讲话选录 ……………………………………… (157)

第一节　进一步完善壮瑶医药的理论体系和服务体系建设

　　　　——在振兴壮瑶医药发展研讨会上的发言 …………… (157)

第二节　充分发挥行业协会作用，促进广西民族医药事业发展

　　　　——在 2011 年广西科学技术协会工作会议上的发言 ……… (161)

第四章　黄汉儒课题选录 ……………………………………… (167)

第一节　壮医理论的发掘整理与临床实验研究 ………………… (167)

第二节　《续名医类案》（点校） ……………………………… (169)

下编　黄汉儒学术经验传承研究项目与论文

第一章　传承研究项目 ………………………………………… (173)

第一节　黄汉儒医技医术的抢救性传承研究 …………………… (173)

第二节　名老中医民族医药专家宣传工程（黄汉儒） ………… (174)

第三节　全国老中医药专家学术继承工作项目 ………………… (176)

第四节　黄汉儒工作室建设项目 ……………………………… (177)

第二章　传承研究论文 ………………………………………… (179)

第一节　借鉴名医之路，学习大师风范

　　　　——黄汉儒成才之路概述 …………………………… (179)

第二节　黄汉儒主要学术思想及临床经验概述

　　　　——"名老中医民族医药专家宣传工程"（黄汉儒）精华版

　　　　···（190）

第三节　黄汉儒重要学术成就和主要医疗经验概述

　　　　——"黄汉儒医技医术的抢救性传承研究"课题材料·········（201）

第四节　黄汉儒壮医学术思想介绍·································（213）

第五节　黄汉儒治疗痹病技术总结

　　　　——"黄汉儒壮医药医技医术的抢救性传承研究"课题材料

　　　　···（218）

第六节　黄汉儒医技医术传承现状调查报告

　　　　——"黄汉儒壮医药医技医术的抢救性传承研究"课题材料

　　　　···（225）

第七节　黄汉儒医疗经验与特色疗法研究报告

　　　　——"黄汉儒壮医药医技医术的抢救性传承研究"课题材料

　　　　···（231）

第八节　黄汉儒从"湿"论治高脂血症经验探讨·············（236）

第九节　黄汉儒以"湿毒"论治痹病经验·······················（238）

第十节　黄汉儒治疗湿疹病经验概要··························（242）

第十一节　黄汉儒以"解毒调气法"治疗痹病临证经验·············（245）

第十二节　黄汉儒临床运用田七根经验浅探·················（249）

第十三节　壮族医药史上的里程碑

　　　　　——学习黄汉儒《壮族医学史》体会·················（252）

第十四节　壮医"阴阳为本""三气同步"的理论渊源

　　　　　——学习黄汉儒"阴阳为本""三气同步"理论的体会···（258）

第十五节　浅谈壮医"三道两路"学说的具体运用

　　　　　　——学习黄汉儒"三道两路"理论的体会 ……………（260）

第十六节　壮医湿毒理论研究概况 ……………………………（264）

第十七节　壮医湿毒理论概述 …………………………………（267）

第十八节　壮医调气、解毒、补虚治则概说 …………………（270）

第十九节　谈谈壮医的治病机理及用药特点 …………………（272）

第二十节　壮药理论特色概述 …………………………………（274）

第二十一节　靖西壮族端午医药卫生习俗略述 ………………（277）

第二十二节　古籍与手抄本的搜集整理方法

　　　　　　——广西民间医药调研课题培训材料 ……………（282）

第二十三节　壮医医家传记研究的基本概况 …………………（285）

第二十四节　浅谈民族医药文献发掘整理的现状与思考

　　　　　　——随黄汉儒开展民族医药调查整理体会之一 …（288）

第二十五节　广西人口稀少民族医药概况

　　　　　　——随黄汉儒开展民族医药调查整理体会之二 ……（292）

第二十六节　黄汉儒经验单方选录 ……………………………（307）

附录　黄汉儒荣誉选录 …………………………………………（314）

后记 ………………………………………………………………（315）

上编

黄汉儒论文和著作概要

第一章　黄汉儒论文

第一节　关于壮族医学史的初步探讨

壮族是具有悠久历史和灿烂文化的民族。在长期同疾病做斗争的过程中形成和发展起来的民族传统医药——壮医药，是壮族灿烂文化的组成部分，也是我国传统医药的重要内容。壮医药不仅在历史上曾经对本民族的生息繁衍做出过积极的贡献，而且至今仍然是广大壮乡人民群众赖以防病治病的有效手段和方法之一。本文拟就壮医药在历史上的客观存在及其发展概况，做初步的探讨。

一、壮医药在历史上是客观存在的

壮族是我国少数民族中人口最多的民族。据 1982 年统计，全国共有 1300 多万人（截至 2016 年底，约有 1800 万人）。其中，分布在广西壮族自治区的有 1200 多万人，主要聚居在南宁、百色、河池、柳州 4 个地区。

考古资料也已证实，壮族先民自远古以来就生息繁衍在广西地区。1956 年在来宾县（今来宾市）麒麟山盖头洞发现的"麒麟山人"[1]化石，1958 年在柳江县通天岩发现的"柳江人"[2]化石，都属于旧石器时代晚期距今 50000 年左右的人类化石。以"柳江人"的体质特征来说，其面部低矮、塌鼻梁，颧骨较高，下巴微突，两眼深凹，是我国南方蒙古人种的特征，正与今天壮族人的体貌特征相似。[3]近年来，在桂林市郊甑皮岩洞穴遗址发现的新石器时代早期的人类骨骼，经鉴定，距今约 10000 年，体质形态继承了"柳江人"的特征，同属于南方蒙古人种。可见，这些人类化石和文化遗址的各个阶段是互相衔接的，显示了它们之间的连续性和继承性。迄今为止，也没有发现证明这些原始人类灭绝或全部搬走的迹象。这就表明今天的广西壮族是由"柳江人"和居住在广西同"柳江人"一个时期的人类，一代一代繁衍下来而逐渐形成的。

民族史和民俗学的研究告诉我们，有文字记载的壮族先民，可以追溯到先秦时期的濮族和"百越"。濮人有文身、凿齿、楼居、悬棺葬、使用铜鼓、善用舟楫、迷信鸡卜等风俗习惯。而"百越"的各个支系，包括活动在广西北部地区的"西瓯越"及活动于广西西南部的"骆越"，也大都有这些风俗习惯。[4]有学者认为，濮人可能就是越人。东汉以后，西瓯、骆越的名称逐渐消失，继而出现的有"乌浒""俚""僚""僮""土"等称呼。"乌浒"之名，首见于《后汉书·南蛮传》，"俚"见于《南史·荀匠传》《南州异物志》和《太平寰宇记》。隋唐期间，俚人又称僚人。[5]"僮"之名称，最早见于南宋范成大所撰的《桂海虞衡志》："庆远、南丹溪峒之民呼为僮。"元、明时期，僮人亦称"俍人"，《粤西丛载》《赤雅》等书均有记载。"土人"之称则见于宋代周去非的《岭外代答》："钦有五民，一曰土人，自昔骆越种也。"以上这些称谓指的不一定全是今日的壮族，但其中的绝大部分当是无可置疑的。此外，远在汉代以前就活动于广西德保县、西林县、隆林县高山地带的句町族，后来由于同邻近的部族融合，也构成了壮族的一部分。[6]"壮为旧越人"[7]，就事实而论，两粤最初的土著确是壮族[8]，"壮族主要来源于土著的西瓯、骆越"[9]，这已是近代、现代学术界比较一致的结论。

巴甫洛夫指出："有了人类，就有医疗活动。"[10]医疗卫生是和人类的物质生产活动紧密联系在一起的。壮族作为祖国南疆的一个人口众多的土著民族，是我国最早种植水稻和最先培植棉花的民族之一[11]，高山畜牧业也较为发达，与这种物质生产活动相对应的是壮医药在历史上的客观存在。

事实也正是如此。从现在柳州、桂林、南宁等地发掘的旧石器时代和新石器时代的遗物中，壮族先民所使用的工具先后有砍砸石器、刮削器、尖状器、石片、骨器、骨针和陶器等，并有捕获动物及用火的遗迹。这些原始工具中，就有可供医疗用的砭石、陶针、骨针。原始时代穴居野处，由能取火进而制作石器、渔猎熟食，有利于人体各组织器官特别是大脑的发育，并减少肠胃病的发生。在生产活动中，由采食植物进而识别百药，并制造了简单的医疗工具。《史记·三皇本纪》有"神农氏以赭鞭鞭草木，始尝百草，始有医药"的记载，《淮南子·修务训》关于神农尝百草有"一日而遇七十毒"的记载，《路史》关于"伏羲尝草制砭"的记载，不仅是中医萌芽时期的传说，而且也是壮医萌芽时期的写照。传说中的伏羲是畜牧业的开创者，神农是农业的开创者。壮族地区气候温和，雨量丰沛，草木品种繁多，有毒植物不少，符合"一日而遇七十毒"之说。可以说，就起源而论，壮医和中医是同时或相继出现的。

壮医在历史上的客观存在，是从许多现存的文献资料、文物资料以及通过实地调查、考察而得到证实的。

1. 针刺疗法的创用者

《黄帝内经·素问·异法方宜论》谓："南方者，天地所长养，阳之盛处也。其地下，水土弱，雾露之所聚也。其民嗜酸而食胕，故其民皆致理而赤色，其病挛痹，其治宜微针。故九针者，亦从南方来。"这是中医经典著作关于针刺疗法来源的直接记载。诚然，这里的"南方"，不一定特指壮族地区，但应当包括壮族地区在内。从现存的壮医陶针的考证说明，其针型与《黄帝内经》中的九针之首——镵针最为相似，二者又与砭石最为相近[12]，九针已是金属医疗工具。按人类历史发展的规律，石器时代与铜器时代之间，曾有一段灿烂的陶器文化，陶针当是陶器时代的产物。由此可知，在中医九针形成齐备以前，由于壮族地区独特的地理环境、人的体质和防治地方病、多发病的需要，壮族民间医生已经知道在砭石的基础上，敲击陶片，使之比砭石更锋利，有目的地进行针刺治疗。陶针在壮族地区的使用，至少在战国之前就已相当普遍。因其对多种病证确有疗效，且简便易行，加之南方使用铁器较迟，汉初南越王赵佗犹责汉王朝断绝其铁器供应[13]，这些都是造成陶针在壮族民间流传不衰，成为壮医一种常用治疗手段的重要原因。最近，在广西武鸣县（今南宁市武鸣区）马头乡西周古墓出土了2枚针刺用青铜针，进一步为九针从南方来的论断提供了实物依据。

壮医擅长于针刺治疗，尚见于宋代周去非的《岭外代答》中关于针刺治瘴的记载："南人热瘴发一二日，以针刺其上下唇。其法：卷唇之里，刺其正中，以手捻去唇血，又以楮叶擦舌，又令病人并足而立，刺两足后腕横缝中青脉，血出如注，乃以青蒿和水服之，应手而愈。"[14]在此之前，东晋葛洪的《肘后备急方》也有岭南人针挑沙虱虫的记载。这种针挑放血与针药并用的治疗方法，古代壮医又称之为"挑草子"[15]，至今在壮族民间仍广为流传，并用以治疗瘴疾以外的多种病证，是不少老壮医的拿手技法。有学者指出，针挑治病最初用的针器，较大的可能是南方及壮族地区多见的天然植物的长刺。[16]由此推之，挑针之起源，当比砭石、骨针、陶针、金针更为久远。

2. 奇特的卫生民俗——鼻饮

鼻饮在古越族中流传，史志多有记载。周去非的《岭外代答·卷十》对鼻饮的方法做了比较详细的描述："邕州溪峒及钦州村落，俗多鼻饮。鼻饮之法，以瓢盛少水，置盐及山姜汁数滴于水中，瓢则有窍，施小管如瓶嘴，插诸鼻中，导水升脑，循脑而下入喉……饮时必口噍鱼鲊一片，然后水安流入鼻，不与气相激。既饮必嚏气，以为凉脑快膈，莫若此也。"在这里，周氏指出了鼻饮流传的地区——"邕州溪峒及钦州村落"，正是壮族聚居的地区；同时记述了鼻饮的配制法、饮服法。特别值得一提的是，其中指出了鼻饮具有的医疗价值——"凉脑快膈，莫若此也"。这就说明了鼻饮在壮族地区长期相习流传的原因。广西炎热多雨，湿热地气和动植物腐臭之气混合成瘴毒，"历代号为瘴乡"[17]。壮族作为这里的土著民族，为了能够生存和繁衍，势必要从实践中总结出一些抵御瘴毒和防暑降温的方法。笔者认为，从鼻饮的医疗价值来分析，从鼻饮液中加入山姜汁等药物来看，这种奇特的卫生民俗，应是壮族先民所创造，并为民间壮医所总结的一种主要针对瘴疾和中暑的防治方法。它虽然被某些文人流官视为愚俗，但是其医疗方面的作用，则是不可忽视的，包含着物理降温和黏膜给药等科学因素。至今，壮医使用的洗鼻及雾化法，对鼻病、喉病、呼吸系统等病证，都有一定疗效，究其源流与古代的"鼻饮"不无联系。[18]

3. 壮医善用毒药的记载

壮医善用毒药及解毒药，在医籍文献及地方志、博物志中屡见记载。《神农本草经》中的"主治病以应地，多毒，不可久服"，有"除寒热邪气、破积聚愈疾"[19]等作用的"下药"125种，在壮族地区几乎都有出产。现存最早的植物学文献《南方草木状》，在记述南方人用蒌汁解野葛毒的同时，对土著居民用吉利草解蛊毒也做了记载："吉利草，其茎如金钗股……交广俚俗多畜蛊毒，惟此草解之极验。"[20]隋代巢元方的《诸病源候论》卷二十六"蛊毒病诸候"记载了"岭南俚人"使用的5种毒药：不强药、蓝药、焦铜药、金药、菌药。宋代周去非在《岭外代答》对大毒的曼陀罗花做了以下描述："广西曼陀罗花，遍生原野，大叶白花，结实如茄子，而遍生小刺，乃药人草地……采干而末之，以置人饮食，使之醉闷……南人或用为小儿食药，去积甚峻。"对胡蔓草中毒的救治方法是"急取抱卵不生鸡儿细研，和以麻油，夹口灌之。

乃尽吐出恶物而苏"[21]，并指出这种解毒措施越快越好，"小迟，不可救矣"。壮医用于解虫蛇毒的药物也相当丰富。

毒药还被应用于军事方面。壮乡"溪峒弩箭皆有药……唯其土人，自有解毒药"[22]。在壮族人民聚居的南丹县，打仗的时候，"人以甘蔗一节自随。忽尔中矢，即啖蔗，则毒气为之少缓。急归，系身于木株，而服解药。少焉毒作，身将奋掷，于木株系身，得不掷死，否则，药作而自跃于虚空，陨地扑杀耳"[23]。这种用于战场上的毒药和解毒药，进一步证实壮医在历史上的客观存在和在这方面所达到的水平。

4. 壮乡药市的形成

在桂西壮族聚居的靖西县（今靖西市），流传着一种很有特色的药市习俗。每年农历五月初五，该县远近村寨溪峒的壮医药农和懂得一方一药的壮族群众，纷纷将自采的各种药材，肩挑车载到县城摆摊出售。上市的药材品种达数百种，主要圩亭都摆满，不下五六百摊，赶药市者多达万人。壮族聚居的隆林各族自治县、忻城县、贵县（今贵港市）等地也有药市，但其规模则未能与靖西药市相比。

壮乡药市到底起源于何时，现尚未发现比较明确的文献记载。考之《四民月令》《风俗通》《荆楚岁时记》等民俗书，亦仅有端午折艾、挂蒲、饮雄黄酒之举，而未述及药市。笔者访问了靖西县城郊区奎光大队 76 岁的老壮医农国学，又访该县原史志办公室的有关同志，他们一致认为药市的历史至少有百年以上。证据是显然的：农国学的师傅，已故名老壮医陆瑞卿等老一辈人，在儿时即已亲眼见到药市的盛况。药市形成之初及至盛况，亦有若干年的历史。1899 年，归顺（即今靖西市）知州颜嗣徽撰修的《归顺直隶州志》虽无药市的记载，但并不是当时药市尚未形成，而是作者对这种壮医药风俗不以为然，未予收录。有人认为，药市开始于明末清初[24]。当地民间传说，药市是古时候一位人称为"爷奇"的医术高明老壮医，带领壮族群众，大量采集各种民间草药，与一个在每年农历五月初五喷射毒气、散布瘟疫、危害人间的妖怪"都宜"（壮语，即"千年蛇精"）做斗争并取得胜利后逐渐形成的。[25]传说当然不能引为确证，但它至少能说明，药市形成的年代相当久远，说明这里的壮族群众，有利用草药同疾病做斗争的传统和习惯。事实上，从认药、采药、用药到形成药市，也必定经历了一个相当漫长的时期。壮乡男

7

女老少争逛药市，壮医药农互相交流药物及医疗知识，这不仅是一种群防群治的良好民俗，而且也是壮族医药史上的重要篇章。至于靖西药市为什么比其他壮乡药市更具规模、更丰富多彩，这与该市盛产田七、蛤蚧等名贵药材，以及新靖镇作为边陲重镇，是各种土特产品的集散地等因素有关。

5. 花山崖壁画中的壮族医药

花山崖壁画据信是壮族先民在左江和明江两岸绘制的巨型壁画，分布在左江流域的宁明、扶绥、大新、龙州等县和崇左市、凭祥市，全长约 300 千米。从宁明县的珠山到扶绥县的新湾山 53 个山头的峭壁上，用赭红色绘制成一幅幅形象生动、笔画粗犷的崖壁画。其中人像有 2688 个[26]，还有铜鼓、锣、环刀、宝剑等物，以及一些动物图像。岩画人像最高者达 3 米，是研究古代壮族社会生活极有价值的资料。

崖壁画所用的赭红色颜料，经中国文物保护技术协会鉴定属氧化铁。专家们现在已经有比较充分的证据，证明花山崖壁画基本上是战国时期的作品。

至于花山崖壁画所反映的古代壮族社会生活内容，由于缺乏明确的、相应的直接文字记载，学术界至今还在各抒己见、互相争论。从 1954 年以来，已发表关于花山崖壁画的学术讨论文章 20 余篇。有人认为是兵马远征的出师图，是战争胜利的庆功图，是祭祀图，是镇压水妖、保障水上航行安全的镇符，是语言符号，是壮族歌舞等。[27]这些分析虽然各有一定的道理，但是也都有不能令人信服的地方。1984 年 3 月，广西中医学院（今广西中医药大学）医史文献研究室的科研人员，从民族医史的角度，对规模最大、图像最为壮观、复杂的宁明县花山崖壁画进行了考察。种种迹象表明，在花山崖壁画所反映的古代壮族社会生活中，确有涉及生老病死的古代壮族医药卫生方面的内容。这是壮医在历史上客观存在的又一证据。

宁明县花山崖壁画距县城 15 千米，画面画在高达 250 米的崖壁上。整个画面高 40 多米，宽 130 多米，面积约 6000 平方米，绘制人像达 1370 多个。这些人像正面的多为两手上举，肘部弯曲呈 90°～110° 半蹲状，两膝关节亦弯曲呈 90°～110°；侧身的多排列成行，两腿向后弯曲，两手向上伸张。可以说，无论是正面人像还是侧面人像，都是一种典型的舞蹈动作或功夫动作形象，且似有首领示教，人们对于这些舞蹈动作间接表现的社会生活内容，当然可以做出种种猜测和分析，但绝不能忽视它的直接效果——祛病强身，特别是对腰、膝、肩、肘等处关节肌肉的锻炼，是显然而且肯定的。舞蹈在早期医疗实践中的地位，从马王堆汉墓出土的《导引图》，从华佗的五禽戏中可以得到证实。《吕氏春秋》载："昔陶唐氏之始，阴多，滞伏而湛积，水道壅塞，不行其原，民气郁阏而滞著，筋骨瑟缩不达，故作为舞以宣导之。"《路史·阴康氏》也指出："阴康氏之时……阴凝而易闷，人既郁于内，腠理滞著而多重腿，得所以利其关节者，乃制为之舞，教人引舞以利道之。"可见引舞疗疾的起源很早。壮族地区由于特殊的自然地理环境，阴湿多雨，脚气、风湿等为常见多发之病症，严重影响人们的生产和生活。故而壮族先民创造了这些具有宣导滞着、疏利关节作用的舞蹈动作，并作为永世流传的防治疾病的方法而绘制下来。花山崖壁画的文献记载甚少，但清代汪森著《粤西丛载》转引张穆《异闻录》在述及广西太平府沿江两岸的这些崖壁画时，特别指出："舟人戒无指，有言之者，则患病。"这当然带有一定的迷信色彩，但它首次指出花山崖壁画与疾病有关。人们对于这些手舞足蹈的人像，只能顶礼膜拜，仿而学之，就可防病，相反，如果妄加评论或微言指责，就会受到病魔的惩罚。这种被神化了的传说性记载，对于我们考察和认识花山崖壁画的内容无疑是很有启发的。

壮族自古以来就是一个能歌善舞的民族。在贵县（今贵港市）和西林县出土的西汉早期的铜鼓上，也有许多舞蹈的形象，舞姿有的重心偏后，上身微微昂起，双臂前后屈伸，并上下摆动，似手是在模仿鹭鸟振翅飞翔时的矫健姿态。[28]至今一些民间壮医在治病时，还演示类似花山崖壁画人像的功夫动作。岩画所在地（宁明县）的一位老壮医，以古稀之年获得1970年广西全区武术观摩赛二等奖。据此可以说，广泛利用舞蹈导引按矫的方法防治疾病，是传统壮医历史上的一大特色。

宁明花山崖壁画的部分人物形象，似乎也不能完全用舞蹈动作来说明，而可能是诊疗图：有施术者，有持器（具）者，有受术者。我们知道，壮医使用药物疗疾和针刺治病的历史是很悠久的。在贵县（今贵港市）发掘的汉墓中，就发现了贮存得很好的壮医常用药材"铁冬青"。无独有偶，在宁明花山和珠山附近的石山岩洞里，除了发现新石器时代的石斧、玉斧、骨箭镞、贝壳装饰品以外，还发现可供医疗用的印纹黑灰色陶片（陶针）和骨针。[29]这也在一定程度上佐证了花山崖壁画中更为古老的医药内容，值得进一步研究。

6. 壮医在历史上的存在形式

壮医在历史上的存在，已是无可置疑的客观事实。值得注意的是，一些"正史"和文人流宦的著作，在述及岭南壮族地区的风土民情时，常常一言以蔽之，"病不服药，惟事祭寨"[30]或"信巫鬼、重淫祀，从古然也"[31]。似乎这里历来完全处于无医无药、不信医药的蒙昧落后状态。文献记载与客观事实不尽符合的现象，促使我们对壮医在历史上的存在形式做进一步探讨。

自从公元前 214 年秦始皇派兵南攻百越、统一岭南之后，壮族地区就置于中央封建王朝的统治之下。此后，秦将赵佗于公元前 207 年自立为南越武王[32]，传五世九十三年而亡。唐宋时期壮族地区的一些农民起义领袖，如黄乾曜、潘长安、侬智高等，虽然有建号称王的记载[33]，但是历时都很短暂，且终归失败。这就是说，与蒙古族、藏族等兄弟民族有所不同，壮族在历史上，基本上没有建立过以本民族为主体的长期稳定统一的国家政权，因而缺乏运用政权的力量来总结、规范、确立和发展本民族文化（包括医药卫生）的条件。中央封建王朝为了巩固和加强自己在少数民族地区的统治地位而采取的一系列措施，虽然对壮族地区的经济文化发展起了一定的促进作用，但是他们歧视少数民族的一贯政策，则始终是壮族地区经济文化发展的障碍。医学的发展也是如此。一方面，由于中央封建王朝委派官吏的推行，以及中原汉族人民陆续迁居壮族地区，中医得到一定程度的传播和发展。如宋咸平初年，广南西路转运使陈尧叟"集验方刻石桂州驿"[34]，邕州知府范旻下令禁止淫祀，"市药以施治""并刻疗病方书，置诸厅壁"[35]；明洪武年间，一些州县设立医学署和惠民药局[36]。宋代以后，出现过一些比较有专长的中医，如贵县（现贵港市）的俞仲昌、梁廉夫，临桂县（现临桂区）的傅林，桂林市的罗哲初，梧州市的陈务斋等。另一方面，壮族本身的民族医药因受到官府的歧视，登不了大雅之堂，只能以自己的独特技法和疗效，在壮族地区民间流传。正如《柳城县志》卷四（1940 年修）所载："病者服药，不尽限于仲景叔和，间有用一二味草药奇验者。其他针灸之术，以妇人尤为擅长。"事实上，由于经济文化发展不平衡等原因，没有也不可能形成中医一统天下的局面。壮族聚居的靖西县（今靖西市），直至中华人民共和国成立前夕，也只是在县城有中药铺。一些读过几本医书的中医"一经临证拟方，病人服之有验者殊少。此殆于精微变通之处犹有欠欤"[37]，说明医术并不怎么高。加上中药铺以经商营利为务，"非高价不售，山谷海屿之民何以得之"[38]，因此，当地壮族人有疾病，自然主要求助于土生土长的民族医了，这是壮医长期以来赖以存在的基础、环境和条件。这种基础、环境和条件，也决定了壮医的存在形式——只能在民间以口耳相传的方式延续下来。在许多正统的封建官吏文人眼里，少数民族医药是不屑于文墨记载的，靖西药市就是一个典型的例子。

由于壮医在很长的历史时期内，得不到系统的发掘整理和文字总结，因此精华和糟粕并存的状况也比较明显。它对某些疾病确有较好的治疗效果，却往往以巫医的形式出现。这在中华人民共和国成立前特别是在边远地区的壮族民间，更是如此。民国时期刘锡蕃在《岭表纪蛮·杂述》中指出了这一点："蛮人以草药医治跌打损伤及痈、疽、疮毒、外科一切杂疾，每有奇效，然亦以迷信出之。"并记载了其目睹的一次壮医治疗："予尝见一患痈者，延僮老治疾。其人至，病家以雄鸡、毫银、水、米诸事陈于堂，术者先取银纳入袋中，脱草履于地，取水念咒，喷患处，操刀割之，脓血迸流，而病者毫无痛苦。脓尽，敷以药即愈。"这确实是对某些壮医治病的比较客观的描述。如果把这种治疗形式视为纯粹的迷信而加以摒弃，无疑会连同其中合理的医学内核一起丢掉。念咒语喷符水，并不抹杀壮医施术和用药，也不能否定壮医治病确有疗效。可知所谓"病不服药，惟事祭赛"的记载是片面的，至少是夸大了"巫"的作用。很难想象，壮民族几千年来的繁衍生息不是靠医药的保障，而是靠鬼神的庇佑。这既不符合历史事实，也不符合唯物辩证法的科学论断。

二、壮医药发展的历史概述

壮医药长期以民间的形式存在和流传，没有得到全面系统的文字总结，加上某些资料的失实记载，使对于壮医学术发展史的研究，增加了难度。不过，我们仍然可以从有关文献资料和人民群众的口碑中，从现存的各种壮医诊疗方法中，窥其一斑。

1. 先秦时期的壮医药

根据壮族地区先后发掘的新石器时代的骨针、陶针，以及花山崖壁画、铜鼓饰纹中的有关内容分析，这一时期除针刺治疗、舞蹈导引按矫之外，壮族先民对于药物也已有所认识，并积累了一些临床知识。如知道用蒿苏（即紫苏）煮螺蚌以解毒去腥，佩带某些草木母根以防病治病，某些草药内服可以减轻疲劳[39]，某些植物有大毒不可内服，等等。但总的来说，这时期的壮医药还处于萌芽和草创阶段。

2. 壮医药的形成和发展

随着壮族地区社会经济、政治、文化的发展，壮医药也获得一定程度的相应发展，举凡草药内服、外洗、熏蒸、敷贴、佩挂药、骨刮、角疗、灸法、挑针、陶针、金针等十余种内涵的壮医多层次结构，于先秦时期开始草创萌芽，中经汉魏六朝的发展，约略于唐宋之际，已大抵形成。[40] 2000 多年来，壮医药的发展尽管比较缓慢，并且一直是以民间医药的形式存在，但仍具有以下几方面发展的标志和特征。

（1）对岭南及壮族地区常见和多发的瘴、毒、蛊、痧等病证逐步有所认识。

《后汉书·马援传》载"出征交趾，士多瘴气，军吏经瘴疫死者十四五"，可见岭南瘴气为害之烈。周去非的《岭外代答》不仅较为详细地记述了瘴疾的壮医治疗方法，而且还指出了瘴的病因病机："盖天气郁蒸，阳多宣泄，冬不闭藏，草木水泉，皆禀恶气。人生其间，日受其毒，元气不固，发为瘴疾。"范成大的《桂海虞衡志》称："瘴，二广惟桂林无之。自是而南，皆瘴乡矣。""邕州两江（按：指左江、右江）水土尤恶，一岁无时无瘴。春曰青草瘴，夏曰黄梅瘴，六七月曰新禾瘴，八九月曰黄茅瘴，土人以黄茅瘴为尤毒。"两江流域是壮族聚居的地方，这些记载虽然不是直接出自壮医之手，但是作者是在广西为官多年，对当地风土民情有所了解的人物，因而是具有参考价值的。所称"土人"，当是指民间壮医。可知这时的壮医，已经知道按发病季节对瘴疾进行分类，并从实践中得知，发作于八九月的黄茅瘴，病情最重。这和壮族地区民谚"青草黄茅瘴，不死成和尚"的说法也是一致的。对于蛊毒、痧症、瘿瘤等病证的病因、病机及治疗，壮医也在实践中逐步加深认识。特别是痧症，民间壮医分类甚详。一些方志有"僮妇蓄蛊""放蛊"之说，这当然是诬蔑之词，但从另一个角度来考虑，也表明壮族民间对蛊毒的病因和解毒治疗的方法有较多的认识。

（2）对解剖及生理病理的认识。

北宋庆历年间（1041～1048 年），在壮族聚居的广西宜山县（现河池市宜州区），曾发生了一次壮族人民的起义。统治者以诱捕的办法，捕获了欧希范、蒙干等起义首领56人，全部杀害，并命宜山府推官吴简及一些医人，对尸体进行解剖，绘下《欧希范五脏图》，这是我国医史上第一张实绘的人体解剖图。在解剖过程中，还从医学角度进行了一些观察，如"蒙干多病嗽，肺胆俱黑；欧诠少得目疾，肝有白点"。这次解剖事件，虽然是以镇压农民起义为背景，说明北宋王朝的极端残忍，但是在我国医史上，还是有其一定地位的。它发生在壮族地区，除了说明统治阶级有意在少数民族地区肆施淫威之外，也在一定程度上说明壮族民间对于尸体解剖或多或少是能接受的。如果像中世纪的欧洲宗教对尸体解剖的绝对禁止那样，统治阶级即使捕获义军首领，也不会随即在当地逐一解剖。联系壮族民间有拾骨迁葬的习俗，如《宁明县志》记载，该县壮族"于殡葬三五载后，挖开坟墓，仔细拾出枯骨，俗称'拾金'，把拾出的枯骨抹拭干净，再用香火熏干，然后按一定规则纳于一瓦坛中……"这更能说明壮族民间对人体解剖是有一定认识的。一些老壮医能用壮语说出许多骨骼的名称，亦可佐证这一结论。

壮医对人体生理病理及病因病机的认识也有所进步。大约自宋代以后，壮医已引进中医的阴阳概念，用以解释人体的生理现象及疾病的病因病机。明代撰修的《广西通志》称壮族民间"笃信阴阳"[41]，德保县一位民间老壮医在其所著《痧症针方图解》中，就明确以阴盛阳衰、阳盛阴衰、阴盛阳盛对各种痧症进行分类，作为辨证的大纲。对于瘴疾，除以发病季节分类外，自宋代以来，壮医已知道按其症状表现及性质，区分为冷瘴、热瘴、哑瘴等。

（3）壮医诊断方法的进步。

在长期的临床实践中，壮医也逐步形成了颇具特色的诊断方法。举凡望诊、切诊、甲诊等，均有独到之处，值得加以总结研究。

①望诊。民间壮医十分重视望诊，特别是面部望诊，认为正气的盛衰、病情的轻重，都可以从面部气色中诊察出来。许多脏腑病证，也在面部有所表现。如南宁市隆安县的一位老壮医，善治阴疮（包括某些恶性肿瘤）及鼠疮。他有一套独特的面部望诊方法：凡是患者额部及印堂部位出现暗黑或灰色无华者，多提示体内有"阴疮"存在；暗黑灰色自上而下伸延，表示病情由轻转重，暗黑灰色伸延至两颧后多不可治。他用这种面部望诊方法诊断过一例子宫颈癌患者，一例内耳听神经瘤患者，并进行相应的治疗，均取得良

好效果。[42]一些民间壮医还能用面部望诊方法诊断出各种不同类型的痧症，如羊毛痧、蚂蟥痧、七星痧等。

②脉诊。目前已知壮医有两种脉诊法。一种是流传于柳州、河池地区民间的三指四肢脉诊法。其法以手臂、腋窝等部位的支脉候脏腑的病变，如上肢中部候胸中、颈、头巅，上肢上节中部候头、心、心包，上肢上节内侧候咽喉上、中、下端，下肢腘窝外侧候腰、肾、腿，下肢腘窝内侧候男患者睾丸、小肠、膀胱。另一种是布指法。其法是食指、中指、无名指捏成略为三角形（如"∴"），相距约一寸，首先以食指端放上部，继而中指放在食指的前部，然后无名指放于下部。部位取准后，三指用同样力量，认真探索脉搏是否正常。正常脉和缓均匀，不急不慢，不上不下，不大不小。急慢、上下、大小均属病脉。据报道，壮医此种脉诊法对妇科病的诊断价值较高。[43]

壮医另一种脉诊法流传于左江、右江地区。据对宁明县海渊乡桐骨村擅长此道的一位老壮医的调查[44]，这种脉诊法也是较具特色的。首先是脉诊部位比较特殊，不同于中医脉诊。如在上臂内侧中段部位以候胃，在前臂中段外侧以候肾等。其次是布指方法特殊。一般只用右手中指诊脉，即单指诊法，无所谓寸关尺之分。这种脉诊法比较注意脉诊部位的皮肤温度，并以此为依据断定冷脉或热脉，以脉象的缓急候疾病之寒热性质及病情之进退情况，尤其注重脉诊与面部望诊相结合，如脉急、面黑提示肺部疾患正在发展。根据该老壮医的介绍，这种脉诊法可对某些危急重症进行预后诊断，还可诊察患者是否犯了食忌。

③甲诊。壮医在诊断上的另一个特色是十分重视甲象，认为爪甲的不同颜色、形状，可以反映人体脏腑病机的变化。其诊法是在自然光下，患者伸手俯掌，各指自然伸直，医者于相距一尺处以目直接观察（亦可借助放大镜来观察）。诊察时宜逐一检查各指甲体、甲床、月痕、皱襞、孙络，分辨其形状、质地、颜色、泽度、动态等。一般诊视两手指甲并相互对比，必要时亦可诊察两足趾甲。壮医甲诊的内容十分丰富，已知的甲象辨证要点有28种，即本色甲、葱管甲、蒜头甲、鱼鳞甲、瘪螺甲、鹰爪甲、羹匙甲、扭曲甲、峭棱甲、横沟甲、软薄甲、粗厚甲、竹笋甲、脆裂甲、胬肉甲、萎缩甲、暴脱甲、白色甲、红紫甲、紫绀甲、青紫甲、蓝色甲、黄色甲、黑色甲、斑点甲、疰蚀甲、啃缺甲、癥瘕甲。除本色甲外，每一种甲象都各有所主，提示

一种或多种病症的存在及轻重缓急情况，在临床上确有一定的诊断参考价值。

此外，壮医还有不少比较特殊的诊断方法，如在药线灸疗法中常用的表里反应诊断法[45]，在痧症诊断上常用的野芋头诊断性治疗及石灰水诊断性治疗等，在临床上对某些病症的诊断都各有独到之处。

（4）壮医治则及方药的发展。

壮医对治则及方药的运用，也逐步由简单趋于复杂。从有关文献和初步实际考察中知道，壮医治病是有一定的法度的。治疗的方法多种多样，但大都在一定的原则指导下进行。这些治疗原则，与中医协调阴阳、发表攻里、越上引下、寒热温清、补虚泻实等治则有相似之处，但在具体运用上，则具有特色。隆安县一位祖传的壮医，善于治"阴疮"，不仅诊断方法独特，而且在治疗上也很有独到之处。先用家传秘方，将发于内的"阴疮"显露于外，然后以药物加火针，内外夹攻。他的这一治疗原则，可以概括为由阴转阳、针药并用、抓住重点。笔者了解过该壮医所治疗的若干病例，效果确实不错。一些民间壮医善用补法，如体虚的疟疾患者，只嘱吃狗肉若干次就不复发了。民间一些擅长灸法的壮医（有艾灸、药线灸、灯花灸等），强调按"龙路"取穴，以此来达到协调阴阳的目的。[46]特别值得一提的是壮医对解毒法的应用。壮医地处温带、亚热带，毒树、毒草、毒虫、毒物甚多。正是在这种环境中，壮医的解毒法内容特别丰富。除了前述的解箭毒、解蛊毒等方法之外，还有解蛇毒、蜂毒、菌毒等方法。关于断肠草中毒的解救方法，远在宋代，就有使用催吐法及猪、羊、鹅、鸭之血解毒法的记载。[47]

壮医方药也在实践中发展。据《广西民族药简编》一书所载，壮医常用药达600多种，包括动物药、植物药、矿物药。常用的单方、复方也在数百种以上。一些本草著作及植物学文献，如《神农本草经》《南方草木状》《本草经集注》《重修政和经史证类备用本草》《本草纲目》《本草品汇精要》等，都记载有较多的壮医药物及其应用经验。就桂而论，壮医有用桂枝、肉桂、桂心、桂子、桂酒、桂茶的习惯，非徒《黄帝内经》白酒和桂之剂而已。《本草经集注》谓"丹砂出符陵"，其实容州勾漏所出特别是邕州所产金缠砂，最为上品。[48]《岭外代答》详细记载了壮族民间烧炼水银的方法："邕人炼丹砂为水银，以铁为上下釜，上釜盛砂，隔以细眼铁板；下釜盛水，埋诸地。合二釜之口于地面而封固之，灼以炽火。丹砂得水，化为霏雾，得水配合，转而下坠，遂成水银。"[49]这种符合科学原理的密封蒸馏法，在自然科学史上也是较早的记载。历史上壮医曾用的一些特产药物，如余甘、罗望、罗蒙、雷菌、地蚕、木莲、蛱蝶枝、五棱木、羊矢子、日头子、橄榄香、灵香草、南山茶、石核桃、燕脂木、铜鼓草、都管草等，如今有部分用法已失传，有待于发掘整理。

（5）壮医对病名的认识。

壮族虽然没有创造出规范的文字，但是有本民族的语言。壮语属汉藏语系、壮侗语族、壮傣语支，分南北两种方言，但语法结构、基本词汇大体相同。壮医病名是以壮语表述的病证名称，有按主要症状命名的，有取类比象命名的，也有按预后良、恶命名的。据德保县名老壮医罗家安所著《痧症针方图解》（手抄本）一书所载的82种病证，其中有20多种是现今中医、西医所没有的，即是壮医病名，如"天寒""地冷""蛇龙吊""七星""电光""肚带""胫喉""蛇惊""猫惊""红毛""耳羊""红头疹"等。[50]这是已经译成了汉字的病证名，还有大量是尚未译出的壮语病证名，如生疖子，壮医根据其不同的临床表现，就分为五六种病证名之多。有些病证名，只有用壮文才能比较准确地加以表述。已知的壮语病证名称，不下百种。

三、壮医的研究现状及发展趋势

对于壮医的研究，是中华人民共和国成立后才逐渐开展的。20世纪50年代中后期，原广西柳州地区人民医院覃保霖医师对壮医陶针疗法进行了发掘整理，并发表了《壮医陶针考》一文及出版了《陶针疗法》一书，1981年又发表了《壮医源流综论》一文，对壮医的内涵及十多种传统医疗技法作了简略的介绍。1979年，原广西桂林铁路医院苏汉良医师对流传于柳州、河池地区的壮医脉诊法进行了初步整理，发表了《壮医民间脉诊的探讨》一文。这些都是以个人努力所进行的壮医发掘整理工作，并取得了一定成绩。

党的十一届三中全会以来，壮医研究进一步受到有关领导、有关部门的重视，在新的起点上迈出了新的步伐。1978年进行了包括壮医在内的广西全区民族医药普查。1983年7月，广西区卫生厅正式把壮医研究列为重点科研项目，从文献搜集、文物考察和实地调查三个方面对壮医的历史和现状进行研究。1983年12月召开的全区少数民族卫生工作会议，制定了《关于开展我区民族医药调查研究工作的意见》以及《广西民族医药调查研究计划》。

1984 年 6 月，广西中医学院（现广西中医药大学）成立了壮族医药研究室。1985 年 5 月，国家科委批准建立广西民族医药研究所。1986 年 6 月，广西壮族自治区党委、自治区人民政府决定将南宁地区人民医院改建为广西民族医院，并将广西民族医药研究所和广西民族医院列为庆祝自治区成立三十周年重点建设项目，专款投资 550 万元。1986 年 8 月，广西壮族自治区卫生厅在南宁召开全区少数民族医药古籍普查整理工作会议，决定有计划、有步骤地对全区少数民族医药人员进行普查登记，对民族医的验方、秘方、单方及历史文物进行搜集整理。目前，壮医研究已在下述方面做了一定工作，并取得相应的进展：一是对数百种地方志、博物志、中医药著作、正史、野史以及有关民族、民俗、考古等文献资料中，涉及岭南及壮族地区的医药卫生记载，进行初步搜集整理。二是对反映壮族古代社会生活的宁明县花山崖壁画，从医药卫生角度进行了初步考察；对靖西县壮乡药市进行了调查和考察，对大新、德保、武鸣等壮族聚居县进行了民间壮医的典型调查；初步总结壮医针挑和药线点灸两种具有民族特色的医疗技术，《壮医药线点灸疗法》和《壮医针挑疗法》已由广西人民出版社出版。

民间壮医的悠久历史和确切疗效，为壮医研究提供了客观对象和现实基础。联合国世界卫生组织已将发展传统医学作为今后世界卫生保健事业的目标之一。《中华人民共和国宪法》和《中华人民共和国民族区域自治法》也将继承发展包括民族医药在内的传统医药，作为国家大法和法律条文规定下来。这就为壮医研究的深入开展和壮医事业的逐步扩大，提供了良好的、长期稳定的国际和国内环境。随着"四化"建设的发展，国家对壮医研究投入的经费必将逐步增加，研究条件必将较快改善，这也是可以预料到的。壮医的发掘整理是 20 世纪 80～90 年代进行的。这就意味着，我们可以利用自然科学的许多先进成果，利用唯物辩证法的科学世界观和方法论，对壮医丰富的实践经验进行直接处理，以加快研究的步伐，而不必再走科学史上的一些老路和弯路。所有这些都向我们展示，壮医研究的春天已经到来，前景是令人欢欣鼓舞的。我们有理由深信，当我们跨入 21 世纪时，古老的壮医，必将以崭新的面貌，自立于世界传统医学之林。

参考文献

[1] 贾兰坡,吴汝康.广西来宾麒麟山人类头骨化石 [J].古脊椎动物与古人类,1959,1 (1)：19-21.

[2] 吴汝康.广西柳江发现的人类化石 [J].古脊椎动物与古人类,1959,1 (3)：5-12.

[3] 《壮族简史》编写组.壮族简史 [M].南宁：广西人民出版社,1980：13-14.

[4] 覃圣敏.西瓯骆越考新考 [J].广西民族研究参考资料,1981 (1).

[5] 蒋廷瑜.高山之国——句町 [J].句町国与西林特色文化,1984 (4)：135.

[6] 见《隋书·地理志》《隋书·谯国夫人》《南史·兰钦传》《南史·贵阴顾传》等。

[7] 见顾炎武《天下郡国利病书》。

[8] 见徐松石《粤江流域人民史》第49页。

[9] 《壮族简史》编写组.壮族简史 [M].南宁：广西人民出版社,1980：8.

[10] 彼得洛夫.医学史 [M] //贾得道.中国医学史略.太原：山西科学技术出版社,2002：8.

[11] 覃保霖.壮医陶针考 [J].中医杂志,1958 (1).

[12] 见《汉书·南粤传》。

[13] [14] 见周去非《岭外代答》卷四。

[15] 黄贤忠.壮族医疗的针挑疗法简介 [J].广西民族医药,1984 (1).

[16] 见《广西通志》卷八十七。

[17] [40] [48] 覃保霖.壮医源流综论 [J].中华医史杂志,1981 (4).

[18] [19] 见《神农本草经》卷三《下经》。

[20] 见嵇含《南方草木状》卷上。

[21] 见周去非《岭外代答》花木门。

[22] [23] 见周去非《岭外代答·器用门·药篇》。

[24] 曾学连.端午药市 [N].南宁晚报,1983-06-15.

[25] 凌树荣.靖西药市的传说 [N].南宁晚报,1984-07-25.

[26] 姚舜安.花山岩画与歌圩 [J].民族文化,1984 (3).

[27] 见《花山崖壁画资料集》(广西民族出版社,1962年)、《三月三》1984年第3期、《三月三》1984年第4期等。

[28] 覃圣敏.广西古代风俗考 [J].三月三,1984 (4).

[29] 宁明县发现珍贵的僮族古代崖壁画 [N].广西日报,1956-10-07.

[30] [31] 见《五代史》《宋史》及《朝爵釜载》等。

［32］见《史记·南越尉佗传》。

［33］《壮族简史》编写组．壮族简史［M］．南宁：广西人民出版社，1980：34，55，61，62.

［34］见《广西通志》（嘉靖十年刻本）卷四十一。

［35］见《粤西文载》卷六十二第22页。

［36］见《广西通志》（嘉靖十年刻本）。

［37］见《靖西县志·医术》1948年编。

［38］见《桂林郡志》（1450年刻本）引《岭表十说》文。

［39］见丹波元胤《中国医籍考》第234-第235页。

［41］见《广西通志》卷十七。

［42］见广西中医学院医史文献研究室《壮医潘振香医术调查报告》。

［43］苏汉良．壮族民间脉诊的探讨［J］．铁道医学，1979（6）.

［44］见广西中医学院医史文献研究室《壮医脉诊的调查报告》。

［45］覃保霖．诊察指甲与甲象辨证［J］．辽宁中医杂志，1983（10）.

［46］黄瑾明，黄汉儒，黄鼎坚．壮医药线灸疗法［M］．南宁：广西人民出版社，1986.

［47］广西壮族自治区卫生厅．民族医调查报告［J］．广西民族医药，1984（1）.

［49］见周去非《岭外代答》卷七"炼水银"。

［50］见罗家安《痧症针方图解》（手抄本）。

（黄汉儒　黄瑾明）

19

第二节 壮医发展史与学术体系概述

壮乡虽然山清水秀，资源丰富，但是在历史上曾经是山岚瘴气弥漫、恶虫猛兽不绝于路，生存环境相当恶劣的区域。壮族先民之所以能在这片地方生存并兴旺发展至今，靠什么？除靠基本的物质生活保障外，重要的是靠神奇的壮医壮药。壮医药是壮族人民在长期生产生活实践和同疾病做斗争的过程中形成和发展起来的，是祖国医学的重要组成部分。壮医药不仅在历史上对本民族的健康繁衍做出过重要的贡献，而且至今仍是广大人民群众赖以防病治病的有效手段和方法之一。壮医壮药从其萌芽到形成发展，经历了漫长的历史时期。壮族医药作为民族民间的医药体系，由自生自长到兴旺发达，表明了它有极其顽强的生命力。

一、壮医的起源

医药卫生的起源，是人类与自然环境、疾病、创伤、饥饿做斗争的必然结果。壮族先民在野兽横行、瘴气弥漫、山重水复的艰苦环境中生活，疾病、创伤是无法避免的。例如，1980年在柳江县土博甘前洞出土的9枚人牙化石中，即发现有龋齿洞，其他如各种感染性疾病、皮肤病、胃肠病乃至营养不良症等，在当时条件下也应是极为常见的。为此，人们要生存，除了通过劳动生产、锻炼身体以及不断地同各种伤病做斗争之外，还要千方百计地寻找一些防病治病的有效药物。总之，人类生产劳动和生活生存的需要，决定了医药卫生的产生和发展。

（一）壮医药的萌芽

在原始社会生产力极其低下的条件下，渔猎是壮族先民的主要谋生手段，在采集野果、捕猎动物的活动中，人被尖利的植物刺伤，被岩石划伤、戳伤是常有的事。这种刺伤，有时偶然竟会使一些原有的病痛得到缓解，在经过反复实践之后，人们便会渐渐地认识到用石针、骨针刺激可治某些病，于是逐渐有了壮医针刺疗法的萌芽。

在古代饥不择食的环境中，人们往往会因误食某些野果、野菜而发生呕吐、中毒，或者有些野果吃了反而能使某些病痛减轻。在经历反复验证之后，壮族先民逐渐掌握了有些植物对人体有毒，但也有些却能治病，从而促使了原始壮药的萌芽。中国历史上有"神农尝百草，一日而遇七十毒"的传说，这不仅是汉族中药起源的论述，而且也是壮族古代医药起源所遵循的一条规律。由于年代久远，人们在不了解药物起源的真正原因的情况下，根据传说把它归于某一个人或某一个神，如汉族有"神农尝百草，始有医药"之说，壮族亦有"药王"救黎民的类似传说。当然，这只是在科学文化知识落后的情况下，壮族人对于医药来源的看法，但它说明了壮医药也和其他民族医药一样，有着源远流长的发展历史。

80万年前的壮族祖先——"百色人"已经会用火。火可以御寒、防兽。火的应用，改变了壮族祖先茹毛饮血的生食习惯。从生食过渡到熟食，能缩短人体消化食物的过程，同时火对食物起到灭菌杀虫的作用，减少胃肠疾病及寄生虫病的发生。壮族地区雨水多，地处潮湿，居住条件恶劣，人易染上与之有关的病证，如痹证等。火的使用可以预防和治疗这些疾病。火还能改进药物的加工、服用过程，提高疗效，对增进壮族先民的体质有着重大作用。还有，火的使用也为壮医热熨法、灸治法的产生奠定了基础。人们在烤火取暖时，发现某些疾病减轻甚至消失，无数次的经验积累，壮族先民便逐渐认识到火的治疗功能，因而壮医灸法应用便伴随着壮族先民对火的使用而产生与发展了起来。

（二）创用针刺疗法

生产工具的制造和改进，促进了针刺疗法的产生。在岭南壮乡原始时代的文化遗址中，发现很多尖利的石器、石片，在广西桂林甑皮岩遗址、南宁贝丘遗址、柳州白莲洞遗址、宁明花山和珠山附近的岩洞里，还发现有骨针实物。这些尖利的石器（片）、骨针等器械是否是专用医疗的工具，尚待进一步考证，但从一器多用的角度来看，它们完全可以作为针刺的用具。

进入新石器时代之后，伴随着壮族先民陶瓷文化的崛起，壮医陶针疗法逐渐出现，到战国时代已普遍流行，有学者认为它对中医"九针"形成产生积极的影响。据对现存壮医陶针的考证，其针型与九针之首——镵针极为相似。因疗效确切，简便易行，壮医陶针在民间流传经久不衰，至今还在使用。1976年，广西贵县（今贵港市）罗泊湾1号汉墓出土精致的银针3枚，大小相同，针锋尖锐，针身呈纹索状，长度分别为8.6厘米、9.0厘米、9.3厘米，据考证为古代壮族先民用于针刺的针具。该墓还出土有锡针 1 枚，无鼻穿，长 16 厘米，直径 0.2 厘米。鉴定表明，银针、锡针的年代为西汉初期。1985 年，在广西武鸣县（现武鸣区）马头乡元龙坡发掘的西周至春秋时期壮族先民的墓葬遗址中，发现了 2 枚青铜针（以下简称"马头青铜针"），形体与贵县的类似，但年代却比贵县银针、锡针要早，它也是古代壮族先民针刺用的医疗针具。

迄今为止，中国有古代金属针具出土的除广西外，尚有内蒙古出土的青铜砭针，出土年代为战国至西汉。1968 年，在河北满城西汉刘胜古墓出土 4 枚金针和 5 枚残损的银针，认为是九针当中的部分实物。比较三者的制针技术后，广西、内蒙古、河北的针具都差不多，但长、短、大、小有区域性差异，表明战国至秦汉时期中国汉族、壮族、蒙古族先民的针刺技术基本处于同一档次，都达到了较高的水平。如果说汉族针刺疗法是以金属九针的齐备为其正式形成的主要标志的话，那么壮族先民在战国至秦汉已有了自己的正式针具。因此，可以认为，壮医针刺疗法大抵也是在这一时期初步形成的。

马头青铜针作为壮族的针刺用具，集中反映了古代壮医药的成就，说明在先秦时期，壮族地区已使用针刺治病，结合《黄帝内经》"故九针者，亦从南方来"的论述，足以说明古代壮族地区是针刺疗法、九针的发源地之一。此结论的依据：①从马头青铜针与洛阳西商崖铜针、内蒙古青铜针、河北满城金银针的比较来看，就年代而言，马头青铜针最早；从形制上来看，马头青铜针形状独特，具有明显的民族风格和地方风格；就质地而论，马头青铜针与其他地区出土的针都具有高超的制针技术，而且从整体上来看，壮族先民的针刺疗法乃至医药整体水平，在当时也是比较高的。②《黄帝内经·素问·异法方宜论》谓："南方者，天地所长养，阳之盛处也。其地下，水土弱，雾露之所聚也。其民嗜酸而食胕，故其民皆致理而赤色，其病挛痹，其治宜微针。故九针者，亦从南方来。"这是中医经典著作关于针刺疗法来源的直接记载。诚然，这里的"南方"，不一定特指壮族地区，但应当包括壮族地区在内。③对现存的壮医陶针的考证说明，其针型与《黄帝内经》中的九针之首——镵针极为相似，二者又与砭石相近。此时，九针已是金属医疗工具。按人类历史发展的规律，于石器时代与铜器时代之间，曾有一段灿烂的陶器文化，陶针当是陶器时代的产物。在中医九针形成齐备以前，由于壮族地区的地理环境，人们体质和地方病、多发病的防治需要，壮族民间医生已经知道在砭石的基础上，敲击陶片，使之比砭石更锋利，有目的地进行针刺治疗。陶针在壮族地区的使用，至少在战国之前就已相当流行。因其对多种病证确有疗效，简便易行，加上岭南壮乡铁器使用较晚，这些都是造成陶针在壮族民间流传不衰，并成为壮医一种常用治疗手段的重要原因。壮族先民的这些因陋就简的发明创造，对针灸医学的发展起到推动作用。④在壮乡出土的2枚马头青铜针，据考证认为是2枚浅刺用的医疗用针。说明在西周至春秋战国时期，壮族先民已使用针刺治病，而且针具的制作技术已具相当的水平。基于以上分析，认为壮族地区是针刺治病的发源地之一，是无可非议的。总之，古代壮族先民不仅具有高超的制针技术，而且其针刺疗法乃至医药整体水平在当时已处于较高水平。还有，1976年在贵县（今贵港市）罗泊湾1号汉墓出土的3枚绞索状针柄的金属针具，该针型对后世针具的针柄造型有深远的影响，这种针具一直沿用至今，它在中国针具史上具有重要的意义。这也是壮族先民对针刺疗法的又一贡献。

壮医擅长针刺治疗，尚见于宋代周去非《岭外代答》的记载："南人热瘴发一二日，以针刺其上下唇。其法：卷唇之里，刺其正中，以手捻去唇血，又以楮叶擦舌，又令病人并足而立，刺两足后腕横缝中青脉，血出如注，乃以青蒿和水服之，应手而愈。"在此之前，东晋葛洪《肘后备急方》也有岭南人针挑沙虱虫的记述。这种针挑放血、针药并用的治疗方法，古壮医又称之为"挑草子"，至今在壮族民间仍广为流传，并用以治疗瘴疾以外的多种病证，是不少老壮医的拿手技法。有学者指出，针挑治病最初用的针器，比较多的可能是南方或壮族地区常见天然植物的长刺。由此推广，则挑针之起源，当比砭石、骨针、陶针、金针更为久远。

（三）崇尚舞蹈气功

从广西壮族自治区首府南宁市乘船逆江而上，进入左江流域的扶绥、崇左、龙州、宁明等地，就会看到沿河两岸悬崖峭壁上笔触粗犷、风格纯朴的巨型崖壁画。经考证，这些壁画大多属于先秦时期壮族先民所作。目前已发现的崖壁画共有81个地点、180处，尚可辨认的各种画像4500多个。从左江上游的龙州县岩洞山到扶绥县青龙山崖壁地点，其画绵延200多千米，形成一条规模宏大的崖壁画长廊。特别是宁明县明江东岸花山崖壁画，在宽200

米、高约 40 米的临江一面崖壁上，密密麻麻地布满了各种用赭红色颜料绘成的色彩鲜艳的画像，尚可辨认的画像有 1800 多个，最大的人物画像高达 2.41 米。它是研究壮族社会生活极有价值的资料。

对崖壁画所反映的社会生活内容，由于缺乏明确的相应的文字记载，学者尚在全面深入的研究之中。但目前与壮医学相关的已形成两种看法：一是从民族医史的角度来看，规模最大、图像最为壮观的宁明县花山崖壁画所反映的古代壮族社会生活中，确有涉及防病治病的医药卫生方面的内容。在这高达 40 多米、宽 130 多米、面积约 600 平方米的临东崖壁画上，绘制有 1370 多个人像。这些人像正面多为两手上举，肘部弯曲呈 90°～110°，半蹲状，两膝关节弯曲呈 90°～110°。侧身的人像多排列成行，两腿向后弯曲，两手向上伸张。可以说，不管是正面图还是侧面图，都是一种舞蹈动作形象，且似有首领示教。人们对这些舞蹈动作间接表现的社会生活内容，当然可做出种种猜测或分析，但决不能忽视它的直接效果——祛病强身，特别是对腰、膝、肩、肘等处关节肌肉的锻炼，是显然而且肯定的。壮族地区由于特殊的自然地理环境所致，阴湿多雨，脚气、风湿、身重等为其常见多发病症，严重影响人们的生产和生活。故而壮族先民在实践中创造了这些具有宣导滞着、疏利关节作用的舞蹈动作，并作为永世流传的防治疾病的方法而绘制下来。花山崖壁画的文献记载甚少，但清代汪森的《粤西丛载》，转引张穆的《异闻录》在述及广西太平府沿江两岸的这些崖壁画时，特别指出："舟人戒无指，有言之者，则患病。"这当然带有一些迷信色彩，但它首次指出崖壁画与疾病有关。人们对于这些手舞足蹈的人像，只能顶礼膜拜。仿而学之，就可防病。相反，如果妄加评论或微言指责，就要受到病魔的惩罚。这种被神化了的传说性记载，对于我们考察花山崖壁画无疑是很有启发的。二是壮医专家覃保霖先生从气功的角度考察花山崖壁画，认为其中典型画面，人物正面站桩形式，双膝微弯成平马步，双肘微屈上举成莲花掌，按这样的功式实测，人体重心自然凝聚于脐下气海丹田，是人体站得最稳的功式。壮族民间练气功、扛石、举重均用此种功式。左江流域在一个回归年中，由芒种经夏至回到小暑前后，都有特定时刻，太阳正临当地子斗线天顶，这是壮医选择的特定气功日。此时练气功则因人、天、地同在一宏观引线上，故效果最佳。覃氏认为，花山气功体现了壮医理论，人与自然界的关系是人、天、地三气同步运行，符合关于天体力学的宏观理论。人体受天体宏观引力作用，调动体内微观生理机能，使躯肢脏腑气血同步运行，健运不息，起到养生健身祛病康复之效。覃氏将春秋战国时期带气功铭文的玉佩、长沙马王堆汉墓的《导引图》帛画及广西花山壮族先民古代气功崖壁画，并称为"中国三大气功文物"。

在壮族先民的早期医疗活动中，崇尚舞蹈气功除体现在花山崖壁画的人物图像外，在壮族的一些其他出土文物上也有所反映。例如在广西贵港市和西林县出土的铜鼓饰纹上面，就有许多舞蹈形象。舞姿有重心偏后，上身微微翘起，双臂前后屈伸，并上下摆动，似乎在模仿鹭鸟展翅飞翔时的矫健姿态。至今一些民间壮医在治病时，还在演示类似花山崖壁画人像和铜鼓饰纹舞蹈图像的动作。可以这么说，广泛利用舞蹈导引按矫治病，是传统壮医源远流长的一大特色。

（四）壮医早期医疗活动及文献记载

医药的起源，几乎是和人类的起源相同步，因此可以说，有了人类，就有了医疗活动。历史上，壮族没有自己规范统一的文字，壮族这个古老民族的早期医疗活动情况、诊疗经验等没能用文字记载下来，只能靠口耳相传，或者靠考古发现。如在壮族地区先后发现了年代最早的青铜针及银针，未见有文字记载，却是在考古中发现了。这就给我们了解早期壮医活动情况增加了困难，但不能因此而否定它的客观存在。还有，古籍中有关壮医药的零散记载也印证了壮医药的存在并反映了壮医早期的活动情况。如商周时期，《逸周书·王会解》记载："正南，瓯邓、桂国、损子、产里、百濮、九菌，请令以珠玑、玳瑁、象齿、文犀、翠羽、菌鹤、短狗为献。"向商朝进贡的珠玑（即珍珠）、玳瑁等物，当时可能只作为装饰佩戴之用，但也不排除有其药用价值。又如《山海经》是春秋战国时代加进了后人补辑的作品，尽管在学术上还有争议，但它毕竟是我国最早记载有医药的古籍。据郝懿行的《山海经笺疏》统计，其记载的药物计有动物药 66 种，植物药 51 种，矿物药 2 种。《山海经》记载的药物以动物药居多，而在岭南壮乡的很多石器文化遗址中发现有成堆的动物化石。结合现代壮族有生饮动物血的习俗及壮医扶正补虚必配用血肉之品的特点分析，《山海经》与壮医壮药的关系有待深入探讨。

总的来看，先秦时期是壮医药的萌芽阶段，这是从壮医药自身发展的纵向而言。横向方面，先秦时期，是壮族社会的自在发展阶段，此时壮乡社会生产力的发展与中原先进地区相比，虽然存在着差距，但是也有某些领域发展较快，甚至居于领先地位。如水稻栽培和干栏建筑技术，以及稍后的铜鼓铸造技术等，在当时的中国，是领先无疑的。甚至在后来的秦瓯战争中，壮族祖先西瓯人与强大的秦军抗衡达三年之久，也集中反映了当时壮族的社会生产力水平是相当高的。就医药而言，医药的发展总是以一定的社会生产力和经济的发展水平作为基础，而且是与一定时代的社会生产力水平同步发展的。从西瓯、骆越当时的社会发展水平及科学技术等侧面来看，结合瓯骆地区众多的石器文化遗物，特别是对西周金属医针的分析，先秦时期的瓯骆医药与其他民族和地区的医药是同步发展的。壮医和中医各有自己的发源地，中国医药的起源是多元的。

二、壮医药的经验积累时期

公元前 214 年，秦始皇平定岭南，至隋朝这段时间，是壮医药的经验积累时期。其表现为壮医壮药知识有了积累，新的药物品种不断增加，一些原有的药物也增加了一些新的用途，诊疗经验得到了进一步的积累和总结。

严格地说，壮医药知识的记载始于汉代，尔后历代才有所增加。其中，属于秦汉时期广西壮乡出产的或已使用的药物，品种可考的有以下 20 多种：珍珠、玳瑁、犀角、蜂蜜、橙、柑、柚、龙眼、槟榔、橄榄、荔枝、肉桂、薏苡仁、菖蒲、葛、钟乳石、柏叶、丹砂、滑石、青蒿、厚朴、铁冬青、金银花、吉利草、蕹、豆蔻花等。汉代通过出土文物得到的药物有贵县罗泊湾 2 号汉墓出土的铁冬青叶、橄榄核、罗浮栲、广东含笑、金银花、花椒、姜以及平乐银山岭汉墓出土的薏米等。至于通过文献了解到的药物则有：①马王堆汉墓出土的《五十二病方》，这是中国最早的医书帛书。其中记载的药物，有比较浓厚的南方色彩，如在"治疗牡痔的第一方"中说："青蒿者，荆名曰萩；蕹者，荆名曰卢茹。"还有厚朴等，都是南方土产药物。书中所述的一些疾病，如漆疮、蛇毒、蛭蚀、蛊等也是南方的常见病。《五十二病方》记载的南方药物，当包括一部分壮药。②成书于东汉年间的中国现存最早的本草专著《神农本草经》所载的 365 味药中，壮族地区盛产的菌桂、牡桂、薏苡仁、丹砂、钟乳石等也被收入。

汉代壮族先民已掌握药材的加工技术。合浦县望牛岭西汉墓曾出土铜杵臼。晋代嵇含的《南方草木状》中记载了许多壮族用药，如吉利草、蕹、豆蔻花等。而东晋葛洪的《肘后备急方》有关岭南壮医壮药的记载不少，如书中记载了岭南地区治疗脚气病、防治沙虱毒（恙虫病）的经验。俚人（壮族的先称）的用毒方法和广西盛产的蓝青、藕、生葛根、干姜、雄黄、竹沥等皆可解箭毒。广西盛产的鬼针草、生蓼、干姜、荆叶等，内服或外敷，可治毒蛇咬伤。同时，还指出了他所用的方药，如生姜、常山、土常山、黄藤、都淋藤、干蓝实、白花藤、甘草、甘蔗、芭蕉等，"岭南皆有"。

隋代巢元方所著的《诸病源候论》，记载了岭南俚人的 5 种毒药及中毒诊断方法："岭南俚人别有不强药，有蓝药，有焦铜药、金药、菌药，此五种药中人者，亦能杀人。但此毒初着，人不能知，欲知是毒非毒者，初得便以灰磨洗好熟银令净，复以水杨枝洗口齿，含此银一宿卧，明旦吐出看之，银黑者是不强药，银青黑者是蓝药，银紫斑者是焦铜药。"隋代，壮族先民善于制造毒药及掌握救治中毒的有关知识，早就传入中原。《诸病源候论》还指出，瘴气是流行于岭南的地方性疾病，是由于感触了湿热熏蒸之气而产生的急性热病，分青草瘴和黄茅瘴等。由于岭南多发瘴气，壮族人积累了较为丰富的治疗瘴气的经验。对岭南的地方病，如水毒、沙虱、射工、蛊毒、脚气病等，在《诸病源候论》中都有专篇论述。

岭南是壮族先民的故乡。秦汉至隋这个时期，这里的壮族先民所掌握的药物知识和医疗技术，对壮医学的发展具有重要的奠基作用。壮医学是在这个时期壮族先民们创立的医药基础上发展和完善起来的。

三、壮医药的初步形成与发展

壮医药形成与发展时期的跨度比较大，从唐宋到民国。大约在唐宋之际，壮医理论已处于萌芽状态，其标志是壮医对岭南壮族地区常见和多发的瘴、毒、痧、风、湿等病证的防治达到了相当水平。唐宋以后，岭南壮乡随着社会的发展，人们生活水平的改善，以及明清时期中医与壮医的互相渗透，壮医迅速发展。进入民国时期，壮药使用的品种范围更加扩大，用药经验日趋丰富，诊疗技术进一步获得提高，大抵形成了草药内服、外洗、熏蒸、敷贴、佩药、骨刮、角疗、灸法、挑针、金针等十余种治疗方法，创制了大量的验方、秘方，发明了丰富多彩的诊疗技术，壮族名医日渐增多，为壮医学的形成打下了基础。这个时期的医药知识也由零星积累逐渐系统化，包括临床表现、病因病机、分类到治疗预防等。下面可以从八大方面加以认识。

（一）对瘴、痧、蛊、毒的认识

瘴、痧、蛊、毒是岭南壮族地区的常见和多发病证。壮族地区地处亚热带丘陵山区，层峦叠嶂，丘陵延绵，江河纵横，气候炎热，多雨潮湿，植被茂密，动物繁多。这种气候环境虽为壮族先民的生存提供了便利，但同时也利于疾病的滋生，尤其是炎热多雨的时节，动物的尸体及败草落叶易于腐烂而产生瘴毒，严重地威胁着壮族先民的生命。岭南的"瘴"，《后汉书·马援传》称"出征交趾，士多瘴气，军吏经瘴疫死者十四五"，可见瘴气为害之烈。隋代巢元方《诸病源候论》认为瘴气是由"杂毒因暖而生"及"皆由山溪源岭瘴湿毒气故也"。宋代周去非的《岭外代答》不仅详细地记述了瘴疾的壮医治疗方法，而且还指出了瘴的病因病机："盖天气郁蒸，阳多宣泄，冬不闭藏，草木水泉，皆禀恶气。人生其间，日受其毒，元气不固，发为瘴疾。"宋代范成大的《桂海虞衡志》则指出："瘴，二广惟桂林无之。自是而南，皆瘴乡矣。"又说："邕州两江（按：指左江、右江）水土尤恶，一岁无时无瘴。春曰青草瘴，夏曰黄梅瘴，六七月曰新禾瘴，八九月曰黄茅瘴，土人以黄茅瘴尤毒。"左江、右江是岭南壮乡腹地。上述记载虽然不是直接出自壮医的手笔，但是作者都是在广西为官多年、对当地风土人情了解较多的文人，可称为"广西通"，因而他们的描述是有重要参考价值的。所称的"土人"，指的是民间壮医。显然，这时的壮医，已经知道按发病季节对瘴证进行分类，并从实践中得知，发作于八九月的黄茅瘴，病情最重。这和壮族地区民间谚语"青草黄茅瘴，不死成和尚（按：指头发掉光）"的说法是一致的。从《岭外代答》对瘴气病因、病机的描述中，也可以看到，壮医天、地、人三气同步和毒虚致病的理论，早在宋代就已为汉族文人和流官们所接受。

痧症是壮医认识较早的一种中国南方夏秋季节多发的病证。虽然直到元代危亦林撰《世医得效方》才有痧症的记述，但是在此之前，壮医对痧症已早有所认识。痧症指热性疫病，或暑热病证。其病因病机：机体内虚，正气不足，暑热湿秽所生之痧毒、病气乘虚而入，使人体气血阻滞，气机升降运行失常而发病。壮医所称的"痧"是指患病以后出现头晕眼花，发热头痛，胸脘满闷，或上吐或下泻，腹痛如绞，大汗淋漓，唇甲青紫，胸部或背部常透发斑点（壮医称"斑麻"）为临床特征的一类内科急症。壮族对痧症的临床表现及类型可以说妇孺皆知，如今民间壮医对痧症的分类已达数十种之多，痧症按其临床分为痧气、红毛痧（又称羊毛痧）、标蛇痧、绞肠痧、夹色痧、黑腼（舌）痧、喉痧等。而且针对主症和病因，各有不同的治疗方法，病情较轻的可选徒手捏刺法、刮痧疗法、割痧疗法、挑痧法、点痧法、绞痧法或捏痧器疗法、熏蒸疗法、温浴疗法、擦治疗法，病情较重的并可配合祛风解毒的中草药内服，疗效更佳。壮医以救民为本，其治疗方法多不保密，因此在壮族民间广为流行，普及率高，几乎尽人皆知。而究其源，早在宋代的文献中，就已经有壮医"挑草子"针刺放血治疗"斑麻"痧的记载，真可谓是源远流长。

"蛊"为何物？"蛊"对许多人来说颇为神秘。《岭表录异》称："岭表山川，盘郁结聚，不易疏泄，故多岚雾作瘴。人感之多病，腹胀成蛊。俗传有萃百虫为蛊以毒人，蓄湿热之地，毒虫生之，非第岭表之家性惨害也。"宋代周去非《岭外代答》谓："广西蛊毒有二种：有急杀人者，有慢杀人者，急者顷刻死，慢者半年死。"明邝露《赤雅》"僮妇蓄蛊"条有"五月五日，聚诸虫豸之毒者，并置器内，自相吞食，最后独存者曰蛊，有蛇蛊、蜥蜴蛊、蜣螂蛊。视其食者久暂，卜死者迟速"的记载。追溯起来，可以说壮族民间远在唐宋以前，就已认识到蛊病与虫蛇毒气有关。在发病后主要表现为心腹刺痛、胸胁支满、吐血下血、寒热闷乱、腹大如鼓等，能置人于死命。在治疗上，可选用金钗石斛、古漏子、人肝藤等草药。《岭表录异》还特别提到："陈家白药子。本梧州陈氏有此药，善解蛊毒，有中者即求之，前后救人多矣……诸解毒药，功力不及陈家白药。"由于奇效，广州府每年都要将陈家白药作为贡品上送京城。

毒的内涵非常广泛，可以是多种病证的临床表现，更是招致百病的主要病因。唐代陈藏器《本草拾遗》写道："岭南多毒物，亦多解物，岂天资乎。"无数中毒致病甚至死亡的实例和教训，使壮族先民们对毒有着特别直接和深刻的感受，并总结了丰富多彩的解救治疗方法。东晋葛洪《肘后备急方》记载了岭南俚人（汉人对壮族先民的一种称谓）防治沙虱毒、瘴毒、箭毒、蛇毒的经验。隋代巢元方《诸病源候论》收入了岭南使用的五种毒药：不强药、蓝药、焦铜药、金药、菌药。特别值得一提的是，唐代《新修本草》收载了两种壮族地区著名的解毒药——陈家白药和甘家白药。而据文献记载和实地调查资料，壮医和壮族民间使用的毒药和解毒药在百种以上，这在中国的民族传统医药中，应是具有特色和优势的。

（二）对解剖及生理病理的初步认识

壮医对人体解剖及生理的认识，一方面来源于社会生产生活实践，另一方面中医的影响也起到了非常重要的作用。壮族民间有拾骨迁葬的习俗，如《宁明县志》记载："（壮族人）于殡葬三五载后，挖开坟墓，仔细拾出枯骨，俗称'拾金'，把拾出的枯骨抹拭干净，再用香火熏干，然后按一定规则纳于一瓦坛中……"这种习俗由来已久，并延续至今。战国时期的《墨子·节葬篇》说："楚之南，有炎人国者，其亲戚死，朽其肉而弃之，然后埋其骨，乃成为孝子。"壮族人的拾骨迁葬习俗，使他们对人体骨骼系统有了较客观的认识，故壮语能说出人体许多骨骼的名称。

北宋庆历年间（1041～1048 年），广西宜山县（现河池市宜州区）发生了一次农民起义。统治阶级用曼陀罗花酒诱捕欧希范等起义首领 56 人，全部杀害，并命宜山府推官吴简及绘工宋景等，对尸体进行解剖，绘图成册，名曰《欧希范五脏图》。该图册主要是关于人体内脏的图谱，对肝、肾、心、大网膜等解剖位置和形态的记载基本正确，如"肺之下有心、肝、胆、脾，胃之下有小肠，再下有大肠，大肠之旁边有膀胱……肾有二：一在肝之右微下；一在脾之左微上"等。而且还从病理的角度去进行初步的观察和记录，如"蒙干多病嗽，肺胆俱黑；欧诠少得目疾，肝有白点"。这次解剖事件，虽然以镇压农民起义为背景，说明了北宋王朝的极端残忍，但是在中国医学史上，特别是解剖学史上，其历史意义是肯定的，对中医和壮医在人体解剖以及生理、病理方面的认识，有促进作用。这些病理解剖的记述比较符合实际，在世界医学史上也是比较早的记载。由于这些尸体的解剖及《欧希范五脏图》绘制知识的传播，加上壮族民间的拾骨迁葬习俗，使壮医对人体结构有了一定的认识，对人体脏腑组织器官有了较明确的概念，因此能对骨骼、气血、五脏六腑都有相应的叫法，并认识了这些脏腑的基本生理功能及病理变化，从而使壮医对人体的生理病理及病因病机有了更进一步的认识。大约在唐宋时期，汉族中医学的阴阳、脏腑等概念的传入，壮医在引进、消化基础上，结合自身的认识水平，用来作为说理工具，以解释人体的生理、病理现象及疾病的病因病机，使壮医的理论水平及临床诊疗水平得以进一步提高。

这个时期壮医对人体结构的认识，基本上还是影影绰绰的。总的来说，躯体脏腑，靠血濡养；生机活泼，由气推动，知道人体结构与脏腑功能的协调一致。天气、地气、人气互相交感，同步推移，营血充沛，气机畅达，则机体生理趋于常态。反之，天气异变，地气涸秽，人气失调，天、地、人三气交感戾气，以致三气不同步，致使邪正纷争，气机阻塞，血质瘀滞，则变生诸症。壮医虽然吸收中医的脏腑概念，但是对脏腑功能的认识，较之中医为简，如壮医一般把人体分为上、中、下三部。上部像天，称为"巧坞"，为精气所聚之所；下部像地，称为"胴"，是津气所聚，能滋养全身；中部像人，称为"廊"，为谷气所聚，融化精微，条达上下，沟通内外，降浊升清，营养全身。对于心、肝、脾、肺、肾、大肠、小肠、胆、胃、膀胱等脏腑，只知道其大致的功能区别，并不追究每一脏腑的具体生理机能或病理变化。由此，初步形成了自己独特的医治方略。

（三）壮药学的发展

唐宋以后，壮药学有了较大的发展。如《新修本草》是唐朝廷颁发的药典，收载了部分岭南地区药物。唐代陈藏器的《本草拾遗》和刘恂的《岭表录异》都收载了不少壮药以及使用这些药物的经验。五代李珣的《海药本草》记录有壮族地区药物100多种，而明代李时珍的《本草纲目》收载岭南地区不少壮药。地方志虽然不是专门记录医药学知识的，但是其中对地方出产的药物，乃至有关药物的用法都有记载，可以从侧面窥见医药发展的情况。如明代林富、黄佐编纂的《广西通志》，在第二十一卷"食货"一章下，立"药属"一节，记载了100余味广西盛产的药物。其他如《南宁府志》《柳州府志》《宾州志》等大量的州府县志亦收载了不少常用药物，反映了明清时期壮族人对壮医壮药的重视。其中对各种中毒的抢救措施，都有较翔实的记载。民国时编修的广西地方志和有关文献，除收载了以前未记载或较少记载的广西特产、多产药物外，对于果菜类入药的论述尤多。因为瓜菜乃日常生活所用，来源充足，对养生保健有重要的意义。这也是壮医"药食同源"的特色体现。

壮医方药学雏形阶段，其主要内容除了毒药和解毒药的应用以外，壮医对动物药的使用也有了一定的认识。如虫类药祛风止痛镇惊；鱼鳞之品化瘀通络，软坚散结；介甲之属滋补潜阳，安神定魄；飞禽走兽滋养气血，燮理阴阳。特别一些山珍野味，因其生长于大自然和深山老林，得天地日月纯正之气最多，壮医认为其补力更胜一等。对植物药的形态和功能的认识，壮医亦颇有独到之处。如认为藤木通心者大都有祛风的作用，枝叶带刺者多能消肿，叶里藏浆者可拔毒，圆梗白花者祛寒定痛，酸涩能收敛涤脓，花黄根黄能退黄疸，节大之药可驳骨，等等，并将这些经验总结，编成歌诀，传授给徒弟和后人。

药物知识及医疗经验的不断积累，为壮医方剂学的形成奠定了基础。唐代孙思邈的《千金要方》《千金翼方》，柳宗元的《柳州救三死方》等，都是博采了当地壮医的医药经验。北宋年间，朝廷组织医家广泛收集历代方书及民间方药，编成《圣济总录》，载方近 20000 条，其中有岭南方药，如"治草蛊⋯⋯岭南人多行此毒，从咽判痛，方（用）甘草（炙）、蓝汁二味"。南宋郑樵氏在《通志》中设岭南方一项，肯定了包括壮族医药在内的南方少数民族医药在中国医学中的明确地位。

（四）土司制度下的壮医药

壮族地区的土司制度，源于秦汉的土官土吏，始于唐代的羁縻制度，形成发展于元代，全盛于明代，衰落于清代，消亡于民国时期，历史长久。这个漫长的历史阶段，也正是壮医药发展较快的时期。

在土司制度下，官方设有医药机构，官方和民间有一定数量的专职医药人员。明代以后广西各地的州府县志，对此都有明确的记载。据不完全统计，明代嘉靖十年（1531 年），广西有 40 多个州府县土司设有医学署。医学署的医官"本为土人"，即由本民族的医生担任，这对于壮医壮药的发展当然是一个促进因素。这也说明土官对本民族的传统医药，相对来说是比较重视的。

事实上，在土官家属中，亦有直接从事医药工作的人。据有关史料记载，宋代广源州首领侬智高的母亲阿侬，就是一位医术颇精的女壮医，擅长治疗骨伤科疾病。侬智高起兵反宋，兵败大理，阿侬还随军把壮医医术传播到云南。广西忻城县莫氏土司家庭中，也出现了专职的医生。如清道光年间（1821～1850 年），该县土司衙署西侧曾建一栋"大夫第"。莫氏土司第 19 代孙莫述经（号钦明）就是"大夫第"里的专职医生，主管土司衙署大小官员及其眷属的保健事务，同时也兼理一些民间疾患。莫述经的诊室、药房设在"大夫第"的头堂，诊室在左，药房在右，专用中医、壮医药物防病治病。土司的亲属从事医疗工作，说明在土司制度下壮医药还是有一定地位的。有了医药机构和专职医生，这就为壮医的学术进步创造了条件。

土司是封建王朝"以夷制夷"建立的统治制度，为了扩张，他们不断对其他邻近土司领地进行武装侵扰，即使在土司家族内部，也经常为争权夺利而互相残杀，干戈不止。这种封建专制的政权，不但严重阻碍了壮族地区社会生产力的发展，而且也影响了民族医药的正常成长。土司时期民族医疗队伍数量太少，能进入官办医疗机构的民族医寥若晨星。绝大多数民族医，只能流散在民间行医。在清末民初编纂的一些地方志，虽然还有医学署的记载，但是实际上这些机构的屋舍早已荡然无存。壮医药的分科也比较简单，许多民族医的诊疗技法停留在经验阶段，未能整理提高，有的绝技甚至由于后继乏人而失传。在土司制度下，壮医壮药的诊疗技术还常常被披上迷信的外衣，甚至带有巫医的色彩。民国时期刘锡蕃《岭表纪蛮·杂述》指出："蛮人以草药治跌打损伤及痈疽疮毒外科一些杂症，每有奇效，然亦以迷信出之。"

（五）医疗制度和医疗机构的建立

壮族地区医疗制度和医疗机构的建立比较晚，据文献记载，大约在宋代才有。11世纪中叶，广西爆发了以壮族人依智高为首的有壮族、汉族等民族群众参加的反宋起义。根据新出土的元碑《故大师白氏墓碑铭并序》考释，白居易的后代白和原，在广西参加了这次起义，当过"医长"，变成了医药世家，说明在起义部队中，有不少壮医、汉医，并已设立了医疗制度。

忻城土司衙署内设"大夫第"，主理大小官员及其眷属的医疗保健，兼理一些民间疾患。该"大夫第"即类似现在的诊所，设有"诊室"和"药房"。

清代，壮族地区建立了一些卫生机构负责管理地方医药和救济、诊疗贫穷患者。《北海杂录》云："太和医局，设于光绪十六年（1890年）……聘请医师驻局，七点至十一点，以便贫病人到诊。"《龙津县志》亦曰："医药局于宣统初年成立，延请中医生，主任医药杂务。民间贫寒之家有疾病者，就局诊治，不收诊金，间或有赠药剂者。"这些机构都不稳定，如有些地方的医药机构成立不久又取消了。

在此期间，也有些外国人在壮族地区兴建了一些医院，如清光绪三十一年（1905年）《北海杂录》载："法医院，每以赠医施药为事，归法医士办理，由法政府派来，向僦民房以为医所。""普仁医院，创于光绪十二年（1886年），为英耶稣教士所设，驻隆英医一名，赠医施药不受分文，每日本埠及附近村落就诊者颇众。"这是半封建半殖民地旧中国特有的现象，这些医院数量少，且集中于市镇，对壮医药发展的影响不是很大。

民国时期，广西先后成立了省立南宁医药研究所、梧州医药研究所、桂林医药研究所。虽然也对部分中药、壮药进行剂型改革的尝试，提炼成为流膏、干膏、水液、粉末、植物结晶等，但是对壮医药的研究、应用还是有其局限性，因此壮医药仍以其千百年来自生自长的原始方式在民间流传。

（六）壮医对毒药和解毒药的认识和使用

1. 壮医对毒药和解毒药的认识

由于生存和生活上的需求，迫使壮族先民们不得不对毒药和解毒药进行认识，因此对毒药和解毒药的使用也积累了相当丰富的经验，在历代的一些史籍文献中，有比较多的对壮族使用毒药及解毒药的记载，它充分说明了壮医对毒药和解毒药的认识和使用历史悠久，显示了其明显的民族性、地域性和传统性。

早在晋代，岭南俚人就懂得从有毒植物、动物、矿物提炼毒药，古代文献以隋代巢元方的《诸病源候论》记载最详细，晋代嵇含的《南方草木状》亦有岭南人使用毒药和解毒药的记载，东晋葛洪的《肘后备急方》专门列出岭南俚人解毒箭的方药。到了唐宋时期，壮族先民对毒药和解毒药的使用已积累了相当丰富的经验，认识上有了进一步的提高，而且有了解毒特效药，如陈家白药、甘家白药。宋代周去非的《岭外代答》特别指出壮族先民对中毒已能区分急性中毒和慢性中毒两大类，以及知道了这些毒药与当地的地理环境密切相关。明清时期，壮族先民对毒药和解毒药的认识又向前迈进了一大步。如明代张介宾的《景岳全书》载："岭南人取毒蛇杀之，以草覆之，以水洒之，数日菌生，取菌为末，酒调以毒人。"又载："两广山谷间有草曰胡蔓草，又名断肠草。若人以急水吞之则急死，以缓水吞之则缓死。今见荆楚之地，有曰鼠莽草者，人食之则毒死，意即胡蔓草也。"李时珍的《本草纲目》则曰：马兜铃"岭南人用治蛊……"又曰：黄藤，"俚人常服此藤，纵饮食有毒，亦自然不发"。清代谢启昆《广西通志》曰："野芋，州县俱出，芋种到三年者，人误食之，烦闷而死。""墨荔，出平乐、修仁、荔浦、贺县，皮肉俱黑，味臭如苦辣，有毒不可食。误食之令人心腐肠烂而死。""天虎，大倍蜘蛛，遍体生毛，人物被咬立死。"王锦的《柳州府志·毒物篇》记载了两头蛇、蝮蛇、蜈蚣、斑蝥、毒蜂、四脚蛇、鸡冠蛇、报冤蛇、斑鸠、短尾狐、山猫、天蛇等有毒的动物，集中反映了这一时期壮族先民对一些植物、动物毒性的认识，范围扩大了，种类加多了，而且事前开始有了预防办法。

2. 关于壮医善用毒药、解毒药的因素分析

壮医善用毒药、解毒药主要有两个方面的原因，其一是地理生态环境的影响。从大量的文献记载及实地考察得知，壮族聚居区的自然条件适合有毒的植物生长及有毒的动物繁殖，其中仅壮族地区用于治病的毒药就有 99 种。壮族先民生活在这样一个多毒的环境中，经常接触这些毒药，极易发生误服中毒，或被毒蛇、毒虫咬伤、蜇伤中毒等紧急情况，这就使壮族先民逐渐对毒药和解毒药有所认识，并积累了相当丰富的经验。因此，壮族地区多毒的地理生态环境是促使壮医善用毒药和善用解毒药的客观原因。因而《本草拾遗》曰："岭南多毒物，亦多解物，岂天资乎。"其二是中毒是壮族地区的多发病和常见病。壮族地区"中毒"这种常见病和多发病，比较容易碰到的有以下八种：①金属毒。古医书称为金石药或金石毒，一般指水银及其制剂丹砂（即硫化汞）与雄黄（砷的硫化物）等。古代壮族地区出产的金石药质量较好。《岭外代答》称邕州右江溪峒、归德州大秀圩的金缠砂及真汞（天然汞）是国内少有的矿物药。古代壮族地区资源丰富，因此这里曾是理想的炼丹地之一，金石药中毒是常发生的事。所以，宋代的壮医用甘蔗根治疗金石毒就是其中一个例子。②植物毒。壮乡有毒的植物很多，日常生活中稍有不慎极易发生中毒。常见的植物中毒有钩吻中毒、乌头中毒、曼陀罗中毒、野芋中毒、附子中毒、杏仁中毒、巴豆中毒、商陆中毒、马钱子中毒等。③食物中毒。河豚中毒、毒蕈中毒、木薯中毒在壮乡较常见，特别是木薯中毒的发生率较高，因为木薯曾经是广西壮乡人们的主粮之一。在壮乡还有"并食毒"一说。所谓并食毒，指有些食物不能合食，合食则会中毒。④酒精中毒。壮族人有饮酒的嗜好，因恣饮过度以致中毒时有发生。⑤毒蛇、毒虫咬伤、蜇伤。壮族地区毒蛇、毒虫特多，因此毒虫、毒蛇咬伤、蜇伤是一种危害较大的外伤病。有毒的虫蛇包括蜈蚣、毒蜂、银环蛇、眼镜王蛇、金环蛇、竹叶青、白唇竹叶青等。⑥毒箭。毒箭是古代壮族常用的狩猎和作战武器。因此，毒箭中毒也是古代壮族地区的常见病之一。⑦瘴毒。古代壮族地区素有"瘴乡"之称，它与水土环境有关。壮族先民把人因触及秽浊之气，突然起

病，出现腹痛、呕吐、神志昏厥等症状，称为"瘴气"。⑧蛊毒。蛊为壮族地区的地方病和多发病。壮族人认为蛊是将许多有毒虫蛇之类置于一个器皿中，任其互相啖食，直到最后只剩下一只虫或一条蛇，就叫作"蛊"。人为地将蛊置于食物或其他器物里，使人发生中毒，就叫作"中蛊"。其症状为"归或数日，或经年，心腹绞痛而死""或腹中搅痛，或吐逆不宁，面目青黄，甚者指甲紫黑"。现在蛊毒已基本绝迹。

3. 壮医对毒药和解毒药的使用

壮族先民很早就懂得利用本地出产的毒药制作毒箭，用于狩猎和战争。其所使用的毒药有焦铜、毒蛇草、毒虺鸩、鸡母。"虺"是古书上说的一种毒蛇。鸩，是一种毒鸟。鸡母，明代方喻《南宁府志·物产》曰："鸡母，涂箭射禽兽立死。"壮族人在制作毒箭的实践中不断寻找新的毒药，由晋代的以焦铜为主，宋代增加了毒蛇草和毒虺，明代又增加了鸩和鸡母，这些都是剧毒药物，中人即死，充分说明壮族的毒箭在发展，历代都很有名。新版《来宾县志》称：明代来宾地区的壮族领袖谭公柄善选毒箭，曾带领"划马军"抗击追剿官军。到近代，壮族民间还流传着黑旗军带领群众使用泡过毒药的"飞箭"抗击法军的故事。清代和民国时期，许多地方志书都提到壮族的毒箭。

除了善用毒药，壮族人还知道利用本地某些毒药来治疗疾病，如唐代陈藏器《本草拾遗》记载了壮族先民在当时用菌药烧灰治疗疮、用鸩喙解蛇毒、用蜈蚣治风毒和热毒等经验。宋代，壮族民间曾用有毒的曼陀罗花治疗小儿积疾，这一经验被周去非收入《岭外代答》中。壮乡各地，在平时还有用黄药子治瘿疾、用丁公藤治风疾、用罗裙带治跌打损伤和骨折等经验，还有用一些毒药如蓖麻、巴豆、羊踯躅、半夏、山豆根、皂角、薯莨治病等。明清以后的县志或府志中，都把这些毒物收入地方物产条目中，变成了一种珍贵的资源。壮家自酿的蛇酒也能治病，如明代景泰元年（1450 年）陈琏在《桂林郡志》中记载："蛇酒，出滕县，土人尝以蛇置酒内同烧，味极香酽，能去风湿。"总之，利用得天独厚的自然条件，壮族人在长期同疾病做斗争的实践中，积累了许多使用毒药治病的宝贵经验，使壮医的发展空间变得更大。

壮族人的解毒药粗略分成以下两大类。

（1）解箭毒。

其药有甘蔗、石药、猪腰子、鹅抱、龟血、狗獭骨。其中，用狗獭骨解

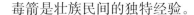

毒箭是壮族民间的独特经验。

（2）解药毒。

①解钩吻中毒。壮族地区时有钩吻中毒发生。对此，壮族人的解救方法很多，如最早的记载是用蕹菜汁。唐代以后，使用催吐法及猪、羊、鹅、鸭的血，如刘恂《岭表录异》曰："野葛，毒草也，俗呼胡蔓草，误食之，则用羊血浆解之。"《岭外代答》曰："急取抱卵不生鸡儿，细研，和以麻油，挟口灌之，乃尽吐出恶物而苏。小迟，不可救矣。"《酉阳杂俎》前集卷十九云："胡蔓草，生邕容间……误食之，数日卒，饮白鹅、白鸭血则解。"到清代，壮乡一些县志记载的方法更多，如用松毛煮汁，粪水、红薯叶加黄糖，猪油、蛇胆、熊胆、垂鞭草捣烂取汁灌服催吐等，这些方法至今壮乡民间仍在应用。陈家白药、甘家白药也均有主解诸药毒的功效。山豆根和玳瑁血是壮族人发现的解毒良药。

②解蛇伤中毒。壮乡的解蛇毒药有蓝蛇尾、鬼臼、续随子、苦荬菜、冷石等。蓝蛇头毒，用来制造蓝药这种毒药，但蓝蛇的尾却可用来解蓝蛇头之毒。鬼臼又名独脚莲，目前壮族民间仍广泛使用鬼臼治疗各种毒蛇咬伤。续随子，当地土人称之为"半枝莲"，用来治疗蛇虺蝎螫咬伤"立有奇验"。现在壮族民间仍广泛使用续随子治疗毒蛇咬伤。据吴录《地理志》及《大康地记》记载，布山县（今广西贵港市）毒虺很多，若被毒虺咬伤，当地人用冷石研末敷患处即愈。《中药大辞典》认为冷石是滑石，但滑石的主要作用是清热利湿，无解蛇毒的功效，因此，对于冷石是否就是滑石，尚待考证。

③解蛊毒。解蛊毒的药有吉利草、菱香草（又称"灵香草"）。在壮族民间，还有用菱香草来预防蛟虫、蛀虫等。襄荷、芸香、陈家白药，这些也都是壮族人常用的解蛊毒药。

④解食物中毒，有圣齑、橄榄、金荆、黄藤。

⑤解酒毒，常用白萝卜、白豆蔻、橹罟子等药。

⑥解金属毒，多用金蛇、甘蔗根。

⑦解瘴毒，有马槟榔、红花茶、槟榔、蒟酱（假蒌，壮语叫"咖篓"，如今壮族人仍食其叶，与紫苏一样为作料）。还有杜茎山、高良姜、山奈（俗称沙姜，它也是吃白斩鸡的必备作料）、姜黄、楮叶（楮古称谷，好构树，俗名砂纸树，其叶为作料入药，其皮可造砂纸）、王瓜、苦瓜、辣椒、薏苡仁、蟒蛇

（又称蚺蛇）。

⑧解诸毒，计有甘草（目前壮医还在使用甘草治疗各种中毒）、天仙藤（又名都淋藤、兜铃苗）、锦地罗、钗子股（又名金钗股）、黄藤、蒜、阳桃、白花藤。

以上说明壮医用于治病的解毒药不仅品种繁多，方法多种多样，而且治病范围广泛，疗效显著。

（七）诊疗技法的进步

早期的壮医诊疗技法比较简单，只借取微针技术去治疗某些挛痹病；通过舞蹈气功防治风湿一类关节肌肉疾病；使用数量不多的草药，特别强调药食同源的办法去治疗一些常见病、多发病。随着生产力的发展，人们创制了更先进的医疗工具，认识和使用更多、更有效的药物，发现和总结更好、更多样的诊疗方法。壮医传统的诊断方法，如望诊、问诊、按诊、舌诊、目诊、闻诊、甲诊、脉诊、腹诊等，也得到了逐步发展和完善。依靠这些综合的诊断手段，加深了对疾病的本质和规律性的认识，从而提高了治疗水平。其中，壮医目诊的形成和发展，是壮医诊断方法进步的一个重要标志。

壮医称眼睛为"勒答"，认为它是天地赋予人类洞察事物的窗口，是光明的使者，是天、地、人三气的精华所在。人体脏腑之精上注于目，所以眼睛能包含一切、洞察一切，也能反映百病。因此在疾病诊断上，把目诊提到十分重要的地位。目诊可以确诊疾病，可以推测预后，可以确定死亡。人体内的脏腑气血，"三道"（谷道、水道、气道）、两路（龙路、火路）及"巧坞"（大脑）的器质或功性能病变，都可以通过目诊而获得相对准确的信息。壮医重视目诊，但并不排斥其他多种诊断方法，把问诊主诉当作症状诊断的主要依据。在实际调查中发现，一些造诣较深的老壮医，往往掌握多种诊断方法，在临床上合参运用，得心应手。壮医基于天、地、人三气同步和"人体也是小天地"的认识，对人体与外界相通的一些器官，如眼、耳、鼻、舌、口等，认为可以作为人体各部分的缩影或反映，在疾病诊断上具有特殊的定性定位和判断预后价值。验之临床，往往也颇为准确，值得进一步深入研究。壮医对"三道"排泄物（尿、粪、涕、泪、汗、痰、呕吐物等）的观察也比较重视，以其颜色、形态、气味、数量的异常变化作为临床诊断的重要参考。

壮医的治疗方法也在不断地进步。目前已知的壮医治疗方法，已经远远不止于古代的微针和导引按矫舞蹈气功。光是内服外用的民间草药就在千种以上，并依据壮医理论体系，在临床上灵活运用。壮医治疗方法，除草药内服外，还有熏洗疗法、佩挂药疗法、捶药敷贴疗法、洗鼻雾化疗法、角吸疗法、骨弓疗法、药刮疗法、夹捏疗法、灯花灸、药线灸疗法、挑针疗法、陶针疗法、掌针疗法、跖针疗法、颅针疗法等，可谓丰富多彩。

壮医的许多独特诊疗技法，目前仍在深入发掘整理研究之中，并逐步规范化，以利于在临床上推广应用。

（八）文献记载的壮族地区医药历史人物

在长期与疾病做斗争的实践中，壮医药事业逐渐兴旺，壮医药专业人员队伍不断壮大。宋代苏颂主编的《本草图经》提到"二广俚医"，"俚医"是对壮医民间医师的最早称呼，说明至少在宋代，壮族已出现专职医师，如阿侬、俞仲昌、梁大用等，并得到社会的认可。明清以后许多文献记载了一些较有名气的民族民间医生治病救人的事迹。仅根据明清时期广西地方志记载的著名壮医，人数就有 33 人，而民国期间（截止到 1949 年），地方县志记载的著名壮医已达 38 人，这是广西卫生技术水平提高的一个标志。

四、壮族医学理论体系的形成

壮医理论是壮医对人体与大自然关系的一种宏观认识，是对人体自身脏腑器官及其功能的一种朴素理解，是对各种疾病的病因、病机和诊断防治方法规律性的一种认识上的积累。因此，壮医理论体系的形成，乃是壮医学作为一门相对独立并具有特色的民族传统医药学的重要标志，也是壮医学在学术上走向成熟的具体体现。壮医理论体系主要包括以下内容：

（一）壮族医学的天人自然观——阴阳为本，三气同步

壮族聚居和分布地区处于亚热带，虽然平均气温较高，但是四季仍较分明，日月穿梭，昼夜更替，寒暑消长，冬去春来，使壮族先民很早就产生了"阴阳"的概念。加上与中原汉族文化的交流和影响，阴阳概念在生产、生活中的应用就更为广泛，自然也被壮医作为解释大自然和人体生理病理之间种种复杂关系的说理工具。明代《广西通志·卷十七》称，壮族民间"笃信阴阳"。著名壮医罗家安在所著《痧症针方图解》一书中，就明确以阴盛阳衰、阳盛阴衰、阴盛阳盛对各种痧症进行分类，作为辨证的总纲。总之，壮医认为大自然的各种变化，都是阴阳对立、阴阳互根、阴阳消长、阴阳平衡、阴

阳转化的结果反映。

壮医关于天、地、人三气同步的理念是历代壮医所坚持的观点，但作为学说则是近代柳州著名老壮医覃保霖首先归纳整理提出的。所谓的天、地、人三气同步，是根据壮语"人不得逆天地"或"人必须顺天地"之意译过来的，其主要内涵有以下5个方面：①人禀天地之气而生，为万物之灵。②人的生、长、壮、老、病、死生命周期，受天地之气涵养和制约，人气与天地之气息息相通。③天地之气为人体造就了生存和健康的一定"常度"，但天地之气又是在不断地变化。④人体也是一个小天地，是一个有限的小宇宙单元。壮医认为整个人体可分为三部：上部"天"（壮语称"巧"），下部"地"（壮语称"胴"），中部"人"（壮语称"廊"）。人体内三部之气也是同步运行，制约化生，才能生生不息。形体与功能相一致，大体上天气主降，地气主升，人气主和，升降适宜，中和涵养，则气调和，阴阳平衡，脏腑自安，并能适应大宇宙的变化。⑤人体的结构与功能，先天之气与后天之气，共同形成了人体的适应与防卫能力，从而达到天、地、人三气同步的健康境界。

（二）壮医的生理病理观——脏腑、气血、骨肉，谷道、水道、气道，龙路、火路

壮医认为脏腑、气血、骨肉，是构成人体的主要物质基础。位于颅内和胸腔、腹腔内相对独立的实体都称之为脏腑，没有很明确的"脏"和"腑"的区分观念。这些脏腑各有各的功能，共同维持人体的正常生理状态，没有表里之分。当脏腑实体受损伤或者由于其他原因引起功能失调时，就会引起疾病。由于壮医没有五行配五脏的理论，因此他们认为脏腑疾病也没有什么必然的生克传变模式。

骨和肉是构成人体的框架和形态，并保护人体内的脏器在一般情况下不受伤害。骨肉损伤，可导致谷道、水道、气道受阻而引发其他的疾病。

血液是营养全身骨肉脏腑、四肢百骸极为重要的物质，得天地之气而化生，赖天地之气以运行。查验血液颜色变化及黏稠度变化，是壮医判断疾病预后的重要依据之一。

壮医对气极为重视。这里的"气"主要指人体之气，气为阳，血为阴，气是动力，是功能，是人体生命活力的表现。人体生命以气为要，以气为用，有了疾病则以气为治。气是壮医临床的重要理论基础之一。

壮医三气同步理论主要是通过人体内谷道、水道和气道及其相关枢纽脏腑的制化协调作用来实现的。谷食进入人体得以消化吸收之通道称为"谷道"，主要是指食道和胃肠道。人体水液进出的通道称为"水道"，水道与谷道同源而分流，在吸收水谷精微营养物质后，谷道排出粪便，水道排出汗、尿等。而气道与大自然发生最为直接、最为密切的联系。"气道"是人体之气与大自然之气相互交换的通道，进出于口鼻，其交换枢纽的脏腑为肺。三道畅通，调节有度，人体之气就能与天地之气保持同步协调平衡，即健康状态。三道阻塞或调节失度，则三气不能同步而疾病丛生。

龙路与火路是壮医认为对人体内虽未直接与大自然相通，但却是维持人体生机和反映疾病动态的两条极为重要的内封闭通路。因为，壮族传统认为龙是制水的，龙路在人体内即是血液的通道，其功能主要是为内脏骨肉输送营养。龙路有干线、有网络，遍布全身，循环往来，其中枢在心脏。火为触发之物，其性迅速，感之灼热。壮医认为火路在人体内为传感之道，其中枢在头颅（壮语称为"巧坞"），感受外界的各种信息和刺激，并经中枢"巧坞"的处理，迅速做出反应，以此来适应外界的各种变化，实现三气同步的生理平衡。

（三）壮医的病因病机——毒虚致百病

壮医认为，所谓毒，是以对人体是否构成伤害以及伤害致病的程度为依据的。有的毒性猛烈，有的则是缓慢起毒性作用；有的为有形之毒，有的为无形之毒；有的损伤皮肉，有的则伤害脏腑和体内重要通道。毒之所以致病，一是因为毒性本身与人体正气势不两立，正气可以祛邪毒，邪毒也可损伤正气，两者争斗，若正不胜邪，则影响三气同步而致病；二是某些邪毒在人体阻滞三道两路，使三气不能同步而致病。因各种毒的性质不同，侵犯的主要部位有别，作用的机制各异，以及人体对毒的抵抗程度不同，在临床上表现出各种不同的典型症状和体征，成为壮医诊断和鉴别诊断的重要依据。虚即是正气虚或气血虚，虚既是致病的原因，同时也是病态的反映。作为致病的两大原因之一，虚本身可以表现出软弱无力、神色疲惫、形体消瘦、声低息微等临床症状，甚至衰竭死亡。而且因为虚，体内的运化能力和防卫能力相应减弱，特别容易招致外界邪毒的侵袭，出现毒虚并存的复杂临床症状。虚的原因，壮医归结为两个方面：一是先天禀赋不足，父母羸弱，孕期营养不良或早产等；二是后天过度劳作，或与邪毒抗争气血消耗过度而得不到应有的补充，或人体本身运化失常，摄入不足而致虚。总之，毒和虚可使人体失去常度而表现为病态。如果这种病态得到适当的治疗，或人体的自我防卫、自我修复能力能够战胜邪毒，则人体常度逐步恢复而疾病趋于好转痊愈，否则终因三气不能同步，导致人体气脱、气竭而死亡。

（四）壮医的诊断方法——重视目诊，多种诊法合参

壮医极重视目诊，而目诊的要义是医者的眼睛可以洞察百病，患者眼睛可以反映百病，两者配合，就可以诊断疾病。老一辈壮医主要是通过肉眼观察患者眼睛的神采、色泽、灵活度、干涩程度、视力、脉络等诊断疾病，至后来有总结发展提高，并受牛、马等兽医目诊的启发，形成了现在的一套比较规范的壮医目诊法。通过观察眼睛巩膜的色泽、形态以及眼睛脉络的细微变化，来判断疾病的病位，辨别疾病的病因病性并做出诊断。

壮医重视目诊，但并不排斥其他诊断方法，如问诊、闻诊、脉诊、甲诊、指诊、腹诊等。特别是问诊主诉，是症状诊断的主要依据。那些造诣较深的老壮医，往往掌握多种诊断手段和方法，在临床上合参运用，得心应手。壮医基于天、地、人三气同步和"人体也是小天地"的认识，对人体与外界相通的一些器官，如眼、耳、鼻、口、舌等，认为又可作为人体各部分的缩影或反映，在疾病诊断上具有特殊的定性、定位和预后价值。

（五）壮医的治疗原则——调气、解毒、补虚

壮医的这一治疗原则，是根据壮医对人体生理病理和病因病机的认识而提出来的，并有效地指导实践。调气，即通过各种具体的治疗方法调节、激发或通畅人体之气，使之正常运行，与天地之气保持同步。气病在临床上主要表现为疼痛以及其他一些功能障碍性疾病，一般通过针灸、刺血、拔罐或药物调节即可恢复正常。毒病在临床上主要表现为红肿痛热、溃烂、肿瘤、疮疖、黄疸、血液病等急性炎症及器官组织器质性病变以及同时出现的功能改变。解毒主要通过药物的作用来达到治疗目的，有些毒在人体内可以化解，有些需要通过三道来清除，毒去则正安，气复而向愈。以虚为主要临床表现的，多见于慢性病、老年病或邪毒祛除之后的恢复期内，治疗上以补虚为首要任务。壮医重视食疗和动物药，认为这在补虚方面尤其适用，因人为灵物，同气相求，以血肉有情之动物药来补虚最为有效。

（六）壮医对病证名称的认识以及辨证辨病的基本方法

文献记载和实地调查搜集到壮医病证名称达数百种之多，其中不少病证名称具有浓厚的岭南地方民族特色，概括起来，主要有痧、瘴、蛊、毒、风、湿六大类。隋代巢元方《诸病源候论》认为岭南致病因素是一种"恶气"，亦称毒气，发而为病。因此临床上以毒命名的病名最为普遍，如痧毒、瘴毒、湿毒、风毒、蛊毒、寒毒、热毒、无名肿毒等。大类下面又可分为许多更为具体的甚至十分形象的病证名称，如痧毒分为热痧、寒痧、蚂蝗痧、标蛇痧、红毛痧、闷痧等；瘴毒分为青草瘴、黄茅瘴、冷瘴、热瘴、哑瘴、烟瘴、岚瘴、毒气瘴等；蛊毒又分为虫蛊、食蛊、水蛊、气蛊等；风毒包括的疾病更为广泛，有"三十六风"和"七十二风"之分。壮医主张辨病与辨证相结合，以辨病为主。辨病，是决定治疗原则和处方用药的主要依据；辨证，则是处方用药的重要参考。但从证的变化可以预测疾病趋重和恶化，甚至预后不良。

（七）壮医对针灸及药物治疗作用的认识

壮医从长期的临床实践中认识到，针灸、刺血、拔罐、刮痧等这一类的治疗方法，主要是通过外治的方法，在人体龙路、火路的某些体表气聚部位施以调气治疗，调整调节和畅通人体气血，增强人体抗病能力，加速邪毒化解并排出体外，使三气复归同步而达到治疗目的。著名壮医药线点灸专家龙玉乾指出："疾病并非无中生，乃系气血不均衡。"他认为药线点灸的治疗机理就在于调整、调节、调动人体气血，使之趋于均衡，则疾病自然向愈。

壮医具有丰富的药物治病的经验，认为药物的治疗作用，在于以其性味之偏，来纠正人体病态下的阴阳偏胜和三气不同步的状态。药有动物药、植物药和矿物药，以功用区分有毒药和解毒药、治瘴气药、治跌打损伤药、清热药、补益药、治痧症药、祛风湿药、杀虫药等。总之，药物可分为解毒和补虚两大类。以毒药和解毒药来说，壮医基于一个极其朴实的真理：有什么样的邪毒致病，必然有相应的解毒药治疗，即所谓"一物降一物"。而且毒药本身，在一定的量内，还是具有重要治疗作用的良药，所谓"以毒攻毒"。正如曾经考察过岭南瘴区的明代医家张景岳所说："药以治病，因毒为能。所谓毒药，是以气味之有偏也……所以去人之邪气。"壮医还认为药分为公母，解毒药多为母药，补虚药多为公药，分别对应症证的阴证阳证。

壮族地区草树繁茂，四季常青，提供了使用新鲜药物的环境和条件，使壮医形成了喜欢使用生药的习惯。临床实践表明：有不少新鲜药物，效果优于干品和炮制品。特别是治疗毒蛇咬伤的草药，一般都是以鲜用为佳。壮乡的药市，从古到今一直盛行，经久不衰。如广西靖西县（今靖西市），每年端午节都自发形成规模盛大的药市，上市的生草药达数百种之多，赶药市者上万人。可以说，这是交流药材知识和防治经验的良好机会，也是壮族人民崇尚医药的体现。不少民间壮医，从生草药的形态性味，就能大抵推测出其功能作用，并将这些用药经验编成歌诀，便于吟诵和传授。如"藤木通心定祛风，对枝对叶可除红；枝叶有刺能消肿，叶里藏浆拔毒功；辛香定痛驱寒湿，甘味滋补虚弱用；圆梗白花寒性药，热药梗方花色红；根黄清热退黄用，节大跌打驳骨雄；苦能解毒兼清热，咸寒降下把坚攻；味淡多为利水药，酸涩收敛涤污脓……"

壮医理论体系，是壮医实践经验在认识上的飞跃。它不是某个壮医的个人创造，而是无数壮医长期同疾病做斗争的经验总结和升华，初步形成体系并有效地指导着壮医的临床实践，具有一定的地方民族特色。这是壮医理论的生命力所在。2002年2月，壮医理论的发掘整理成果通过了由民族医、中医、中西医结合专家组成的鉴定委员会的技术鉴定，成为我国第一个通过鉴定的民族传统医学理论。壮医从此可称之为"壮医学"。随着壮医临床实践的继续和现代科学技术的进步，壮医理论将在实践的检验中不断补充、修正和完善，并在现代科学技术的推动下不断提高。

五、壮医诊断学

壮医诊断学是研究壮医在临床上用以诊断疾病的病因、病位、病性，或推断预后的多种技法的一门学科。在长期的临床实践中，壮医逐步形成了颇具地方特色和民族特色且丰富多彩的诊疗技术，大大丰富了壮医的内容。壮医诊断学既是壮医学的重要部分，也是祖国传统医学的重要组成部分。

（一）壮医诊断原则

壮医对疾病的诊察是在一定的原则指导下，按照一定的程序进行的，概括起来有以下三个方面。

1. 整体诊察，数诊合参

壮医认为，人体是一个有机的整体，其各个组成部分是不可分割的。在生理上，人体的"巧""胴""廊"三部分（即天、地、人三部分）与自然界同步运行，制约化生，生生不息。人体谷道、水道、气道畅通，龙路、火路无阻，则"嘘"（气）、"勒"（血）得以运行，脏腑"夺"（骨）、"诺"（肉）、肢节百骸皆得以涵养，则人体无病。在病理上，若正气不足，痧、瘴、蛊、毒等诸毒邪循龙路、火路内侵，则百病生。由于谷道、水道、气道的沟通，龙路、火路网络的相连，内部脏腑、巧坞病变可反映于体表，即有诸内者必形诸外。体表病变亦可影响内脏，故壮医在诊断疾病时注重的第一个原则就是整体诊察，强调医者对患者的检查应详尽，多从整体考虑，尽可能多地收集病变征象，为正确诊断提供足够依据。

壮医除重视整体诊察外，还强调数诊合参，不可偏废。壮医的每一种诊法都各有自身特点和最佳适用指征，如"勒答"（眼睛）之状况，须望而知之；病者是否有"巧坞乱"而致的言语错乱，须问而知之；谷道、水道废物之气味如何，须闻而知之；病者是否有疼痛，所苦何在，须问而知之；龙路、火路"嘘"（气）之多少，"勒"（血）之充盈与否，须按而知之。故有经验的老壮医，往往掌握多种诊断手段，在临床上合参运用，得心应手。

2. 全面诊察，突出重点

全面诊察，突出重点，有两方面的含义。一层含义是在全面诊察病者"巧"（天）、"胴"（地）、"廊"（人）各部位的基础上，重点诊察与病变密切相关的部位，如"咪叠"（肝）之病变，应重点观察"勒答"（眼睛）有无发黄，右上腹有无压痛、肿块等；"花肠"（子宫）病变应重点检查中下腹，看有无肿物、压痛等。另一层含义是在数诊合参的基础上，根据不同疾病的特点，重点采用某一诊法。例如对某些"咪胴"（胃）病、癌肿，可重点采用壮医目诊法。总之，全面诊察，突出重点，是壮医诊断疾病的一个重要原则。

3. 循序诊察，综合判断

壮医诊断的最终目的是为临床治疗提供依据。壮医诊断十分强调按一定的程序有步骤地进行，一般而言，有经验的老壮医都会按以下步骤进行：第一步是从患者主诉及问诊所得资料来确定主要症状和典型症状，在此基础上判断该病属虚还是属毒。若属虚，则明辨是阴虚还是阳虚，或是"嘘"（气）虚还是"勒"（血）虚。若属毒，则进一步判明毒邪的种类和性质，做出病名和病性的诊断。第二步是在目诊、闻诊、切诊、腹诊、指诊、按诊等多种诊法所得资料的基础上全面分析，做出病机和病位的判断。第三步是综合患者的全身情况，判别其属阴证还是阳证，对疾病做出轻重预后诊断。第四步是在综合判断的基础上，确定治疗原则，选定主要方药和辅助方药。第五步是根据毒邪性质和病机病位，为患者制定饮食宜忌、护理注意事项等。

（二）壮医诊断主要技法

壮医诊断的技法很多，包括目诊、问诊、望诊、脉诊、腹诊、甲诊、指诊、耳诊等。

1. 壮医目诊

壮医认为，人体不同器官、不同组织、不同部位的病变，都可以在眼白膜（巩膜）上有特定的信号反映区，同一器官、组织的不同疾病，在反映区上可有不同的异变信号，还可据此判断疾病的新旧轻重。具体方法和步骤：首先，根据异变信号出现在巩膜上的位置和形象，测知病变的器官、部位及性质。其次，根据患者巩膜上的脉络形态、颜色及有无斑点等情况进行分型。一般来说，脉络着色深（绛红色、深红色）提示为久病，脉络着色浅（鲜红色、粉红色）提示为新病，脉络弯曲频率密集提示为重病、急病，脉络弯曲频率缓提示病情轻缓。再次，还要分辨不同的兼证，临证常见的有挟湿型、挟风型、挟火型、挟寒型、挟瘀型等。壮医目诊法可概括为："着色深浅判新久，弯曲频率别轻重，脉络混浊有湿气，脉络散乱多为风，脉络近瞳属于火，脉络靠边属于寒，黑斑瘀来蓝斑虫，临床目诊辨分明。"

2. 壮医问诊

问诊又称询诊。医者询问病人或陪诊者，了解病人的病史及发病情况，以分析病情，判断病位，掌握病灶，确定治疗方案。

3. 壮医望诊

望诊是医生通过眼睛对病人的全身情况和局部状况进行系统全面的观察，以推测病变，找出诊断依据的一种诊法。壮医望诊包括全身望诊和局部望诊。

4. 壮医脉诊

壮医的脉诊是经过长期的医疗实践而逐步发展形成的，它独具特色，且具有实用价值，广泛被壮医所应用，从而成为壮医临床上重要的诊断方法之一。壮医脉诊法多种多样，各述其说，常用的有三种：三指四肢脉诊法、单指脉诊法和六指同步按诊法。

5. 壮医腹诊

腹诊是通过观察胸腹部形状动态，按压腹部质地等手段获取临床资料，协助诊断疾病的一种方法。壮医腹诊法颇多，尤以广西马山县老壮医农秀香的祖传农氏腹诊法最具特色。该腹诊法已有100多年的历史。此法主要是通过检查脐部和腹部的血脉跳动情况来诊断疾病。农氏认为人最初形成是通过"花肠"（指子宫，位于腹部）脐带吸取营养的，因此，腹部是气血的汇集点，其正常与否影响到人体生理功能，全身的病理变化可在脐与脐周血脉上反映出来。故检查脐与脐周血脉变化可知病情的轻重、病位的深浅、疾病的性质和病程的长短。农氏腹诊，尤为适用于妇科的经、带、胎、产等方面的病证诊断。

6. 壮医甲诊

壮医认为人体气血网络以指甲部位最为密集，按中医经络理论，指甲周缘也是井穴经络交错之区，因此手部网络是与躯肢百节、脏腑气血密切联系的。凡人体脏腑虚实、气血盛衰、邪正进退等均能引起甲象变化，所以壮医对各种错综复杂的病证，都要症状与甲象合参。遇到疑难杂症，在甲症合参时，有的要舍症从甲。这在甲脉合参时，必要时还要舍脉从甲。这足见诊甲辨证在壮医中的重要地位。壮医的甲象辨证要点有28种，即本色甲、葱管甲、蒜头甲、鱼鳞甲、瘪螺甲、鹰爪甲、羹匙甲、扭曲甲、嵴棱甲、横沟甲、软薄甲、粗厚甲、竹笋甲、脆裂甲、胬肉甲、萎缩甲、暴脱甲、白色甲、红紫甲、紫绀甲、青紫甲、蓝色甲、黄色甲、黑色甲、斑点甲、洼蚀甲、啃缺甲、癥瘕甲。除本色甲为正常甲象外，其他每一种甲象都有所主，提示一种或多种病症的存在及轻重缓急情况，在临床上有一定的诊断参考价值。

7. 壮医指诊

壮医认为，人体脏腑气血生理病机的变化，都能从手指反映出来。当脏腑发生病变时，就会在手指相应的部位出现异常征象，故可通过指诊探知脏腑的有关病证。指诊部位与脏腑的分配关系：拇指第一节为胃，第二节为脾；食指第一节为大肠，第二节、第三节为肺；中指第一节为小肠，第二节、第三节为心；无名指第一节为胆，第二节、第三节为肝；小指第一节为膀胱，第二节、第三节为肾。人指正常颜色以各指平均色度为底色，异常颜色为白、黄、红、紫、青、黑六色。指诊被壮医广泛运用于临床，为诊断疾病提供了

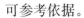

可参考依据。

8. 壮医耳诊

壮医认为，耳郭与人体各部位存在一种生理的内在联系，在病理上表现出一定的反映规律。当人体有病时，耳郭相应部位就会出现变色、突起、凹陷、水肿、充血、敏感点、缺损等征象，因此，诊病时诊察耳郭对于疾病的诊断有一定的参考价值。

总之，壮医的诊病过程中，重视目诊、多种诊法合参以求尽可能准确地判断疾病，从而提高疗效。一般造诣深的壮医，往往掌握多种诊断手段和方法，在临床上合参运用，得心应手。壮医基于天、地、人三气同步和"人体也是小天地"的认识，对人体与外界相通的一些器官，如眼、耳、鼻、口、舌等，认为可作为人体各部分的缩影或反映，在疾病的诊断上具有特殊的定性定位和预后价值。验之临床，往往也颇为准确，值得进一步深入研究。壮医对三道排泄物（尿、粪、泪、涕、痰、呕吐物等）的观察也比较认真，以其颜色、形态、气味、数量等的异常变化，作为临床诊断的重要参考。

六、壮医治疗学

壮医治疗方法独特丰富，简便易行。壮医在长期的临床实践中总结出了许多具有民族特色且行之有效的治疗方法，并积累了大量的单方、复方、秘方、验方。这些壮医药，一部分是专病专方，另一部分是根据壮医的基础理论指导而灵活组方选用。壮医的治法内容丰富，分为内治法、外治法和其他疗法。强调及时治疗，并十分重视预防。

（一）壮医内治法

壮医内治法是根据壮医基础理论、配药组方、煎汤内服以达到治疗目的的一种重要治疗方法。传统方剂有调气、行血、解毒、通结、导滞、摄纳、制约、化生八大类，其中调气、行血、解毒之方最多。壮医认为，药物自口直接进入谷道，通过龙路、火路网络输送而达病所，从而起到治疗作用。由于壮医强调辨病为主，因此在治疗上大量使用专病专方。

壮医内治之补法主张多用动物药，如山羊肉、麻雀肉、各种蛇肉汤，或猪肉、老母鸭、水鸭或鹧鸪等。壮族地区动物药十分丰富，因而运用血肉有情之品以补虚，成为壮医用药的特点之一。

（二）壮医外治法

壮医外治法是通过外部刺激从而达到治疗目的的方法。壮医认为，各种外治方法的治疗作用，归纳起来，一是调气，二是祛毒。在内容上包括外病外治和内病外治两个方面，如疮痈疔毒、水火烫伤用壮药外敷，属外病外治；痧呕肚痛、遗尿泄泻用药线点灸，属内病外治。在具体施治上，又分药物外治和非药物外治两大类，或者两者结合使用（如药线点灸、药刮疗法）。壮医外治法内涵十分广泛，方法丰富多彩，疗效奇特显著，在我国传统治疗方法中占有重要地位。

壮医外治法已知的就有数十种之多。

1. 壮医针法

壮医针法包括火针疗法、针挑疗法（分挑痔法、挑痧疗法、挑疳疗法）、陶针疗法、麝香针法、跖针疗法、旋乾转坤针法、神针疗法、耳针疗法、温刮缚扎刺法、刺血疗法、掌针疗法、皮肤针（梅花针）疗法、油针疗法等。

2. 壮医灸法

壮医灸法包括壮医药线点灸疗法、火功疗法、四方木灸法、水火吹灸疗法、灯花灸疗法、鲜花叶透穴疗法、麻黄花穗灸疗法、竹筒灸疗法、艾灸疗法等。

3. 其他外治法

其他外治法包括壮医骨刮疗法、壮医药刮疗法、柚子叶刮疗法、壮医药物熏蒸疗法、壮医药物熏洗疗法、壮医佩药疗法、壮医药捶疗法、壮医敷贴疗法、壮医点穴疗法、壮医骨弓刮法、壮医药物竹罐疗法、壮医角疗法、壮医药垫疗法、壮医药枕疗法、壮医热熨疗法、壮医滚蛋疗法、壮医浴足疗法、壮医隔离辟秽疗法、壮医按摩疗法、壮医经筋综合疗法等。

（三）壮医其他疗法

由于壮族地区独特的地理环境和气候条件，以及壮族人民易于适应环境的本性，使壮族人民在千百年的临床实践中，充分发挥聪明才智，习于就地取材，善于发明创造，勤于应用总结，因此产生了许多除上述内外治疗疾病的方法外，还有许多独特的现仍流行于民间且行之有效的治疗方法。

1. 药酒疗法

此法是根据不同的疾病，选择适当的药物制成药酒，经内服或外用而起到防病疗疾、健身延年作用的一种疗法。

2. 壮医接骨术

此术的原则是整复、固定、敷药、功能锻炼、预防并发症等。

3. 食物疗法

此法是根据季节与病情选择药物、食物、调料配制成食品服食，以达到防病治病、滋补强身目的的一种治疗方法。

4. 鼻饮法

此法是用一水瓢盛少许水，加入少许粗盐及几滴山姜汁，将一小管插于患者鼻中，再将水瓢中的水缓慢倒入鼻中，以"导水升脑，循脑而下，入喉……既饮必噫气，凉脑快膈，莫若此也"。此为壮医用于抵御瘴毒和防暑降温的一种治疗方法。

5. 蛊毒的治疗

常用的解蛊毒方法，据有关文献记载：①把大蒜头捣烂和秤砣一起煎水内服，连服数次，每次1碗。②用野芋根炒枯煎水内服，每天2次，每次1碗，连服数次。③把一只鸡蛋煮熟后，放在患者的身上滚动，如此每天3次，连续滚动数天，至蛋黄不变色时，即为蛊已去净病愈。④黄花地丁30克和红糖15克煎水内服，每天3次，喝完一罐药为止，效果甚佳。⑤南蛇藤苗30克、果仁30克、山蓝靛60克、乌桕30克、红糖15克，以上5味药煎水内服，每天3次，每次1碗，连服3天，病可痊愈。⑥续随子、甘蔗根、雄黄、菖蒲、大蒜各适量，煎水内服，每天3次，每次1碗，连服3天。⑦若中蛊身上皮肉红肿，有脓疮，可用红孩草的嫩苗或老苗剥出嫩心，加少许生盐，捣烂敷患处，同时用大叶桉煎水内服，每天3次，每次1碗，连服数天。⑧钩吻（钩吻有大毒）、郁金香、甘草、白花藤、锦地罗各适量，共煎水，冲黄酒内服，每天3次，每次1碗，连服数天。⑨大蒜、七枝莲、陈皮、甘草、吉利草、黄连、甘蔗根、山豆根各适量，共煎水，冲空心菜汁内服，每天3次，每次1碗，连服3天。⑩阳桃、白兔藿、白萝卜、七枝莲、黄药子、天冬、金银花各适量，共煎水，冲番薯叶汁内服，每天3次，每次1碗，连服3天。⑪把蓝蛇尾和硫黄晒干，研成粉末，冲水搅成糯糊，捏成丸状，每丸约9克重，服1~2丸病立愈。⑫大狼毒6克，山乌龟15克，山萝卜12克，小霸王12克，硫黄15克，研成粉末，以黄酒冲服，连服2~3次等。以上方药，仅供参考。因有些方药毒性大，临证必须在医生的指导下方可使用。

七、壮医预防学

(一) 卫生保健意识的萌芽

从考古出土的文物来看，壮族先民早已有了良好的卫生保健和环保意识，如从广西合浦望牛岭西汉晚期墓出土的铜凤灯，烟尘通过口含的喇叭形口罩，经颈部进入腹腔（腹腔内盛水）溶入水里，有消烟作用，防止烟进入大气污染空气，这充分说明了2000多年前壮族先民已有了防止大气污染、保护环境的意识。广西钟山东汉墓出土的陶厕所模型表明，至少从东汉开始，壮族人已知道建造厕所使大小便有固定场所，这是良好的生活习惯，同时也保护了环境的卫生。广西贵港汉墓出土的陶井模型，井上有篷盖，可见当时的壮族人已注意保护饮用水的卫生。另外，一些卫生用具的出土，从另一角度反映壮族先民早在2000年前就养成了一些良好的卫生生活习惯，如广西贵港新村11号东汉墓出土的陶虎子（溺器，即现在使用的尿壶），广西贵港罗泊湾西汉墓出土的鎏金铜挖耳勺，广西荔浦县兴坪汉墓出土的陶痰盂，广西贵港罗泊湾M1、M2号墓出土的陶盒（其中一陶盒内盛有铁冬青）以及广西合浦县堂排二号汉墓（西汉晚期）出土的内盛铁冬青的铜碗等，这些器皿说明壮族人对卫生保健的认识在当时社会发展缓慢、生产力落后、医疗卫生条件差的情况下，是非常难能可贵的。

壮族聚居地处潮湿，易患风湿症；山林茂密，气温较高，易得痧瘴；野兽出没，易受袭击伤害。为了预防疾病，避免野兽伤害，原始社会晚期的壮族人民就发明了"干栏式"建筑。在广西梧州汉墓中出土有较多的"干栏式"房屋模型，壮族铜鼓纹中也刻有"干栏式"住宅。这种房屋分上、下两层，上层住人，下层贮放农具等器物及养牛、猪等，居住面距地面若干米。这种建筑不仅通风、采光、照明功能良好，而且还可有效地防避瘴气，抵御野兽蛇虫袭击，这是壮族先民预防疾病的创举。

(二) 壮医药物预防方法

壮族先民在长期与疾病做斗争的生活中，掌握了利用药物进行防病保健的方法。如东晋葛洪《肘后备急方》记有岭南人"备急"药25种，并谓之"诸药固以大要岭南人使用。贮此之备，最先于衣食耳"。说明当时壮族先民把备药以防病先于衣食、重于衣食。

1. 奇特的卫生民俗——鼻饮

鼻饮是壮族地区流传下来的一种洗鼻及雾化吸入以防病的方法，即煎取

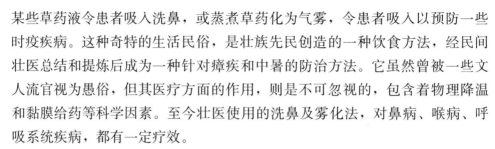

某些草药液令患者吸入洗鼻，或蒸煮草药化为气雾，令患者吸入以预防一些时疫疾病。这种奇特的生活民俗，是壮族先民创造的一种饮食方法，经民间壮医总结和提炼后成为一种针对瘴疾和中暑的防治方法。它虽然曾被一些文人流官视为愚俗，但其医疗方面的作用，则是不可忽视的，包含着物理降温和黏膜给药等科学因素。至今壮医使用的洗鼻及雾化法，对鼻病、喉病、呼吸系统疾病，都有一定疗效。

2. 对瘴气的预防

瘴气的预防方法有佩挂药驱瘴法、服药防瘴气法、隔离更衣防瘴法、灭蚊防瘟痧疫疠等。

（三）赶药市预防法

壮族聚居地区山多林密，百草丛生，药材资源十分丰富。每年农历五月初五这一天，壮乡各村寨的乡民都去赶药市，或将自采的各种药材运到圩镇药市出售，或去买药、看药、闻药。壮乡民俗认为，五月初五的草药根肥叶茂，药力宏大，疗效最好，这一天去药市，饱吸百药之气，就可以预防疾病的发生，一年之中能少生病或不生病。久而久之，赶药市成了壮乡民俗，每到农历五月初五这一天，即使无药出售的壮族人民，都扶老携幼地赶往药市去吸百药之气，这种群防群治的良好风俗，至今仍被壮乡保留。

（四）健身防病

根据宁明花山崖壁画及壮乡铜鼓上的舞蹈造型、气功图谱及沿袭至今在农闲、节日开展的一些传统健身活动，如抛绣球、龙舟竞赛、踩高跷、舞狮、拾天灯等，可以得知壮乡人民喜爱体育活动，喜欢歌舞，这与壮乡人民十分强调"未病先防"的预防保健观念是分不开的，同时也说明壮乡人民早已意识到锻炼身体可以增强体质、预防疾病。

（五）药膳防病

药膳是指具有营养保健和防病作用的食物性壮药。在古代，壮族先民在寻找食物的过程中，发现某些食物不仅能充饥，而且还有很好的保健治疗作用，可药食两用。药膳的材料包括谷物、水果、蔬菜、禽兽水产、调料等。

1. 谷物类

黑糯米酿酒能"补中益气而及肾"，刀鞘豆腌酸具有清暑热的功效，壮族的绿豆粽、豆豉、魔芋豆腐、甘薯粉条等历来是备受人们喜爱的药菜。

2. 水果类

岭南地区自古以来就是水果之乡，古代壮族人民在长期的生活实践中认识到很多水果的食用价值和药用价值，而广泛做药膳，有直接吃、榨汁饮、腌制吃或配合其他壮药服用，以达到防病治病的目的，如橙"能解鱼蟹毒，核炒研冲酒服，可治闪挫腰痛"（见《邕宁县志》），黎朦子"味极酸，其子榨水和糖饮之，能解暑"（见《桂海虞衡志》），人面子"仁可供茶，佳品也"（见明嘉靖《钦州志》），枳椇"解酒最验"（见《广西通志》），槟榔"辟瘴、下气、消食"（见《岭外代答》），橄榄"生吃及煮饮，解酒毒"，倒捻子"其子外紫内赤，无核，食之甜软，甚暖腹，兼益肌肉"。

3. 蔬菜类

蔬菜被古代壮族人民广泛用作食疗壮药，如蕹菜汁"能解野葛毒"（见《南方草木状》），菠菜"能解酒毒"（见《邕宁县志》），苦荬菜"味苦性寒，可解暑毒，并可治蛊"（见《罗城县志》），枸杞菜"味甘平，食之能清心明目"（见《罗城县志》），枸杞菜"以之煮，配以猪肝可平肝火"（见《桂平县志》）等。

4. 禽兽水产类

壮族民间习惯用动物药来配制扶正补虚的药膳，形成了"扶正补虚，必配用血肉之品"的用药特点。壮医认为，凡是虫类的药都能祛风止痛；鱼鳞之品可化瘀通络，软坚消块；介甲之属能滋阴潜阳，安心神而定魂魄。飞禽和走兽虽有柔刚不同的性能，但都温养或滋养气血，燮理阴阳，为扶正平和之品（见班秀文《壮族医药简介》）。例如蛤蚧，"主肺痿上气，咯血、咳嗽，并宜丸散中使"（见李珣《海药本草》）；山瑞，"煮食羹味极浓厚，性温补"（见《罗城县志》）；大鲵，"质粘甚厚，滋阴降火"（见《罗城县志》）；山羊，"其心血可治扑跌损伤及诸血症，以一分许酒调，饮之神效"（见清光绪《新宁州志》）；山獭，"中箭者，研其骨少许转立消"（见《岭外代答》）；山獭阴茎主治"阴虚阳痿，精寒而清者"（见《本草纲目》）；玳瑁，"刺其血饮，以解诸药毒"（见唐代陈藏器《本草拾遗》）。此外，壮族民间历来流传有生饮蛇血治风湿，老鼠滋补之功"一鼠当三鸡"，蚂蚁治风湿，蛤蚧、麻雀、公鸡蛋（公鸡睾丸）滋补壮阳等经验。

5. 调料类

壮医用药膳的调料主要有姜、酒、盐、醋、葱、蒜、肉桂、芫荽、糖、辣椒、花椒、沙姜、油、酱油等。姜可发汗解表治感冒，可解鱼蟹中毒及温胃止呕等，为壮医常用药，而蓝姜乃壮医妇科良药。肉桂，常用来配制药膳，病者服之多有奇效。

　　本文概述了壮族医药的发展史以及学术体系。由于历史的原因，壮族医药长期以来未能得到系统的发掘整理和研究提高。对于壮族医药的研究，是中华人民共和国成立后，特别是党的十一届三中全会以后逐渐开展起来的。20 世纪 50 年代中后期，广西柳州的覃保霖先生首先对壮医陶针疗法进行发掘整理，发表了《壮医陶针考》一文并出版了《陶针疗法》一书，后来又发表了《壮医源流综论》等文章。党的十一届三中全会以来，壮医药研究进一步得到有关领导及部门的重视，在新的起点上迈出了新的步伐。1978 年，广西进行了包括壮医药在内的全区民族药普查。1983 年 7 月，广西壮族自治区卫生厅把壮医药的发掘整理列为科研课题，从文献搜集、文物考察和实地调查三个方面，对壮医的历史和现状进行了研究。1983 年 12 月召开的广西少数民族卫生工作会议，提出了关于开展民族医药调查研究工作的意见，并制定了全区民族医药调研计划。1984 年 6 月，广西中医学院（现广西中医药大学）成立了壮族医药研究室。1985 年 5 月，国家科学技术委员会批准建立了广西民族医药研究所，并明确规定该所的主攻方向是对壮族、瑶族等民族医药进行发掘整理和研究提高。广西壮族自治区人民政府把广西民族医药研究所列为庆祝自治区成立 30 周年重点建设项目。1986 年 8 月，广西壮族自治区民族事务委员会、广西壮族自治区卫生厅在南宁召开全区少数民族医药古籍普查整理工作会议，决定有计划、有步骤地对全区包括壮医药人员在内的民族民间医药人员进行普查登记，对民族医验方、秘方、单方及医史文物进行搜集整理，重点是对壮医理论和诊疗方法进行系统的发掘整理并推广应用。笔者自 1982 年从中国中医研究院中国医史文献研究所完成硕士学位回到广西壮乡老家后，有幸受命具体组织和主持了全区的民族医药普查工作，并着手创办广西民族医药研究所、《民族医药报》和广西民族医药协会，同时承担了"壮医理论的发掘整理与临床实验研究"等重点科研课题。1993 年 2 月，中国中医研究院决定将广西民族医药研究所作为研究院的民族医药研究基地，加挂"中国中医研究院广西民族医药研究所"的牌子。在母校中国中医研究院中国医史文献研究所 20 周年华诞来临之际，我作为远在祖国南疆"唱山歌"的壮族学生，谨以此文敬献给亲爱的母校和敬爱的导师。

（黄汉儒）

第三节　壮医理论体系概述

壮医药是我国传统医药的重要组成部分，是壮族灿烂文化的一个重要方面。长期的生产、生活和医疗实践，以及广西独特的自然环境和地理位置，加上壮汉文化的交流，使壮医药逐步形成了自己独特的理论体系。

一、阴阳为本，三气同步——壮医的天人自然观

壮族聚居和分布地区处于亚热带，虽然平均气温较高，但是四季仍较分明。日月穿梭，昼夜更替，寒暑消长，冬去春来，使壮族先民很早就产生了"阴阳"的概念。加上与中原汉族文化的交流和影响，"阴阳"概念在生产、生活中的应用就更为广泛，自然也被壮医作为解释大自然和人体生理病理之间种种复杂关系的说理工具。明代《广西通志·卷十七》称，壮族民间"笃信阴阳"。著名壮医罗家安在所著《痧症针方图解》一书中，就明确以阴盛阳衰、阳盛阴衰、阴盛阳盛对各种痧症进行分类，作为辨证的总纲。总之，壮医认为大自然的各种变化，都是阴阳对立、阴阳互根、阴阳消长、阴阳平衡、阴阳转化的反映和结果。阴盛阳盛的说法较为特殊，其形成是否与壮族地区气温偏高、雨量充沛的自然现象以及某些痧症的特殊症状表现有关？壮医有时也引进中医五行学说作为说理工具，但大抵停留在事物属性上，很少涉及五行生克传变之类。因此总的来说，五行学说毕竟没有成为壮医理论体系的组成部分。

壮医关于天、地、人三气同步的学说，是柳州地区民族医药研究所名老壮医覃保霖先生在《壮医学术体系综论》一文中首先提出的。广西民族医药研究所科研人员在对河池、柳州、南宁、百色等壮族聚居地区民间壮医的实地调查中，也证实确有此说。天、地、人三气同步，是根据壮语"人不得逆天地"或"人必须顺天地"意译过来的，其主要内涵如下：

①人禀天地之气而生，为万物之灵。

②人的生、长、壮、老、死生命周期，受天地之气的涵养和制约，人气与天地气息息相通。

③天地之气为人体造就了生存和健康的一定"常度"，但天地之气又是在

不断地变化。日夜小变化，四季大变化，是为正常变化，而地震、火山、台风、洪水、陨石雨等则是异常变化，是为灾变。人作为万物之灵，对天地之气的变化有一定的主动适应能力，如天黑了会引火照明，天热了会出汗，天冷了会加衣被，洪水来临会登高躲避等，甚至妇女月事也与月亮的盈亏周期有关。对于天、地、气的这些变化，人如能主动适应，就可维持生存和健康的"常度"；如不能适应，就会受到伤害并导致疾病的发生。

④人体也是一个小天地，是一个有限的小宇宙单元。壮医认为，整个人体可分为三部：上部"天"（壮语称为"巧"），包括外延；下部"地"（壮语称为"胴"），包含内景；中部"人"（壮语称为"廊"）。人体内三部之气也是同步运行，制约化生，才能生生不息。形体与功能相一致，大体上天气主降，地气主升，人气主和，升降适宜，中和涵养，则气血调和，阴阳平衡，脏腑自安，并能适应大宇宙的变化。

⑤人体的结构与功能，先天之气与后天之气，共同形成了人体的适应与防卫能力，从而达到天、地、人三气同步的健康境界。

二、脏腑、气血、骨肉，谷道、水道、气道，龙路、火路——壮医的生理病理观

壮医认为脏腑、气血、骨肉是构成人体的主要物质基础。位于颅内和胸腔、腹腔内相对独立的实体都称之为脏腑，没有很明确的"脏"和"腑"的区分观念。颅内容物，壮语称为"坞"，含有统筹、思考和主宰精神活动的意思。如精神病患者出现精神症状，壮医统称为"坞乱"或"巧坞乱"，即总指挥部功能紊乱的意思。壮语称心脏为"咪心头"，有脏腑之首的意思；称肺为"咪钵"；肝为"咪叠"；胆为"咪背"；肾为"咪腰"；胰为"咪曼"；脾为"咪隆"，意译为被遗忘的器官；胃为"咪胴"；肠为"咪虽"；膀胱为"咪小肚"；妇女胞宫为"咪花肠"。这些脏腑各有自己的功能，共同维持人体的正常生理状态，没有表里之分。当脏腑实体受损伤或者由其他原因引起功能失调时，就会引起疾病。由于壮医没有五行配五脏的理论，因此他们认为脏腑疾病也没有必然的生克传变模式。

骨（壮语称为"夺"）和肉（壮语称为"诺"）构成人体的框架和形态，并保护人体内的脏腑在一般情况下不受外力伤害。骨肉还是人体运动器官，而且人体内的谷道、水道、气道以及龙路、火路，都往返行于骨肉之中。骨

肉损伤，可导致上述通道受阻而引发其他疾病。

壮医认为，血液（壮语称为"勒"）是营养全身骨肉脏腑、四肢百骸的极为重要的物质，得天地之气而化生，赖天地之气以运行。血液的颜色、质量和数量有一定的常度，血液的变化可以反映出人体的许多生理和病理变化。刺血、放血、补血是壮医治疗多种疾病的常用方法。查验血液颜色变化及黏度变化，是一些老壮医对疾病预后的重要依据。

壮医对气（壮语称为"嘘"）极为重视，这里主要指人体之气。气为阳，血为阴。气是动力，是功能，是人体生命活动力的表现。气虽然肉眼看不见，但是可以感觉得到：活人气息，一呼一吸，进出的都是气。壮医判断一个病人是否已经死亡，主要依据有三点：①"巧坞"（即头脑）是否还清醒。人死了"巧坞"就停止活动，再也不会清醒和思考了。②"咪心头"（即心脏）是否还在跳动。人死了"咪心头"就会停止跳动。③鼻孔是否还有呼吸，即鼻孔有无进出气。人死了呼吸就会停止，自然不会有气进出了。可见有气无气，是生与死的界限和标志。在这个意义上，可以说人体生命以气为原、以气为要、以气为用，有了疾病则以气为治。气是壮医临床的重要理论基础之一。

壮医三气同步理论主要是通过人体内的谷道、水道和气道及相关的枢纽脏腑的制化协调作用来实现的。壮族是我国最早种植水稻的民族之一，知道五谷禀天地之气以生长，赖天地之气以收藏，得天地之气以滋养人体。其进入人体得以消化吸收之通道称之为"谷道"（壮语称为"条根埃"），主要是指食道和胃肠，其化生的枢纽脏腑在肝胆胰。水为生命之源，人体由水道进水出水，与大自然发生最直接、最密切的联系。水道与谷道同源而分流，在吸取水谷精微营养物质后，谷道排出粪便，水道主要排汗、排尿。水道的调节枢纽为肾与膀胱。气道是人体与大自然之气相互交换的通道，进出于口鼻，其交换枢纽的脏腑为肺。三道畅通，调节有度，人体之气就能与天地之气保持同步协调平衡，即健康状态。三道阻塞或调节失度，则三气不能同步而疾病丛生。

龙路与火路是壮医对人体内虽未直接与大自然相通，但却是维持人体生机和反映疾病动态的两条极为重要的内封闭通路。科研人员从对广西大新县著名女壮医陆爱莲等人的调查访问中，了解到大新一带的壮族民间医生大都推崇这一传统理论。壮族传统认为龙是制水的，龙路在人体内即是血液的通道（故有些壮医又称之为血脉、龙脉），其功能主要是为内脏骨肉输送营养。

龙路有干线，有网络，遍布全身，循环往来，其中枢在心脏。火为触发之物，其性迅速（"火速"之谓），感之灼热。壮医认为火路在人体内为传感之道，用现代语言来说也可称"信息通道"，其中枢在"巧坞"。火路同龙路一样，有干线及网络，遍布全身，使正常人体能在极短的时间内，感受外界的各种信息和刺激，并经中枢"巧坞"的处理，迅速做出反应，以此来适应外界的各种变化，实现三气同步的生理平衡。火路阻断，则人体失去对外界信息的反应、适应能力，导致疾病甚至死亡。

壮医对脾脏的生理功能认识较晚，因长期弄不清楚其功能作用，脾脏好像是多余的、被遗忘的器官，故而壮语称之为"咪隆"（意为"容易遗忘的器官"）或"咪蒙隆"（意为"不知其作用的器官"）。后来大概在屠宰牲畜及解剖中，一再发现脾脏内藏血较多，加之人生气时叫"发脾气"，慢慢领悟到，脾脏可能是一个人体气血的贮藏调节库。

壮医认为人体的生殖机能，也是由于天地阴阳之气交感而形成的。男精为阳精，女精为阴精。男精产生于"咪麻"（即睾丸），女精产生于"花肠"（即子宫）。人体顺应着生、长、壮、老、死的自然规律，到一定年龄就会具有产生繁衍后代的"精"的能力。两精相搏，形成胚胎，然后在胞宫内发育成人。人生易老天难老，但天地授予人以繁衍后代的能力，故人类能与天地并存并保持三气同步。

壮医将人的精神活动、语言及思考能力，归结为"巧坞"的功能，故凡是精神方面疾病，在治疗上都要着眼于调整"巧坞"的机能。"巧坞"为上部天，位高权重，全身骨肉气血、脏腑器官都要接受"巧坞"的指挥，是名副其实的人体总指挥部。"巧坞乱"或"巧坞坏"就会指挥失灵、失误而导致其他脏腑功能失调，使三气不能同步而引发全身性的疾病甚至死亡。

三、毒虚致百病——壮医的病因病机论

壮族地区位于亚热带，山林茂盛，气候湿热，动植物腐败产生瘴毒，野生有毒的动植物和其他毒物尤多，举凡毒草、毒树、毒虫、毒蛇、毒水、毒矿，等等。无怪乎唐代陈藏器《本草拾遗》称："岭南多毒物，亦多解物，岂天资乎。"无数中毒致死亡的实例和教训，使壮族先民们对毒有着特别直接和深刻的感受，他们也因此总结了丰富的解救治疗方法。据文献记载和实地调查，壮医认识和使用的毒药和解毒药在百种以上。邪毒、毒物进入人体后，

是否发病，取决于人体对毒的抵抗力和自身解毒功能的强弱，亦即取决于人体正气的强弱。中毒后邪毒阻滞通道或损耗正气至虚极衰竭，都会导致死亡。隋代巢元方《诸病源候论》记载了岭南俚人（壮族先民）使用的五种毒药：不强药、蓝药、焦铜药、金药、菌药。东晋葛洪《肘后备急方》也记载了岭南俚人防治沙虱毒、瘴毒和箭毒、蛇毒的经验方。特别值得一提的是唐代苏敬《新修本草》收载了两种壮族地区著名的解毒药——陈家白药和甘家白药。这些记载都可佐证壮族先民对因毒致病及其治疗解救方法的高度重视，并积累了相当丰富的经验，有可能提高到一定程度的理性认识，在这个基础上形成壮医的病因论（毒虚论）。

壮医认为，所谓毒，是以对人体是否构成伤害以及伤害致病的程度为依据和标志的。有的毒性猛烈，有的则是缓慢起毒性作用；有的为有形之毒，有的为无形之毒；有的损伤皮肉，有的则伤害脏腑和体内重要通道。毒之所以致病，一是因为毒性本身与人体正气势不两立，正气可以祛邪毒，邪毒也可损伤正气，两者争斗，正不胜邪，则影响三气同步而致病；二是某些邪毒在人体内阻滞三道两路，使三气不能同步而致病。因各种毒性质不同，侵犯主要部位有别，作用的机制各异，以及人体对毒抗争程度不同，在临床上表现出各种不同的典型症状和体征，成为壮医诊断和鉴别诊断的重要依据。虚即正气虚，或气血虚，虚既是致病的原因，同时也是病态的反映。作为致病的两大因素之一，虚本身可以表现出软弱无力、神色疲惫、形体消瘦、声低息微等临床症状甚至衰竭死亡。而且因为虚，体内的运化能力和防卫能力相应减弱，特别容易招致外界邪毒的侵袭，出现毒虚并存的复杂临床症状。虚的原因，壮医归结为两个方面：一是先天禀赋不足，父母羸弱，孕期营养不良或早产等；二是后天过度劳作，或与邪毒抗争气血消耗过度而得不到应有的补充，或人体本身运化失常，摄入不足而致虚。总之，毒和虚使人体失去常度而表现为病态。如果这种病态得到适当的治疗，或人体的自我防卫、自我修复能力能够战胜邪毒，则人体常度逐步恢复而疾病趋于好转痊愈，否则终因三气不能同步，导致人体气脱、气竭而死亡。

四、眼睛能洞察和反映疾病——壮医重要诊断特色

壮族人称眼睛为"勒答"。壮医对眼睛极为重视，认为这是天地赋予人体的窗口，是光明的使者，是天、地、人三气的精华所在。人体脏腑之精上注于目，所以眼睛能包含一切、洞察一切，并能反映百病。眼睛长在"巧坞"上，直接受"巧坞"指挥，因此在疾病诊断上，壮医把目诊提到十分重要的地位。目诊可以确诊疾病，可以推测预后，可以确定死亡。人体内的脏腑气血，"三道""两路""巧坞"功能等，都可以通过目诊而获得相对准确的信息。

壮医目诊的要义是医者的眼睛可以洞察百病，患者的眼睛可以反映百病，两者配合，就可以诊断疾病。老一辈壮医主要是通过肉眼观察患者眼睛的神采、色泽、灵活度、干涩程度、视力、脉络等诊断疾病。至后代有总结发展提高，并受牛、马等兽医目诊的启发，形成了现在的一套比较规范的壮医目诊法。广西民族医药研究所壮医目诊专家黄老五副主任医师，在继承前辈目诊经验的基础上，经过多年临床实践，借助现代放大镜技术，把壮医目诊技术提高到一个新的水平。在四倍放大镜下，他可以通过观察眼睛巩膜的色泽、形态以及眼睛脉络的细微变化，来判断疾病的病位，辨别疾病病因、病性并做出预后诊断。初步的整理研究观察表明，人体不同器官、不同组织、不同部位的病变，都可以在眼白膜（巩膜）上有特定的讯号反映区；同一器官、同一组织的不同疾病，在反映区上可有不同的异变讯号，还可据此判断疾病的新旧轻重。黄老五副主任医师把目诊的规律概括为："着色深浅判新久，弯曲频率别轻重，脉络混浊有湿气，脉络散乱多为风，脉络近瞳属于火，脉络靠边属寒，黑斑瘀来蓝斑虫，临床目诊辨分明。"国家中医药管理局和广西壮族自治区卫生厅已将壮医目诊列为重点科研课题，下达给广西民族医药研究所壮医第一临床研究室，以期用现代科学技术阐明壮医目诊的原理并进一步提高诊断水平。

壮医重视目诊，但不排斥其他诊断方法，如问诊、闻诊、脉诊、甲诊、指诊、腹诊等都具有一定的特色。特别是问诊主诉，是症状诊断的主要依据。那些造诣较深的老壮医，往往掌握多种诊断手段和方法，在临床上合参运用，得心应手。壮医基于天、地、人三气同步和"人体也是小天地"的认识，对人体与外界相通的一些器官，如眼、耳、鼻、口、舌等，认为又可作为人体各部分的缩影或反映，在疾病诊断上具有特殊的定性、定位和预后价值。验之临床，往往也颇为准确，值得进一步深入研究。壮医对"三道"排泄物（尿、粪、泪、涕、呕吐物等）的观察也比较重视和认真，以其颜色、形态、气味、数量的异常变化作为临床诊断的重要参考。

五、调气、解毒、补虚——壮医的治疗原则

壮医的这一治疗原则，是根据壮医对人体生理病理和病因病机的认识而提出来的，并有效地指导实践。调气，即通过各种具体的治疗方法（多用针灸、刺血、拔罐、引舞、气功等非药物疗法）调节、激发或通畅人体之气，使之正常运行，与天地之气保持同步。气病在临床上主要表现为疼痛以及其他一些功能障碍性疾病，一般通过针灸、刺血、拔罐或药物调气即可恢复正常。毒病在临床上主要表现为红肿痛热、溃烂、肿瘤、疮疖、黄疸、血液病等急性炎症及器官组织器质性病变以及同时出现的功能改变。解毒主要通过药物的作用来达到治疗目的，有些毒在人体内可以化解，有些需要通过"三道"来清除，毒去则正安，气复而向愈。以虚为主要临床表现的，多见于慢性病、老年病或邪毒祛除之后的恢复期内，治疗上以补虚为首务。壮医重视食疗和动物药，认为这在补虚方面尤其适用，因人为灵物，同气相求，以血肉有情之动物来补虚最为有效。人应顺其自然，通过食疗来补虚最为常用。

壮医上述治疗原则的形成，可以追溯到久远的年代。武鸣县（今武鸣区）西周古墓出土 2 枚医用青铜浅刺针，说明早在 2000 多年前，壮族先民就能制作工艺水平很高的金属微针，作为调气治疗的主要医疗工具。1996 年，广西考古工作者发掘贵县（今贵港市）罗泊湾 1 号汉墓，所得标本 M11：248 出土时内盛植物叶，经广西植物研究所鉴定为铁冬青，是流行于南宁的王老吉凉茶的原料之一，同时也是壮医极为常用的清热解毒药。壮医对毒药和解毒药的知识比较丰富，也佐证了壮医解毒治疗原则的形成是有实践依据的。食疗在壮族地区不仅壮医熟谙其法，而且几乎老幼皆知。一些山珍野味，因生长于大自然和深山老林，得天地日月纯正之气最多，壮医认为其补气更胜一筹。对动物药的长期应用，壮医形成一些颇带规律性的经验，如虫类药祛风止痛镇惊；鱼鳞之品化瘀通络，软坚散结；介甲之属滋阴潜阳，安神定魄；飞禽走兽滋养之血，燮理阴阳等。血肉有情之品气血双补，且多为美味食物，虚人常服自然有益，盛者宜少食，更不可过量，过量或腐臭则成毒为害。

六、壮医对病证名称的认识以及辨证辨病的基本方法

文献记载和实地调查搜集到壮医病证名称达数百种之多，其中不少病证名称具有浓厚的岭南地方民族特色，概括起来主要有痧、瘴、蛊、毒、风、湿六大类。隋代巢元方《诸病源候论》认为岭南致病因素是一种"恶气"，亦

称毒气，发而为病。因此临床上以毒命名的病名最为普遍，如痧毒、瘴毒、湿毒、风毒、蛊毒、寒毒、热毒、无名肿毒等。大类下面又可以分为许多更为具体的甚至十分形象的病证名称，如痧毒分为热痧、寒痧、蚂蟥痧、标蛇痧、红毛痧、闷痧等；瘴毒分为青草瘴、黄茅瘴、冷瘴、热瘴、哑瘴、烟瘴、岚瘴、毒气瘴等；蛊毒又分为虫蛊、食蛊、水蛊、气蛊等；风毒包括的疾病更为广泛，有"三十六风"和"七十二风"之分。从马山县搜集到的壮医手抄本《此风三十六样烧图》就列举了冲风、肚痛风、急惊风、呕迷风、撒手风、鲫鱼风、马蹄风、慢惊风、天吊风、看地风、挽弓风、蛇风、夜啼风、鸟宿风、鹭鹚风、蚂蟥痧风、疳风、上吐下泻风等。

毒病的命名，除以上所述外，有些是根据毒气所依附的具体事物命名，如蛇毒、药石毒等。

壮医从长期临床实践中认识到，虽然许多病都会有些共同的症状，但是每一种病都有一两种特征性的临床表现，成为与其他病进行鉴别诊断的依据。这种特征性表现，在临床上相对固有而比较典型，并能在其他患者身上重复出现，是为主症。一般来说，主症与邪毒性质、病机病位有密切关系。每一种病，都有主症和兼症，从辨症而达到辨病，是对壮医临床医生的基本诊断要求。

壮医也有"证"的概念，但认为只有两种"证"，即阴证和阳证，或更具体地分为阴盛阳衰证和阳盛阴衰证，阴盛阳盛证则是一种较为特殊的情况。"证"是患者在疾病过程中全身状况的综合反映。每一种病，在不同的时期、不同的患者身上都可能表现为阴证或者阳证，或经治疗后由阴证转为阳证，由阳证转为阴证。这是由于人体内的邪正斗争状态在不同患者身上、在同一疾病的不同阶段有所差别和转变所致。

壮医主张辨病与辨证相结合，以辨病为主。辨病，是决定治疗原则和选方用药的主要依据；辨证，则是处方用药的重要参考，但从证的变化可以预测疾病的转归。由阴转阳，多为疾病逐渐好转的征象；由阳转阴，则提示疾病趋重和恶化，甚至预后不良。隆安县老壮医潘振香诊治体内癌瘤病时，主要是从面部望诊中得知疾病由阴转阳或由阳转阴，以为预后的依据。因为壮医以辨病为主，所以多主张专病专药，就是证变化了，也不一定立即变更治疗原则和原来方药。

对南宁、柳州地区的十几位经验较为丰富的壮医实地调查表明，壮医看病，亦即辨证辨病，以及决定治疗原则和处方用药，是有一定程序的。以内科疾病为例：

①首先从病人主诉和医生问诊所得资料来确定主要症状和典型症状，在此基础上判断属虚或者属邪毒致病。如属邪毒致病，则应进一步判明邪毒的种类和性质，做出病名和病性的诊断。

②从目诊（含望诊）、闻诊、甲诊、腹诊、指诊、脉诊所得资料的分析中，对疾病做出病机和定位的诊断。

③综观患者的全身状况，辨阴证或阳证，对疾病做出轻重预后诊断。

④在上述诊断的基础上，决定治疗原则和选定主要方药以及辅助方药。

⑤根据邪毒性质和病机病位，嘱以软食宜忌和护理注意事项。

七、壮医对针灸及药物治疗作用的认识

壮医从长期的临床实践中认识到，针灸、刺血、拔罐、刮痧等这一类的治疗方法，主要是通过外治的方法，在人体龙路、火路的某些体表气聚部位（即穴位）施以调气治疗，调整调节和畅通人体气血，增强人体抗病能力，加速邪毒化解并排出体外，使三气复归同步而达到治疗目的。著名壮医药线点灸专家龙玉乾指出："疾病并非无中生，乃系气血不均衡。"他认为药线点灸的治病机理就在于调整、调节、调动人体气血，使之趋于均衡，则疾病自然向愈。

壮医具有丰富的药物治病经验，认为药物的治疗作用，在于以其性味之偏，来纠正人体病态下阴阳偏胜和三气不同步的状态。药有动物药、植物药和矿物药，以功用区分有毒药和解毒药、治瘴气药、治跌打损伤药、清热药、补益药、治痧症药、祛风湿药、杀虫药等。总而言之，治疗可分为解毒和补虚两大类。以毒药和解毒药来说，壮医治疗是基于一个极其朴实的真理：有什么样的邪毒致病，必然有相应的解毒药治疗。所谓"一物降一物"，而且毒药本身，在一定的量内，还是具有重要治疗作用的良药，所谓"以毒攻毒"。正如曾经考察过岭南瘴区的明代医家张景岳所说："药以治病，因毒为能。所谓毒药，是以气味之有偏也……所以去人之邪气。"

壮族地区草树繁茂，四季常青，提供了使用新鲜药物的环境和条件，使壮医形成了喜欢使用生药的习惯。临床实践表明，有不少新鲜药物，效果优

于干品和炮制品，特别是治疗毒蛇咬伤的草药，一般都是以鲜用为佳。在壮乡广西靖西，每年端午节人们都自发举行规模盛大的药市，上市的生草药达数百种之多，赶药市者上万人。可以说，这是交流药材知识和防治经验的良好机会，也是壮族人民崇尚医药的体现。不少民间壮医，从生草药的形态性味，就能大抵推测出其功能作用，并将这些用药经验编成歌诀，便于吟诵和传授，如"藤木通心定祛风，对枝对叶可除红；枝叶有刺能消肿，叶里藏浆拔毒功；辛香定痛驱寒湿，甘味滋补虚弱用；圆梗白花寒性药，热药梗方花色红；根黄清热退黄用，节大跌打驳骨雄；苦能解毒兼清热，咸寒降下把坚攻；味淡多为利水药，酸涩收敛涤污脓……"

八、对壮医药理论体系的学术评估

我国藏族、蒙古族、维吾尔族、傣族等民族医药都有自己比较完整的理论体系，并有效地指导临床实践。由于历史的原因，中华人民共和国成立前壮族没有本民族的规范化的通行文字（只有流行不广的方块壮字），因此壮医在历史上的客观存在虽然已经逐步被学术界所承认，但是壮医能否形成自己的理论体系，则是值得探讨的事情。我们认为在这个问题上的研究和探讨，应遵循实事求是的原则和标准，才能做出客观的评价和得出结论。

第一，壮医药理论所涉及的有关文献资料，是从大量的地方志、博物志以及有关中医药文献记载中搜集整理出来的。这些文献的作者，大都作为文人流官在岭南壮乡居住过，对当地风土民情比较了解，因而具有较大的可信性。第二，十多年大量的实地调查研究和访问，证实了许多民间壮医确实掌握了一定的解剖生理病理知识以及疾病诊疗理论，并用以指导临床。就个人而言，他们每个人所掌握的理论是比较局限的，但是把许多壮医的诊疗理论集中起来，就已经具有一定的系统性，能反过来全面指导壮医的临床实践。第三，壮医药的这些理论，在此之前也已得到部分整理和认同，如壮医天、地、人三气同步的理论。第四，壮医药的理论体系属于朴素的、宏观的理论，是对大自然和人体生理病理进行宏观观察的结果，而不是现代实验研究的结果，它的形成不受现代实验的条件和环境的制约和影响。第五，壮族虽然在中华人民共和国成立前没有本民族的规范化通行文字，但是有本族的语言，可以进行学术交流和传授，加上长期反复的临床实践，使壮医的丰富经验有可能上升为理论。随着壮医临床的发展和现代科学技术的进步，壮医理论将在实践的检验中不断补充、修正和完善，在现代科学技术的推动下不断提高。古老的壮医，必将从理论到临床，以崭新的面貌屹立于我国和世界传统医学之林。

（黄汉儒）

第四节　壮药源流初探

　　壮药是壮族人民长期同疾病做斗争的经验总结和重要武器，是壮医使用的传统药物。壮药和壮医一样，都是祖国医药学宝库的组成部分，是壮族文化的重要内容。本节拟对壮药的源流作初步探讨，以就正于同道。

一、壮药的起源

　　广西曾经是古人类活动的重要地区之一。1958 年在柳江县通天岩发现的"柳江人"化石，为迄今在我国乃至东南亚发现的最早的晚期智人。距今一万年左右的"甑皮岩人"，其体质特征继承了"柳江人"特征，与今天的壮族人体质特征相似。广西的考古，已发现的旧石器时代的人类化石还有"麒麟山人""灵山人""荔浦人"等，并伴随出土了大量动物化石和石器工具，这说明早在几万年前，壮族先民就广泛分布在广西地区，生息繁衍。

　　有了人类，就有医疗活动。居住在广西地区的壮族先民为了生存和繁衍，除了和大自然恶劣环境做斗争以取得生活资料，还要对付各种疾病的侵袭。当时的疾病，外伤当为常见。此外，各种感染、皮肤病、胃肠病、寄生虫病等发病率也很高。为此，人们必然要千方百计地寻找防治这些疾病的有效方法和药物。"神农尝百草"的传说，在壮族地区也流传甚广。

　　近年在柳州市白莲洞遗址发现有烧骨、烧石、烧炭的遗迹，火的应用，对增强壮族先民的体质和提高人们与大自然做斗争的本领起到了重大作用，并能改进药物的加工、服用，提高疗效。在石器时代，工具比较匮乏，因此一种工具多种用途是显而易见的。如骨针，既可缝制衣服，又可针刺皮肤，放血排脓；石斧和石锛，既是生产工具，又可作割剖、断肢、割脐、采药、切药的工具；石锤既可以用来粉碎坚果和骨头，又可用来捣烂药物；陶器，既可用来煮食物，又可用来煎药及贮存药物。壮族是我国最早种植水稻、最早培植棉花的民族之一，高山畜牧业也较为发达。农业时代，民多粒食，壮族先民在实践中进一步扩大了对药物的认识。

商周时期，壮族先民地区尚未加入中国版图，但其中有小部分地区同中原发生联系。《逸周书·王会解》记载："正南、瓯邓、桂国、损子、产里、百濮、九菌，请令以珠玑、玳瑁、象齿、文犀、翠羽、菌鹤、短狗为献。"这里提到的"瓯"，即是瓯骆；所谓"桂国"，据《山海经》的"桂林八树"，秦取之为桂林郡，即广西得名为"桂"，可知是指广西土著民族。他们与商王朝已有一定的交往，壮族地区的珍贵药材，这时已部分输入中原。

《山海经》成书于战国时期，是我国最早记录有医药的古籍。据郝懿行的《山海经笺疏》统计，其记载的药物计有动物药 66 种，植物药 51 种，矿石药 2 种。从广西发现成堆的野猪、野羊、野牛、陆龟、象、大熊猫、中国熊、蚌壳等动物化石和人类化石在一个岩洞同一地层出土，说明当时广西土著人与动物接触较多。现在的壮族有生饮动物血液的习俗，壮医用药有扶正补虚必配用血肉之品的特点。《山海经》记载的药物以动物药居多，其中大部分在壮族地区有出产。

壮族医史专家覃保霖从壮语音义角度对《山海经·南山经》中的药物进行研究。《山海经》载："祝馀，其状如韭而青华（或作桂荼），食之不饥。""白咎（或作睾苏），其状如谷而赤理，其汗如漆。其味如饴，食之不怨，可以释劳。""迷谷，其状如谷而黑理。其华四照，佩之不迷。"祝馀，壮语读为"卓医"，义为"放药"，《尔雅·释木》言："荼为茶之初文，故桂荼犹今桂茶。"白咎，"咎"字今人读"旧"，古人读"高"，壮语语法多用倒装，白咎用壮语读是"蒿苏"，"睾"是后起文字，有"高"义，故"睾苏"即"蒿苏"，犹今之紫苏。迷谷，壮语训读为"草木之母根"。壮族风俗，幼儿体弱多病，常佩用草药木根一截，能防病治病。

总之，壮药的产生，来源于壮族先民的生产和生活实践，是壮族先民同疾病做斗争的经验总结。就起源而论，壮药和中药，当是同时或相继出现的。

二、壮药的发展

公元前 214 年，秦始皇平定岭南，置桂林、南海、象三郡，并从中原迁来一批汉族劳动人民"与越杂处"，带来了汉族地区的先进文化与生产技术。东汉末年，中原大乱，又有不少汉族人避乱南来，与西瓯骆越民族共同开发岭南地区。秦汉时期，壮族地区已普遍使用铁器，推行牛耕。此外，陶器、铜器、漆器、竹木器、玉石器等，有的地方已相当发达，商业交通有所改善，秦始皇在统一岭南的过程中，开凿了灵渠，沟通了长江水系与珠江水系，促进了南北经济的发展和文化的交流。

广西地处亚热带，又"处近海，多犀象、玳瑁、珠玑、铜、银、果、布之类"。西汉在同南越国交界处设有关市，进行政府控制下的有限贸易。岭南出产的食盐、丹砂、水果、犀角、象齿、玳瑁等不断运往中原。

当时的对外贸易是由海上泛舟至东南亚、阿拉伯及欧洲的一些国家和地区。徐闻、合浦是重要的港口。因此，广西壮药也与外国交流。

《后汉书·马援传》载："出征交趾，士多瘴气。""马援在交趾，尝饵薏苡实，云能轻身省欲，以利瘴气也。"薏苡仁迄今仍是壮医常用药。

1976年，广西考古工作者在贵县（今贵港市）发掘了罗泊湾1号汉墓，标本M1：248出土时内盛植物叶，经广西植物研究所鉴定为铁冬青，是流行于南宁的王老吉凉茶原料之一，也是一味常用的壮药。

在罗泊湾1号汉墓椁室淤泥内出土了大批植物种实，经广西农学院和广西植物研究所鉴定，计有稻、粟、大麻、黄瓜、香瓜、番木瓜、葫芦、橘子、李、梅、青杨梅、橄榄、仁面、罗浮栲、广东含笑、金银花、花椒、姜（保存根块）、芋（保存芋茎和芋头外壳）、纤维状物（可能是木棉）。这些植物中，有不少是药物，说明当时用草药治病在壮族地区已比较普遍。

同时出土的还有杉木木简，宽1～1.5厘米，厚0.3厘米左右，均残断。可释读的有10件，其中标本M1：368上有"芭蕉心□"，第四字似"发"。芭蕉又名甘蕉，稽含《南方草木状》言："甘蕉望之如树……一名芭蕉……味似葡萄，甜而脆，亦疗饥。……交广俱有之。"芭蕉心，性寒凉，功能清热解毒。因此，此木简可能是记载壮族先民医疗经验的，惜不能窥看全文。

罗泊湾1号汉墓有7个殉葬人，经鉴定，均无伤痕及骨折，其死因可能是毒杀，说明当时壮族地区已具有使用毒药的经验。

1979年，广西考古工作者又发掘了罗泊湾2号汉墓。在墓后室东西两侧的陶器中，也发现了一批植物种实，计有青杨梅、橄榄、李、花椒、菜籽和瓜子等7种。

《五十二病方》是我国马王堆汉墓出土的最早的医方帛书，其中记载的药物有比较浓厚的南方色彩。例如"治疗牡痔第一方"说："青蒿者，荆名曰萩；蕳者，荆名曰卢茹。"还有厚朴等，也是南方土产药物。书中所述的一些疾病，如漆疮、蛇毒、蛭蚀、蛊等也是南方常见病。《五十二病方》记载的南方药物，当包括一部分的壮药。

《神农本草经》是我国现存最早的本草著作，成书于东汉年间，在其收载的365味药中，壮族地区盛产的菌桂、牡桂、薏苡、丹砂、钟乳石等被收入。该书中"主治病以应地、多毒、不可久服"，有"除寒热邪气、破积聚愈病"等作用的下药125种，壮族聚居地区大多有出产。

两晋南北朝时期，壮族先民同广大汉族人民在政治、经济、文化上的交流更为密切。居住在交通便利地方的壮族先民，受汉文化的影响较大；而居住在边远山区的壮族先民，则较少与汉族人交往。隋唐320多年的统一时代，我国封建社会发展到空前繁荣的重要阶段。唐朝采取与桂东地区不同的方法进行统治，设羁縻州44个、羁縻县5个、羁縻峒11个。这些州、县、峒，政治上利用少数民族首领进行统治，经济上让原来的生产方式延续下来，满足于征收贡纳，这就是"羁縻制度"。

这个时期，壮族与中原地区汉族的联系进一步加强，《岭表录异》载："夷人通商于邕州石溪口，至今谓之獠市。"民族间的医药交流也进一步发展，壮族的医药经验部分被收入中医书籍，丰富了祖国医药学的内容。例如晋代嵇含著的《南方草木状》，是我国现存最早的植物学专著，其中就记载了许多壮族用药："吉利草，其茎如金钗股，形类石斛，根类芍药，交广俚俗多畜蛊毒，惟此草能解之，极验，吴黄武中，江夏李候以罪涉合浦，始入境，遇毒，其奴吉利者，偶得是草，与候服，遂解。"清代谢启昆的《广西通志》中尚有吉利草产于壮族聚居上林县的记载。

"蘱，叶如落葵而小，性冷味甘……南方之奇蔬也。野葛有大毒，以蘱汁滴其苗，当时萎死。世传魏武能瞰野葛至一尺，云先食此菜。"壮族民间至今仍流传这一治疗经验。

"豆蔻花……旧说此花食之破气消痰，进酒增倍。太康二年，交州贡一筐，上试之有验，以赐近臣。"交州在当时包括广西部分地区。隋代巢元方所著《诸病源候论》，总结了隋唐以前的医学成就，是我国第一部比较完善的病因病理学专著。书中对岭南地区常见的痧、瘴、蛊、毒作了专门的论述，虽然主要阐述病因病理，但是也涉及壮药的内容，特别是该书记载了岭南俚人的五种毒药及中毒诊断方法："岭南俚人别有不强药，有蓝药，有焦铜药、金药、菌药，此五种药中人者，亦能杀人。但此毒初着，人不能知，欲知是毒非毒者，初得便以灰磨洗好熟银令净，复以水杨枝洗口齿，含此银一宿卧，明旦吐出看之，银黑者是不强药，银青黑者是蓝药，银紫斑者是焦铜药。"这说明早在隋代，壮族先民就善于制造毒药及救治中毒，有关知识也传入了中原。稍后的《太平圣惠方》还专门列出解岭南俚人药毒的方药。

此外，《诸病源候论》还指出，瘴气是流行于岭南的地方性疾病，是由于感触了湿热熏蒸之气而产生的急性热病，分为青草瘴和黄茅瘴等。由于岭南多发瘴气，故壮族积累了较为丰富的治疗瘴气的经验。

岭南地方病，如水毒、沙虱、射工、蛊毒、脚气病等，在《诸病源候论》中也有专篇论述。

《新修本草》是在唐显庆二年（657 年）由苏敬等 22 人编纂，历 2 年时间完成的。它是世界上最早的国家药典，共载药 850 种。当时，曾下诏全国，征询各地药物标本，根据形色加以图绘，其中也收载了部分岭南地区的药物，如下：

①蚺蛇胆。《别录》："蚺蛇胆，味甘，苦，寒，有小毒。主心腹痛，下腹疮，目肿痛。"《谨案》："……今出桂、广已南，高贺等州。"《名医别录》只记载了蚺蛇胆的功用，《新修本草》进一步点出其产自岭南地区。

②滑石。"岭南始安出者，白如凝脂，极软滑。其出掖县者，理粗质青白黑点；惟可为器，不堪入药。"始安郡，三国（吴）置，治所为今临桂县。

③钓樟根皮。"钓樟，生柳州山谷。……八月、九月采根皮，日干之。"柳州属壮族地区，当时之人已知该药能止血，治金创。

④茯苓。"茯苓……今出郁州，彼土人及斫松作之。"这说明壮族先民早已会种植茯苓。

⑤桂、牡桂、菌桂。"菌桂，味辛温，无毒，主百疾，养精神，和颜色，为诸药先聘通使。……生交趾、桂林山各岩崖间。……立秋采。""牡桂……一名肉桂，一名桂枝，一名桂心，出融州、柳州、交州甚良。"从《山海经》开始，历代本草书均有桂的记载，均言以岭南广西处出产者为佳，故广西有"桂海""八桂"之称。《新修本草》还介绍了壮族先民采集、加工、使用桂的

经验。

⑥蒜。"此蒜与胡葱相得，主恶。山溪中沙虱水毒，大效，山人、俚僚时用之才。"僚、俚是壮族的先称。壮族先民这一经验，被收入了国家药典。

此外，黄芩、瓜芦木、青石、赤石、黄石、白石、黑石脂、钩吻、白花藤、蛇黄、郁金、蓝实、柏实、蒟酱、莎草根、苏方木、槟榔、白兔藿、犀角、狼跋子等产自岭南地区的药物，也被收入了《新修本草》。

唐代陈藏器看到《新修本草》多有遗漏，于是广搜文献，并采集民间用药经验，把遗漏的药物收集起来，编著了《本草拾遗》。其中记载了不少壮族地区的药物，如下：

①陈家白药和甘家白药。"陈家白药，味苦寒，无毒，主解诸药毒，水研服之，入腹与毒相攻必吐，疑毒未止，更服，亦去心胸烦热，天行温瘴。出苍梧，陈家解药用之，故有陈家之号。蔓及根，并似土瓜、紧小者良。""甘家白药，味苦、大寒、小有毒，主解诸药毒，与陈家白药功用相似。人吐毒物，疑不稳，水研服之，即当吐之，未尽又服。此二药性冷，与霍乱下痢相反。出龚州以南，甘家亦因人为号。叶似车前，生阴处，根形如半夏。"苍梧县，隋置，治所在今梧州市；龚州，唐置，治所在今平南县。陈家白药和甘家白药，均是性味甘寒，但前者无毒，后者有小毒，二者均有解药毒的特效，服之能使毒物吐出而愈，二药为当时著名的解毒药。

②玳瑁。"玳瑁，寒，无毒，主解岭南百药毒。俚人刺其血饮，以解诸药毒。大如扇，似龟甲，中有文，生岭南海畔山水间。"这是玳瑁入药的最早记录，也是壮医对祖国医学的贡献。壮医除了使用玳瑁血生饮解毒外，据《岭表录异》介绍，粤西人畜养玳瑁，佩带玳瑁以避蛊，还用活玳瑁来测试食物中是否有毒等。

③土落草。"土落草，味甘，温，无毒，主腹冷疼气疝癖，作煎酒，亦捣绞汁温服。叶细长，生岭南山谷，土人服之，以辟瘴气。"

④石药。"石药，味苦，寒，无毒，主折伤内损瘀血，止烦闷欲死者，酒消服之。南人毒箭中人，及深山大蝮伤人，速将病者当顶上十字厘之，出血水，药末敷之，并敷伤处。当上下出黄汁数升，则闷解。俚人重之，以竹筒盛，带于腰，以防毒箭。亦主恶疮，热毒痈肿，赤白游风，痿蚀等疮，并和水敷之。出贺州山内石上。"贺州，即今之贺州市。

此外，《本草拾遗》还收入了许多产自岭南地区的药物，如鸡侯菜、含水藤、赤翅蜂、独脚蜂、睥颗虫、构橼、无风独摇草、予脂、陈思岌、草犀根、黄龙眼、万一藤、骨碎补、麂目、牛领藤、灰药、金钗股等。

唐代李珣的《海药本草》也有部分壮族地区药物的记载，如荔枝、零陵香、钗子股、君迁子、蛤蚧、人肝藤、冲洞根、皋芦叶等。特别是其中对壮药蛤蚧的记载尤详："蛤蚧，俚人采之，割剖以竹开张，曝干鬻于市。力在尾，尾不全者无效，彼人用疗折伤。近日西路亦出，其状虽小，滋力一般，无毒，主肺痿上气、咯血、咳嗽，并宜丸散中使。凡用，炙令黄熟后，捣，口含少许，奔走，令人不喘者，是其真也。"这里记录了壮族先民加工蛤蚧及辨别真假的经验。

《岭表录异》又名《岭南录异》《岭表记》，唐代刘恂著。书中记载唐代岭南地区的珍奇草木、鱼虫、鸟兽和风土人情，还收载了不少壮药，以及使用这些药物的经验。如山姜以盐藏曝干，煎汤饮治冷气；圣齑（牛肠胃中已化草欲结为粪者）调以盐姜桂，内服治过食水牛肉腹胀；鹧鸪解野葛并菌毒，山橘子破气，蛤蚧治肺疾，金蛇解毒，槟榔祛瘴疠，倒稔子益肌肉，羊血解野葛毒等。该书虽不是本草学专著，但其收录的部分壮药临床应用经验，确实具有一定的参考价值。

壮药品种的增多和使用经验的积累，为壮医方剂学的形成提供了基础和条件。

在两晋及隋唐代的方书中，除收载了大量中医药方外，也收入了一部分岭南的解毒、治瘴气药方，其中包括壮医药方，显示出壮医方剂学已初露萌芽。其中特别值得一提的是以下医书：

①葛洪的《肘后备急方》。葛洪，晋代人，字稚川，号抱朴子，丹阳句容（今江苏句容县）人。他曾经来广西，在北流县勾漏洞炼丹，对广西壮族人民的医药情况多有了解。因此在其所著的《肘后备急方》中有关岭南壮医壮药的记载不少，如书中记载了岭南俚人治疗脚气病、防治沙虱毒（恙虫病）的经验。该书对岭南土俚人（壮族先辈）的用毒、解毒方法尤为重视，多次提及。在论述毒箭时曰："凡箭毒有三种，交广夷里焦铜作镞……才伤皮便红肿沸烂而死……中若有中之，即便餐粪，或绞滤取汁饮之，并以涂疮上，须臾即定。"他还指出，广西盛产的藕、生葛根、干姜、雄黄、竹沥等皆可解毒。

广西盛产的鬼针草、生蓼、干姜、荆叶等，内服或外敷，可治毒蛇咬伤。其中对岭南地区毒药，记载更详："岭南俚人毒药，皆因食得之，多不即觉，渐不能食，或更心中渐胀，并背急闷，先寒似瘴。"这说明当时的岭南毒药中，缓发者危害亦不小。"若中毒微觉，即急取一片白银含一宿，银变色，即是药也。银色青是蓝药，银色黄赤是菌药，久久毒入眼，眼或青或黄赤。若青是蓝药，若黄赤是菌药。俚人有解治法，畏人得法，在外预合，或言三百头牛药，或言三百两银药。余住久，与首领亲狎，知其药并是常用。"并言所用的方药如生姜、常山、土常山、黄藤、都淋藤、蓝实、白花藤、甘草、甘蔗、芭蕉等，"岭南皆有"。

②孙思邈的《千金要方》《千金翼方》。孙思邈是唐代著名医家，精通诸子百家学说，著有《千金要方》《千金翼方》等医书。孙思邈虽为中原人，但对卓有疗效的少数民族医药亦倍加欣赏，收录入书。如《千金翼方》载："白花藤，味苦寒，无毒，主解诸药菜肉中毒，酒浸服之，主虚劳风热，生岭南交州广州平泽。"钩吻为广西多产物，《千金翼方》谓其能"杀鬼疰蛊毒"。在治风药及治蛊毒药的分类栏中，载有秦艽、干姜、葛根、狗脊、白芷、大戟、乌头、附子、贯众、菖蒲、吴茱萸、徐长卿、蛇蜕、野葛、斑蝥等广西多产药物，说明当时的广西壮族先民对此已有了一定的了解，掌握了一些防止瘴雾毒气侵袭及治疗疫毒蛊毒入侵造成的病证，懂得"出门，常须带雄黄、麝香、神丹诸大辟恶药。则百蛊猫鬼狐狸老物精魅永不敢著"。

③柳宗元的《柳州救三死方》。柳宗元，山西永济县人。唐顺宗时，柳宗元参与王叔文革新集团，任礼部员外郎。宪宗即位后，王叔文革新集团受到打击而失败，柳宗元被贬为永州司马，后又改柳州刺史。他被贬南方后，情绪难免悲郁，加上水土不服，曾患过不少疾病。为治病防病，他虚心向当地人学习，亲自种植中草药，自采、自种、自制药物。柳宗元博采当地的医药经验，结合自身的治疗经历，编纂了《柳州救三死方》。宋代的一些本草书提到该书病案如下：

疗疮案：柳宗元到柳州的第二年，患疗疮，病情日益加剧，曾敷用多种药物，仍不见效。经一友人提示，用屎壳郎（蜣螂）调制敷贴，收到了"一夕而百苦皆已"之奇效。次年，柳吃羊肉后引发疗疮，"再用，亦如神验"。

脚气案：柳宗元到柳州的第三年患脚气病，"夜半痞绝，胁有块，大如石，且死。因大寒不知人三日。家人号哭，荥阳郑询美传杉木汤，服半食倾大下，三下气通块散"。此方的配方及服法：杉木节若干、橘叶（皮亦可）若干、槟榔若干，捣碎，加童尿若干，共煮至一半份量，分两次服用，若"一服快利"，药到病除，则无须再服。

霍乱案：元和十一年（816年），柳宗元患霍乱，症见上不可吐，下不可利，出冷汗三大斗许，气即绝。服用霍乱盐汤方，即以盐一大匙，熬成黄色后与童尿一升煎服，服后"入口即吐，绝气复通"而病愈。

以上三案均反映了岭南方剂学的进步及医疗技术的进步。

隋唐时代，壮族地区的农业发展，带动了经济作物、土特产品的种植采摘。不仅作为食用，一部分还有药用价值。如下：

①甘蔗。孟诜《食疗本草》言："竹蔗以蜀及岭南者为胜。"甘蔗能和毒，故壮医用之于解救中毒。据《岭外代答》记载，在打仗时南丹土人总是随身携带一截甘蔗，一旦被毒箭射中，立即吃甘蔗，可缓解毒性发作。

②茶叶。茶叶为日常生活饮品，唐代时在广西已普遍种植，具有醒脑提神，消食去积之功效。《海药本草》记载的皋芦茶，"主顽渴热闷，下痰，通小肠淋，止头痛"，就是产自新平县（今柳江县）。

③荔枝。1972年发掘合浦县西汉墓有荔枝出土。《桂海虞衡志》言："荔枝，广西诸郡所产。"隋唐书籍中，有许多言及广西荔枝，如《岭表录异》载："梧州江前有火山，上有荔枝。"荔枝在药用上，具补益强身的功效。

④龙眼。《唐本草注》曰："龙眼似荔枝，花白色，子如槟榔，有鳞甲，大如雀卵。"唐宋时广西普遍栽培，其补益作用与荔枝似，但性较平，不燥热，故其后入药者，多不取荔枝而用龙眼。

⑤柑。柑原产我国中部及南部，壮族地区在西晋时已有柑的栽培。至唐时，更加普遍。《南方草木状》云："柑，乃橘之属。滋味甘美特异者也。"柳宗元在柳州时，亲手种植柑树，写有《柳州城西北隅甘树》诗。柑之皮、叶、果实均可入药。

北宋王朝为了加强统治，在少数民族地区，在唐代羁縻州县地区，健全和严密羁縻州县制度，即土司制度。在土司统治地区，土官具有政治特权，又控制着经济领域中的一切，对农奴进行残暴和野蛮的统治。土司制度的建立，当时还能适应生产力发展的要求，并加强了中央王朝与民族地区的联系。

因此，宋元时期壮族地区的社会经济有了进一步的提高，农业、手工业、商品交换都有了新的发展。例如在南宋初年，广西还有吃不完的贱价稻米运往广州等地出售，反映了壮族地区农业兴盛的景况。与此相应的是，这一时期壮族医药也得到了较大的发展，并可从以下几个方面反映出来。

①医书分类出现了"岭南方"。最早的医书分类是公元前 1 世纪的《七略》及其后的《汉书·艺文志》，将医书（方技）分为 4 类，即医经、经方、房中、神仙。随着医书数量的增加，种类的增多，历代学者对医书的分类方法也不断有所改进。940～945 年，《旧唐书·经籍志》将医书分为明堂经脉、医术本草、养生、病源单方、食经、杂经方、类聚方七大类。1161 年，郑樵在《通志》中进一步将医书细分为 26 类，其中岭南方类 5 部 9 卷，应包括壮族医药在内。分类中设岭南方一项，标志着包括壮族医药在内的南方少数民族医药在祖国传统医学中地位的明确。据《岭南卫生方》言，当时及随后的岭南方书有李暄的《岭南脚气论》、李继皋的《南行方》、郑樵《通志》载的《治岭南众疾经效方》《广南摄生方》等。

②涌现出一些比较有名气的壮医。《本草图经》记载："俚医以（甘蔗）治时疾，狂热及消渴，金石发动燥热，并可饮其汁。"俚医，是包括壮医在内的两广少数民族医的称呼。至于陈家白药和甘家白药的制作者，以及文献中介绍的岭南俚人、土人、山人、僚、蛮的用药经验，说明有一批有一技之长的壮医活跃在广阔的壮族地区。

③设立医事制度。11 世纪中叶，广西爆发了壮族人侬智高领导的有壮族、汉族等民众参加的反宋起义。根据元碑《故大师白氏墓碑铭并序》考释，白居易的后代白和原，在广西参加了这次起义，他当过"医长"，成为医药世家，说明在起义部队中，有不少壮族、汉族医生，并已设立了医事制度。

④文献记载的壮族医药大量增加。宋代著名的本草学、方剂学著作，如《证类本草》《本草图经》《日华子本草》《太平圣惠方》《岭南卫生方》及有关壮乡风土人情的《岭外代答》《桂海虞衡志》等，都记载了大量的壮族医药经验，反映了这一时期壮族的医药水平。

唐代以后，由于药材品种极多，所发现的新品种不断增加，使药物的品类日趋繁杂，难免有真伪难辨、名实不符、品种混乱等情况出现，《本草图经》应运而生。该书共 21 卷，其中记载了产自壮族地区的药物近百种。《桂海虞衡志》和《岭外代答》是介绍广西风土人情的书，作者范成大和周去非虽不是医家，但他们在广西为官多年，对当地的医药相当了解，并加以记录，如记载矿物药无名异、铅粉、土硫黄、丹砂、水银、石钟乳、石绿、石燕等，动物药山獭、金蛇、银蛇、风狸、石鼠、蚺蛇、蜂、两头蛇、鹧鸪等。所记载的植物药品种就更多了，有治疗瘴气类的，如青蒿、槟榔、杜茎山、姜黄、楮叶等；有解各种中毒的，如宜州鹅抱解箭毒，抱卵不生鸡儿和麻油灌服治中毒，山豆根解诸药毒，甘蕉根解金石毒，橄榄解河豚中毒，白豆蔻解酒毒等；有清热药，如铜鼓草、金樱子、都管草、半边山等；还有延年益寿的首乌，疗足膝疾的鸡桐叶，治头目昏眩的风膏药，治瘿疾的黄药子以及零陵香、茴香、藿香、荜茇、沉香等芳香药材。这一时期的壮医方剂学也有所发展，如《太平圣惠方》收载了"解俚人药毒诸方"；《岭南卫生方》前二卷辑入李璆的瘴疟论、张致远的瘴疟论、王棐的指迷方瘴疟论、释继洪的卫生补遗回头瘴说等多位医家的医论和方药。书中提出了瘴疟与伤寒的不同，及岭南"草木水泉，皆禀恶气，人生其间犷元气不固，感而为病，是为之瘴"。主张因人因地制宜治疗。其所载的方剂，有些来自中医方书，有些来自"岭南方"书籍。

明清时期，广西壮族人民与外界的来往日趋密切，社会生产力进一步提高。此时期的壮族药学，除了李时珍的《本草纲目》及广西各地地方志有记载之外，广西地区还开办地方医药教育，出现了不少壮族医药家。

《本草纲目》是一部内容丰富、收载广泛的医学巨著，收载了不少岭南地区的壮族医药，从某种程度上反映了当时的壮医药水平，其中最突出的是壮族人民对田七的发掘和应用。田七本名三七，因主产于广西的田阳、田东、那坡、德保、靖西一带，昔日商贾对其交易多集中于田州一带，故又名"田七"。《本草纲目》详细记述田七"生广西南丹诸州，番峒深山中"，"此药近时始出。南人军中用为金疮要药，云有奇功。又云：凡杖扑伤损，瘀血淋漓者，随即嚼烂，罨之即止，青肿者即消散。若受杖时，先服一二钱，则血不冲心，杖后尤宜服之，产后服亦良。大抵此药气温、味甘微苦，乃阳明、厥阴血分之药，故能治一切血病"，这说明用田七治疗内外损伤、瘀血停留等病症，乃壮族人民最早发现及应用，其功劳是不可泯灭的。

《本草纲目》还收载了许多壮族地区特产及多产的药物，并介绍其加工及用药经验，如无名异、桃花石、甘草、蛇黄、石硫黄、岭南红盐、鳢肠、水英、虎杖、鬼针草、都管草、黄连、紫草、苍术、沙参、石钟乳、补骨脂、郁金、肉豆蔻、蒟酱、荜茇、益智子、高良姜、锦地罗、莪术、泽兰、茉莉、附子、钩吻、射干、山豆根、使君子、黄药子、土落草等，充分反映了壮族人民用药物治疗疾患的经验已比较丰富。

该书收载了明代以前许多医家对岭南地区壮族医药知识的言论，保留了大量的历史文献资料。如陈藏器的《本草拾遗》，稽含的《南方草木状》，李珣的《海药本草》，李珣、释继洪的《岭南卫生方》中都有关于壮族地区用药的记载，在《本草纲目》中也经常见到，对研究其以前的壮族医药学提供了不少珍贵的资料。

地方志虽然不是专门记录医药学知识的，但是其中对地方上出产的药物，乃至有关药物用法的记载，也可以从侧面窥测医药发展的情况。

明代林富修、黄佐编纂的《广西通志》，在第二十一卷"食货"章，"立药属"节中，记载了100余味广西盛产的药物。所收药物种类繁多，既有芳香温散的香附、泽兰、茴香、干姜、高良姜、山椒、艾叶之属，又有收敛固涩的白及、五倍子、乌梅、覆盆子、金樱子之属；既有开通肺气、驱散表邪的桔梗、荆芥、苍耳、香薷、柴胡、半夏、薄荷、贯众之类，又有通利水道、引邪外出的滑石、木通、萆薢、车前、瞿麦之属；既有清热解毒的苦参、地榆、金银花、黄芩、黄柏、栀子、地骨皮、槐花、青黛、白头翁及峻猛外用的巴豆、商陆、铜青、芫花、炉甘石之类，又有补虚固本、益寿延年的地黄、首乌、龟甲、沙参、天冬、麦冬、山药、菟丝子、仙灵脾、骨碎补等药。谢君惠修、黄尚贤纂的《梧州府志》亦收载了五六十味药物，所收药物在林富修、黄佐编纂的《广西通志》中大部分有记载，惟其后所列的苦冽、羊角扭、断肠草三味药，皆有大毒，并言以羊血、熊胆可解断肠草之毒，有待今后的研究及进一步验证。

其他如《南宁府志》《柳州府志》《宾州志》等大量的州府县志亦收载了不少药物，反映了当时的壮族人民对壮医壮药的重视。

清代各地建立的卫生机构，管理地方医药，救济诊疗贫病患者。《北海杂录》云："太和医局，设于光绪十六年，亦广西商人协力敛赏，藉行善举。与广仁社相通一气者，专办赠医施药舍馆事，局有永远督理四人，另每年公举总理四人……聘请医师驻局，七点至十一点，以便贫病人到诊。"《龙津县志》亦曰，医药局于"宣统初年成立，延请中医生，主任医药杂务。民间贫寒之家有疾病者，就局诊治，不收诊金，间或有赠药剂者。局址初附设于道，尹公署嗣移于旧都司府，再移于龙州学社内"。有些地方的医药机构成立之后复又取消，如《博白县志》（乾隆年间修）称"阴阳学、医学俱废"。

在此期间，有外国人在广西兴建了一些医院，如《北海杂谈》载："法医院，每以赠医施药为事，归法医士办理，由法政府派来，向僦民房以为医所。""普仁医院，创于光绪十三年，为英耶稣教士所设，驻隆英医一名，赠医施药不受分文，每日本埠及附近村落就诊者颇众。"这是半封建半殖民地中国特有的现象，这些医院数量少，集中于市镇，对壮医药发展的影响不是很大。

此外，据《镇安府志》记载，清雍正十年（1732 年），广西还在天保县（今德保县）建了一个硫黄厂，虽主要备军用，其精者自然亦供药用。

随着壮族人民同疾病斗争实践的深入，对疾病的认识加深，他们的用药经验也日趋丰富充实。在清代的广西地方志中，关于壮医壮药的记载空前增加，内容也更加丰富。有些地方志不仅记载药物的出产、应用等方面的知识，而且还有加工炮制和典型病例的记载，标志着壮医用药逐渐走向成熟。

此时期的地方志对于果菜类入药的论述尤多，如《临桂县志》记："罗汉果，大如柿，椭圆，中空味甜，性凉治劳嗽人。"《镇安府志》曰："羊桃（阳桃），一名三敛子，一名五敛子……味甘酸，内有小核能解肉食之毒。有人食猪肉咽后肿，病欲死，仆饮肉汁亦然，人叫取羊桃食之，须臾皆起。又能解蛊毒岚瘴，土人蜜渍盐以致远。"《北流县志》记载："西瓜……味甘淡，止渴消暑，疗喉痹疮，解酒毒。"《镇边县志》曰："山楂……制糕能消食。"《玉林州志》言黑糯"用浸酒，补血"。《容县志》言安石榴"皮可入药"，橄榄"可解鱼毒"。《新宁县志》指出："生菜，食之却暑""苦荬，可涂虫毒疮疥""辣椒，味辛辣，消水气，解瘴毒""苦瓜，味苦，性冷，解水瘴"。可见，壮族人民对于食物的温凉补泻已有了较多的认识。由于瓜菜乃日常生活所用，来源充足，对养生保健有重要的意义。

地方志对各种中毒的抢救措施也有较切实的记载，如《南宁府志》说："断肠草……中其毒者，用羊血灌之，或以伏卵未生雏者细研和香油灌之，或以粪水及蚌蛳胆灌之，或以狗屎调水灌下，令草吐出亦愈。"以各种物品使中毒者吐出毒物，或服用蛋白及油类物，使之与毒物结合，减少毒素的吸收，并且油类的导泻作用能使毒物更快排出，这是有科学道理的。《广西通志·平乐府》称，"蓝蛇出陈家洞，言有大毒，尾能解毒"，"九里明，作饮可解热毒"。《镇边县志》指出："木棉……能解鸦片、铅粉、砒霜、虫鳖、野菌诸毒。"《浔州府志》亦言："曼陀罗，人食之则颠闷、软弱，意用水喷面乃解。"可见壮族人民使用解毒药的水平进一步提高。

民国时期编修的广西地方志和有关文献，收载了以前未记录或较少记录的广西特产、多产药物，如桑螵蛸、虎骨、斑蝥、老虎耳、血见飞、怀香、大罗伞、小罗伞、松筋藤、土人参、当归身、土牛膝、土白术、土黄连、龙须菜、绵姜、单藤、胶桂、吊兰、独脚莲、芙蓉花、走马胎、壮阳根、刀枪草、八卦草、蓝姜、石兰草、登高子、贴地凉、牛尾木、五爪龙、三爪龙等。

有的地方志连盛产草药的地域亦予以记述，如《宁明州志》载："挂榜山，俗名丛珥夷，在州城东南二十余里。山多草药。习草药者，皆往取采。闻诸采药者，云其草多不知名，与原□草不类，盖奇境也。"壮族人民不但认识了许多药物，而且在药物的应用方法上也是丰富多彩的。既有煎服，又有外洗、外敷、熏蒸；既有浸酒内服以祛病养身的，又有佩药垫药外防邪气侵袭的，还有食物果品食疗法等。

据近年的调查，民国时期曾出现过不少有关壮医壮药的手抄本。广西壮族自治区卫生厅民族医药古籍整理办公室现已收集到民间手抄本 100 多本，内容以临床实用为主，包括内科、外科、妇科、儿科的医药知识。这些手抄本在民间的流传，对普及医药知识，提高壮族人民的健康水平有积极作用。

民国时期，中医在城镇形成了一定的网络。民国二十三年（1934 年）以后，广西先后成立了省立南宁医药研究所、省立梧州医药研究所、省立桂林医药研究所。后来这三个研究所于民国三十年（1941 年）合并于南宁，称广西省立医药研究所。研究所当时的主要任务是招收学员，培养中医药后备力量。民国三十四年（1945 年）九月，改称为广西省立南宁高级中医职业学校。该校设有药科专业班和药物种植场，教授有关药物方面的知识，并对部分中药、壮药进行封型改革的尝试，提炼成为流膏、干膏、水液、粉末、植物结晶等多种成品。

纵观壮族医药的发展过程，笔者认为，尽管由于各种原因，特别是由于壮族历史上未能形成本民族的规范化文字，这在一定程度上影响了壮药使用经验的总结，但由于壮族人民反复的实践活动，对药物的认识是在不断地深化和提高的。而且由于医药与人们健康长寿密切相关，即使没有文字记载，他们也会通过师徒授受、口耳相传的形式流传下来。壮族与汉族长期以来交往密切，因而在大量的汉文资料中，也有不少关于壮医壮药的记载。我们应当站在历史的高度，客观地对待壮医壮药，而不必苛求于前人和古人。

三、壮药的现状和发展趋势

中华人民共和国成立后，党和人民政府十分重视包括民族医药在内的民族传统文化的继承和发扬工作。壮族医药的发掘整理，也被提上了议事日程。早在 20 世纪 50～60 年代就已开展了中草药的调查，近年来又进行了大规模的民族医药古籍普查。1974 年 5 月出版的《广西本草选编》，收载了广西常用的民族药、中草药 1000 种。全书按科属顺序排列，除正名外，对当地群众习称的俗名亦予收录；对每种药之识别、采集、加工、功用、用法做了简要叙述；对部分药物形态类似品种或效用近似者之鉴别以及药物成分、药物试验、中毒解救等，亦有说明。在书后还选录了经临床验证疗效较好的处方544 条。

1978～1979 年，全区开展民族医药普查工作，编写了《广西民族药简编》一书，收载民族药 1021 种，其中壮族民间常用药 600 多种。广西药用植物园编写的《药用植物名录》和广西中医药研究所编的《广西药用植物名录》，收录的药用植物达 3623 种，其中包括大量的壮药。广西中医学院（现广西中医药大学）林昌何副教授编著的《广西药用动物》，收载动物药 125种。方鼎等编著的《壮族民间用药选编》，收载壮族民间常用药 500 多种。

此外，广西各地在 20 世纪 50 年代还编有不少区域性的医药小册子。上述医药书籍的刊行，为壮药的发掘整理和研究提高做出了贡献。

壮乡有药市的习俗，这是壮族人民自发进行的医药经验交流的场所。近年笔者曾多次考察了桂西的壮乡药市——靖西端午药市，真是盛况空前。每年农历五月初五，靖西县的壮医药农，纷纷将自己采集的草药，肩挑车载，运到县城新靖镇，参加一年一度的药市盛会。上市药物达数百种，五六百个摊点，壮乡男女老少争逛药市，购买自己所需的草药。这在全国的民族医药中，也是颇具特色的。

为了进一步发掘整理壮族医药，1984 年全国民族医药工作会议以后，广西先后建立了广西壮族自治区民族医药研究所和百色民族医药研究所、柳州地区民族医药研究所。目前，广西民族医药研究所已成立了专门的民族药研究室，配备了高级、中级、初级科研人员和相应的设备。该室主编了《实用壮药学》，该所谢维朝主治医师研制成功的，以壮药为主要成分的系列保健茶，荣获 1989 年 11 月在北京召开的国际传统康复用品展览会金奖，初步显示了壮药开发利用的美好前景。

壮药发掘、研究及应用，包括理论研究、临床研究、采集、加工、炮制、用法剂型的改革等，将是今后的重要课题。总之，在经过漫长曲折的道路之后，壮医药已迎来了发展的春天，我们有理由深信，在党的民族医药政策光辉照耀下，古老的壮医壮药，必将以崭新的面貌屹立于我国传统医药之林，为人类的健康做出新贡献。

（黄汉儒　黄冬玲　容小翔）

第五节　靖西县壮族民间医药情况考察报告

靖西县（现靖西市）位于我国西部边陲，与越南北部接壤。秦代属象郡地，唐宋以后划为羁縻州，归邕管及左江道所辖，改土归流前一直由土官统治。据志书载，南宋文天祥的部将张天宗曾率部到这里"开阡陌，卢舍"定居下来，与当地的壮族群众共同开发边疆，并被推为"顺安峒官"。全县面积 3300 多平方千米，人口 50 余万，是壮族聚居的主要县份之一。

根据科研项目进展的需要，广西中医学院（现广西中医药大学）医史文献研究室"壮医研究"课题组，于 1983 年 11 月及 1984 年 6 月，两次对靖西县的壮族民间医药情况进行了实地考察，考察内容包括靖西壮乡端午药市的情况和靖西县壮族民间医药的历史现状。

一、药市基本概况

靖西县气候温润，降雨充沛，境内石山土岭众多，河谷草木茂盛，是中草药材的重要产地，除了盛产名贵中药材田七以外，还出产蛤蚧、蛇、锦地罗、金不换、黄精、石斛、银花、良姜、砂仁、山楂、岩黄连等多种动植物药。清光绪二十五年（1899年）撰修的《归顺直隶州志》记载："锦地罗……惟归顺（即今靖西县）产者最佳。""蛤蚧，湖润（即今靖西县湖润镇）所出甚多，他处多在山岩，此处墙壁皆有，其爪只有四，兹独有五。"可见这里出产的药材品质优良，历史悠久。

　　与盛产中草药材相应的是，在靖西壮乡还流传着一种很有特色的民族医药药市——端午药市。壮族聚居的忻城、贵县（今贵港市）等地据说也有药市，但其规模远未能与靖西药市相比。靖西县医药公司收购部老药工童俊飞、靖西县中医院副院长邓宏谋等熟悉本地情况的同志，热情地向我们介绍了药市的盛况。每年农历五月初五这一天，靖西县远近村寨溪峒的草医药农，以及稍懂方药的群众，纷纷将自采的各种中草药（包括药用动物、药用矿物等），肩挑车载，运到圩镇摆摊出售。药市主要集中在靖西县城的新靖镇，其他镇也有一些。

　　这奇妙的壮乡药市，一是固定在端午节举行。《靖西县志》有"五月五日，家家悬艾虎，挂蒲剑，饮雄黄酒，以避疠"的记载。根据习俗，端午节的草药，根叶肥壮茂盛，药力特别强，疗效特别好。而这一天去逛药市，饱吸百药之气，就可以预防疾病的发生，一年之中少生病或不生病。二是上市的药材品种多。药市这一天，新靖镇街头巷尾，圩亭屋檐下，都摆满了中草药，五六百个摊点，种类亦在数百种以上。其中，有比较贵重的中草药材，如田七、蛤蚧；也有大量的常用药物，如采自深山的钻地风、九节风、大风藤、岩黄连、独脚莲、八脚莲、黄花倒水莲、透骨香、马蹄香、过江龙、千斤拔、川芎、黄精等。售不完的中草药，晚上或挑回家去，或互相馈赠，常见易找的品种有些则丢弃路旁，总之都在当天加以处理。三是赶药市的人极多，远远超过一般的圩日。端午大清早，就有人挑药上市。有些家距圩镇较远的壮医药农，在端午前的两三天，就预先把药材运到县城（或其他圩镇），以便端午集中摆摊。靠近中越边境的化峒、湖润等镇的社员群众，也大量挑运药材到新靖镇来。早上八九点钟后，成百上千赶药市的人，成群结队，身着节日盛装，陆续提篮拎筐来了。不仅有城里的男女老少、郊区的群众，而且还有百里外特地赶来逛药市和采购药材的外地草医、商业人员等。中午时分，药市达到高潮，不下万人，热闹非凡。赶药市的群众中，有专程来买药的，有来向壮医药农请教医药知识的，也有纯粹是为"吸药气"而来的。药市一直到下午太阳落山才逐渐散场。县医药公司也在药市大量收购有关药材，每逢端午药市，药价一般是比较便宜的，两角钱就可以买到几包治疗腰腿痛的青风藤，或小半篮治疗高血压和小儿惊风的钩藤，人们尽兴争相选购。可以说端午药市既是壮乡中草药的大展销，又是壮族民间医药经验自发性质的大交流。

二、药市的历史

靖西的壮乡药市到底起源于何时，现尚未查到很明确的文献记载。考之《四民月令》《风俗通》《荆楚书时记》等民俗书籍，亦仅有端午折艾、挂蒲、饮雄酒之举，意在祛病除邪，而没有谈及药市。但是我们通过访问靖西县奎光大队 75 岁的老壮医农国学以及靖西县史志办公室的有关同志，他们都一致认为这里药市的历史，至少在百年以上。证据很明显，农国学的师傅、已逝世的名老壮医陆瑞卿等老一辈人，在儿时就已亲眼见到药市的存在。又知1899 年撰修的《归顺直隶州志》没有药市的记载，并不是当时没有药市，而是编修者颜嗣微（当时任归顺知州）等人对这种民族医药习俗不以为然，不加重视，不屑记载。

壮乡药市的悠久历史，客观地说明了一个被人们所忽视、被一些志书歪曲了的历史事实，即壮族地区和壮族群众，并不像某些文人流官所说的那样，"病不服药，惟事祭寨"，完全处于不信医药的状态，这是主流。唯其如此，因而有效地保障了壮民族的健康繁衍。应当说，这才是壮医史的真面目。从认药、采药、用药到发展成药市，必定经历了一个相当漫长的过程。壮乡男女老少游药市，互相交流药材及医药知识，这本身就是一种群防群治的良好形式。至于靖西药市为什么比其他壮乡药市更具规模、更丰富多彩，这是与该县得天独厚的自然地理条件、盛产药材以及新靖镇作为边陲镇、是各种土特产品的集散地等因素有关的。

三、靖西的民族医情况

中华人民共和国成立前靖西县的西医数量是很少的。1941 年，靖西县卫生院工作人员 12 名，其中只有医生 1 名。县属各乡虽然于 1936 年设"医务所"，但是仅"开办一两年，后以设备简单，来所求诊购药者少，虚索公款无成绩而全部停办"（见《靖西县志》）。据卫生局、县医院、县史志办的同志说："直到中华人民共和国成立前夕，靖西县城也仅有西医二人。中医在县城及化峒、湖润等乡虽有一些，县城里还开有益安堂、义安堂、生安堂等两三家药材铺，但多属经商营利性质，医疗业务技术水平甚低。"正如《靖西县志》所称："操此业者，于药性脉理病机药方针灸及内科妇科小儿科诸书，固有多人研究，但一经临证拟方，病人服之有验者殊少，此殆于精微变通之处犹有欠欤。"因此，大多数壮族群众，自然主要依靠民族医和草药防病治病了。我们通过召开小型座谈会、个别访问知情人、实物考察以及查阅有关史料等形式，进一步了解靖西在中华人民共和国成立初期民族医活动的情况。

中华人民共和国成立初期，靖西县究竟有多少民族民间医生，现已难以做出精确统计。但据3位60岁以上本地知情人（老壮医农国学、中医邓宏举和黄运宏）的回忆，20世纪50年代初中期，每个乡一般都有两三名民族医生，稍懂一方一药的人尚不计在内。闻名于区、县的老壮医也有十余人。全县的民族医总数不下200人。这些民族民间医生，长年活跃于靖西广大壮乡村寨溪峒，运用壮医的诊疗知识和技术，为群众防病治病。

靖西壮乡的壮医学，是一种很有地方特色的民族医学。两江（左江、右江）流域古称"瘴地"，恶性疟疾等传染病病发率、病死率都很高。南宋范成大撰的《桂海虞衡志》甚至称"两江水土尤恶，一岁无时无瘴"，由于到处山高坡陡、悬崖峭壁，跌打损伤、骨折等外科病证也较多。这里还流行着严重危害人们健康的血吸虫病。医学知识是随着生产力的发展，在人类同疾病做斗争的过程中逐渐积累起来的。正是在这样的前提下和环境中，壮医对疾病的认识及诊疗技术，独具一格地发展起来了。在内科方面，以痧、瘴、蛊、毒等多发病、地方病为中心，形成了一套草药内服、外洗、外敷、陶针、挑针、刮痧、角法、灯火灸等多层次的综合治疗方法。自唐宋以来，壮医已知道按性质及症状表现将瘴分类为冷瘴、热瘴、哑瘴，按发病时间、季节分为青草瘴、黄梅瘴、新禾瘴、黄茅瘴等（见《桂海虞衡志》）。至于痧症的分类分型就更具体了，且每一类型都有独特的主症和独特的察验方法作为诊断依据。在治疗上，已知治瘴"药用青蒿、石膏及草药服之""不可纯用中州伤寒之药"，热瘴间有"桃草子而愈者"（均见《岭外代答》）。中医的一些著作也有关于瘴的记载，不能称之为壮医论瘴往往以传闻为依据，多未得其真。即使如张景岳这样"备历南北""涉历不少"的江南医家，也不讳言其对瘴气医治缺乏直接经验，公开讲明"予未其地，此不过臆度之见耳"（《景岳全书·卷十四·瘴气》）。《桂海虞衡志》指出："瘴，两广惟桂林无之，自是而南皆瘴乡。"由此可知瘴病名最早当是从壮族地区传出的。对外科瘿瘤疮疡、跌打损伤、虫蛇咬伤等病证，壮医也总结了一套以生草药外敷兼内服的治疗方法，特别是骨折复位手法及蛇伤救治，至今仍有一些老壮医以此为专长。

壮医对生草药的运用，有单味，也有复方，并有一套配制的方法，均是长期临床实践经验的总结。每个有名气的壮医，都有几味拿手的草药。这些验方或绝招，是不轻易示人及外传的。一些祖传数代的壮医，不仅有验方秘方，而且还能根据许多种草药的性味及外观形态，比较准确地判断该药的功效。这些认识，可以说是初步上升为理论了。

四、靖西壮医特点

靖西一带的壮医，除了具有内容上的特色以外，在形式上还有以下的特点。

1. 医药结合

绝大多数的壮医，既是医家又是药家。中华人民共和国成立前，除了在县城新靖镇有个外地商人开了一家专门的草药店（被当地群众称为"药爷"，即专门卖药的老人家，不属于"掌医"）外，乡下村寨溪峒的壮医，都是医药两兼，少有像坐堂中医那样专门开处方的医生，或以售药为业而不知医者。许多壮医家里有小药园（或在菜地里兼种草药），种植一些常用而又一时难以找到的生药，以便临急取用。

2. 医巫结合

壮族民间的师傅、道公，有些人的确掌握了一定的医药知识。他们一方面为病人求神送鬼，一方面则给其服用草药。病愈后则归功于鬼神及祖宗阴德。其实在迷信的外壳中，包含着一定的医药科学道理，包括精神疗法的疗效在内。这种巫医结合，中华人民共和国成立初期尚有一些，现已逐步解体。

3. 医护结合

民间壮医尚未分工出专门的护理人员，通常都是医生自兼护理。医生亲自调配各种壮药（这种调配工作他们一般也不愿意别人插手，以便保守秘方），亲自给病人上药，亲自观察病情变化。被请到病家住下为病人治疗的壮医，更是直接做许多护理工作。

4. 医术与武术相结合

八桂向来称"武术之乡"，这里的一些擅长治疗跌打损伤的壮医，具有一定的武术功底，能当众表演某些功夫动作。在行医中，他们也劝导病人积极锻炼，以加速病体痊愈和恢复肢体功能。

5. 壮医与中医相结合

一些文化程度较高的壮医，不但继承了壮医的祖传经验，而且通过阅读中医著作，掌握了一定的中医药理论知识，如中医脉诊、中医症证名、中医的治则等。他们既是壮医，又是中医，城郊公社中草医内科诊室医生黄运宏的父亲、祖父，就是既能开中医处方，又会用壮医方法治病的医生。

6. 防病与治病相结合

壮医十分重视预防疾病的发生。除药市这种群众性的防病习俗外，还有"浴百汤"以预防皮肤病、佩挂芳香药以辟秽驱疫疠等。干栏式建筑下层的厕所、牛栏也经常覆以青草嫩叶，使之发酵，以减少蚊蝇的滋生。既病之后，则要求病人早治，内科痧症以发表而愈为上，外科疮疡以内消无疮为优。所有这些，都不仅着眼于治，而且着重于防，包含着预防为主和早期治疗的思想。

7. 传子与授徒相结合

民间壮医，家有长男者，一般都将医术传给儿子，以承父业，但也有不尽然者，传徒不传子。除了心传口授之外，有些有文化的老壮医还将自己的行医经验，以中文手抄本的形式郑重传给儿子或徒弟。

五、靖西壮医现状

据靖西县壮族民间医药考察情况表明，在一个很长的历史时期内，壮医这一包含着丰富实践经验和一定理论知识的民族医学，曾经作为主要的医疗手段，为壮族群众尽过保健的重责，至今仍然受到群众的信赖和欢迎。它是壮族灿烂文化遗产的重要组成部分，虽然其中也有些糟粕的成分，但是主体是好的，应当加以整理提高。

中华人民共和国成立后，党和人民政府十分重视民族文化遗产的继承发扬工作，制定了党的中医政策。靖西壮乡也开展过民间验方秘方的搜集及民族药的调查工作，并取得了一定的成绩。但是由于各种原因，这项工作未能向纵深方向发展，甚至壮医的存在与否，对一些人来说都还是一个问题。壮医独特的诊疗方法、经验和理论，在学术界还未受到应有的重视。以往的调查工作，大都停留在个别验方秘方的零星搜集上，而没有站在民族医学体系的高度，从生理病理及治疗理论等方面去深究。随着中医、西医的普及和发展，壮医从队伍到学术，都呈现出令人担忧的萎缩趋势。目前靖西县的壮医更是寥若晨星。壮医的学术经验，只是在民间自发地继承了一些，有相当部分未能传承下来。例如，城郊公社奎光大队已逝世的89岁的老壮医邓子明，其丰富的医疗经验，就未能继承下来，一些老壮医的后代、徒弟，也逐渐改营他业，或全部中西医化了。壮医在它的故土上，已经面临严重的后继乏人、乏术的局面，有湮没消亡的危险。

国家卫生部、国家民族事务委员会召开了全国少数民族卫生工作会议，其文件指出：发展民族医药学，不仅是一个重要的学术问题，而且是执行国家根本大法的问题，是提高民族自尊心，继承发展民族文化的主要内容，对促进民族团结、巩固边防，都有积极的意义。会议要求各地采取有力的措施，努力抢救民族医药学遗产。我们希望这个考察报告，能引起广西有关行政领导部门及学术界的关注。在党的十一届三中全会以来的路线方针指导下，在党的中医政策和民族政策光辉照耀下，壮医的继承发扬工作，必将开创新的局面。

（黄汉儒　黄瑾明）

第六节　壮医药的发掘整理

壮族是我国55个少数民族中人口最多的民族，也是世代繁衍生息在祖国南疆，特别是聚居在广西数量最多的土著民族，有着悠久的历史和灿烂的文化。壮医药是壮族人民在长期生产、生活实践和同疾病做斗争的过程中形成和发展起来的民族灿烂文化的组成部分，也是我国传统医药的重要内容。壮医药不仅在历史上曾经对本民族的生存和健康发挥了积极作用，而且至今仍是壮乡广大人民群众赖以防病治病的有效手段和方法之一。

然而，由于历史的原因，壮医药长期以来未能得到全面系统的发掘整理和研究提高，其丰富多彩的内容，除了散见于数以百计的地方志、博物志和中医药文献之外，更多的是口耳相传地传承。这固然与中华人民共和国成立前壮族没有本民族的规范化通行文字有关，同时也是历代统治阶级歧视少数民族的政策和一些文人流官的偏见所造成的。只有在中国共产党的领导和党的民族政策光辉照耀下，在人民政府的大力支持下，古老的壮族医药才能迎来发展的春天。1985 年 5 月，广西壮族自治区人民政府和国家科学技术委员会批准成立以发掘整理研究壮医药、瑶医药为主攻方向的广西民族医药研究所；1986 年，广西壮族自治区卫生厅成立少数民族医药古籍普查整理工作组，搜集了大量的壮族民间医技验方、医史文物和有关文献资料，同时采制了数以千计的壮药标本，建立起民族药标本室，从而为壮医药的全面发掘整理打下了基础。为了确证壮医药在历史上的客观存在和对本民族健康繁衍的贡献，我们首先从医史方面着手整理，并于 1998 年 12 月出版了《壮族医学史》一书。《中国壮医学》则是在《壮族医学史》的基础上，更全面、系统地介绍壮医药基础理论、诊断方法、治疗方法、临床各科以及有代表性方药的一部壮医学专著。

作为一种医学，必定要有一定的基础理论和临床手段。壮医药资料比较零散，而且大多流传于民间，属于口碑文献资料。其具有独特的临床诊疗技法和大量行之有效的方药，是世人有目共睹的，但其是否能形成医学理论和理论体系，则是一个值得深入探讨的问题。

理论来源于实践，又反过来指导实践，并在实践中修正、完善和发展提高，这是辩证唯物论中认识论的基本观点。巴甫洛夫指出："有了人类，就有了医疗活动。医疗卫生是和人类的物质生产活动紧密联系在一起的。"作为祖国南疆一个人口众多的土著民族，如果从"柳江人"的活动算起，壮族及其先民已经在这片土地上生息繁衍了 5 万年以上。壮族先民是我国最早种植水稻和最先栽培棉花的民族之一，高山畜牧业也较为发达。与这种物质生产活动相对应的是壮医药的形成和发展。举凡草药内服外洗、熏蒸敷贴、佩挂药、药刮、角疗、灸法、挑针、陶针及金针等各种医疗技法，于先秦时期草创萌芽，经汉魏六朝的发展，到了唐宋之际，已齐备上述多种内涵的壮医多层次结构，并以其独特的民族形式与浓厚的地方特色而汇聚到祖国的医学宝库中来。

毛泽东在《实践论》中指出："社会实践的继续，使人们在实践中引起感觉和印象的东西反复了多次，于是在人们的脑子里生起了一个认识过程中的突变（即飞跃），产生了概念。不是事物的各个片面，不是它们的外部联系，而是抓着了事物的本质，事物的全体，事物的内部联系了。……循此继进，使用判断和推理的方法，就可产生出合乎论理的结论来。"〔《毛泽东选集（第一卷）》，第285页，人民出版社，1991年〕可以说，壮族及其先民在岭南的广阔地区，经历了数万年的生产生活和医疗实践，这就是壮医药理论形成的基础。壮族过去虽然缺少本民族规范化的文字，但是作为汉藏语系、壮侗语属、壮傣语支的壮语，则是一种十分古老的民族语言，早在春秋战国时期的"越人歌"和《越绝书》中就有所反映。有了古老、成熟的民族语方言，就可以进行各方面的交流，就可以口耳传授包括医药在内的知识和经验，从而使壮医药的流传和医疗实践的继续成为可能。壮族先民创造的方块壮字，尽管未经规范，流行不广，但早在唐代以前就已经出现。不少壮族文人很早就学习并掌握了汉文，还以汉文参加科举考试，进士官。众所周知，广西上林县著名古碑——《智城碑》《六合坚固大宅颂》碑，就分别是唐代壮族文人韦敬一、韦敬办借用汉文夹杂土壮字写成的骈体文。其文典雅，具有较高的文学素养和文字功力。因此，不少壮医的诊疗技法、验方秘方、特产药物甚至诊疗医案，得以用汉文记载于历代各种文献之中。可见，壮医理论的产生，既有其实践的基础，同时也具备了一定的形成条件。阴阳为本、三气同步、三道两路、毒虚致病等壮医理论，都已不是直观的和具体的东西，而是上升为概念，并在概念基础上的判断和推理了。民间壮医正是通过这些古朴的知识，反过来指导自己的临床实践，才有今天壮医药逐渐提高的治疗效果。科研人员通过调查研究，将文献、文物和口耳相传的有关壮医的资料加以综合归纳，提纲挈领，取类比象，联系推导，也就自然形成了壮医的理论和理论体系。应当说，包括中医药理论在内的诸多传统理论，都是经历了这么一个形成的过程，只不过形成时间有先后和各有其特点而已。正如当今物理学有一种现象学理论，就是从现象出发，找到一些规律性的认识，然后就可以用来指导实践，但它还不是最终的定论。传统的民族医药理论要与生物学、化学、物理学、数学等科学更好地结合起来，才能更深刻地揭示自然和人体的本质，更全面地反映壮医所独创和使用的诊疗技法，例如流传于柳州地区的壮医药线点灸疗法等。另外，也有相当部分和其他传统医药的诊疗技法、方药互相交叉。如何认定和取舍，是一个比较棘手的学术问题。我们认为，为了比较全面地反映壮医药的全貌，无论是壮医独有的，还是壮族与各民族互相交叉使用的诊疗技法和方药，都应予以收载，但需要从壮医理论上加以解释和说明，并突出体现其特色。例如众所周知的拔罐疗法，其他许多民族医也用此疗法，但壮医是从龙路、火路以及解毒、调气的角度去说明其治疗机理，而且所使用的"罐"为壮族地区所产的金竹罐。至于壮药的区分，我们主要是遵循民族性、地域性和传统性的原则。例如，三七一药不仅壮医使用，而且中医和其他民族医也使用，但根据"三性"的原则，我们将其作为道地的壮医药予以收载。因为在明代以前，中原医家尚不知三七为何物，而壮族人民早已使用并积累了丰富的临床经验。明代李时珍《本草纲目》称其"生广西南丹诸州番峒深山中"，有"止血散血定痛"功效，"能治一切血病"。"此药近时始出，南人军中用为金疮要药"。这说明三七是壮族人民最早发现并应用的。此药至今仍只生长和栽培于壮族聚居的广西百色地区和云南文山自治州。产于田州（现广西田东、田阳一带）的三七称"田七"，为道地药材。如果说三七是一味传统的壮药，这应当是毫无疑义的，而且根据壮医的经验，三七不仅用于活血化瘀定痛，而且还是一味妇人产后补虚的要药，在临床应用上亦有其独特之处。

　　古老的壮医，由于受到发展水平的限制，长期未能明确分科，这反过来又影响了自身发展。《中国壮医学》在阐述壮医基础理论、总结诊断治疗方法的基础上，首次将壮医临床分为内科、外科、妇科、儿科和伤科，以利于壮医药专业人才培养和学术交流，促进壮医临床应用水平的提高。

　　壮医药的全面系统发掘整理是从20世纪80年代开始的。这就意味着我们可以利用现代自然科学的许多先进成果，并以唯物辩证法的世界观和方法论为指导，对壮医药丰富的实践经验进行科学验证和理论探讨，加快研究步伐，而不必再走科学史上的一些老路和弯路。《中国壮医学》中的"壮医药现代研究时宜展"一章，就是近20年来以现代科学方法研究壮医药的部分成果。尽管一些项目及其研究方法都带有探索的性质，但它毕竟预示着壮医药和其他民族传统医药一样，都要跟上时代的步伐，这才能增强生机和活力，才能更好生存和更快地发展。当前，医学模式的改变以及回归传统、崇尚自然的潮流，为民族传统医药的开发利用提供了广阔的市场空间，展示了十分美好的前景。我们一定要在极其有利的国内外环境中，抓住极好的发展机遇，努力加快壮医药的发掘整理、研究提高和推广应用步伐，使古老而年轻的壮医药，不仅为壮族人民服务，而且为世界人民的健康做出贡献。

（黄汉儒）

第七节　壮医药、瑶医药发掘整理研究

壮族和瑶族都是中国南方的少数民族。90％以上的壮族人和60％以上的瑶族人，聚居在广西壮族自治区境内。壮族和瑶族具有悠久的历史和灿烂的文化，壮医药和瑶医药是我国传统医药的重要组成部分，也是壮族文化和瑶族文化的一个重要方面，曾经为保障民族的健康繁衍发挥过重要的历史作用，至今仍是壮族、瑶族地区人民群众赖以防病治病、养生保健的主要手段和方法之一。然而由于历史的原因，壮医药、瑶医药长期以来未能得到全面、系统的发掘整理和研究提高，只能在壮乡瑶寨民间流传，不但未能形成系统的理论，一些宝贵的诊疗技术和验方、秘方也濒临失传，亟待抢救和继承。

中华人民共和国成立后，党和人民政府高度重视民族文化包括民族医药的继承和弘扬工作。特别是改革开放以来，先后召开了三次全国民族医药工作会议，对发展民族医药事业提出了明确的指导思想、方针政策和战略规划。我国的民族医药事业终于迎来了发展的春天。在广西壮族自治区党委、人民政府的直接领导和国家卫生部、国家中医药管理局、国家民族事务委员会、国家科学技术部等国家有关部委局的大力支持下，壮医药、瑶医药的发掘整理研究和推广应用工作被提上了重要议事日程。1985年5月，国家科学技术委员会根据广西壮族自治区人民政府的申报和要求，批准成立了我国首家规模较大的民族医药专业研究机构——广西民族医药研究所（现广西民族医药研究院），并明确该所的主要研究方向和任务是：对我国南方壮族、瑶族等少数民族医药进行发掘整理、研究提高和推广应用。这家研究所随即被列为广西壮族自治区成立30周年重点建设项目，并被中国中医研究院（现中国中医科学院）定为该院的民族医药研究基地，加挂"中国中医研究院广西民族医药研究所"的牌子。为了切实厘清壮医药、瑶医药的历史和现状、特色和优势，广西壮族自治区卫生厅和有关地市、县卫生局成立了少数民族医药古籍整理领导小组及办公室。组成了 250 多人的专业调查队伍，从文献搜集、文物考察和实地调查三个方面入手，自 1986 年到 1992 年分三批在全区少数民族人口 1 万人以上的 70 多个县（市），进行了全面的民族医药普查。造册登记了数千名较有专长的民族民间医药人员，搜集了上百册以中文记载的少数民族医药手抄本，采集和制作了数万件壮药、瑶药标本，搜集整理了数万条壮族、瑶族等民族民间医药单方、秘方、验方，以及独特的诊疗技法和诊疗工具，出版了逾百万字的《广西民族医药验方汇编》，建立了民族医药标本室和陈列室。对民族医药的这种大规模普查工作，在广西是史无前例的，从而奠定了壮医药、瑶医药事业进一步发展的坚实基础。

在对壮医药、瑶医药的发掘整理研究过程中，我们遵照全国民族医药工作会议的总体规划和要求，始终坚持从实际出发，全面普查、医药并重、重点研究、关键突破的工作思路，在抢救继承的基础上开拓壮医药、瑶医药的新局面。

壮族是我国人口最多的少数民族，考古学、民族学、人类学研究成果表明，现今的壮族是古代骆越民族的主要后裔。远在 3000 年前的中原商周时期，骆越先民就已在我国南方建立了以南宁市武鸣县（现武鸣区）大明山西南麓为政治中心的强大骆越古国，并创造了灿烂的稻作文化、铜鼓文化、干栏文化、花山文化和医药文化。武鸣县马头镇元龙坡西周古墓出土的 2 枚医用青铜浅刺针，以及骆越故地贵港市罗泊湾汉墓出土的医用银针，强有力地证实了壮族先民——骆越人是世界上最早制造和使用金属医用针具的民族之一。无怪乎中医典籍《黄帝内经·素问·异法方宜论》断言"九针者，亦从南方来"，广西出土的金属针具为这一论断提供了实物例证。历时数年的大规模普查，使我们对壮医药的历史和现状有了一个比较切实的认识。从大量地方志、博物志、正史、野史以及中医药著作中，我们得知历代壮医使用过的植物药、动物药、矿物药有记载的就在 300 种以上，有些药物是壮族及其先民首先发现、使用和栽培，然后才流传到中原及其他地区。许多独特的诊疗方法，迄今也还只是在壮族地区和壮族民间流传使用。

在全面普查的基础上，我们步入了重点研究和关键突破的攻坚阶段。什么是壮医药、瑶医药发掘整理的研究重点？应该首先在哪些领域取得突破，才能推进壮医药、瑶医药事业的进一步发展？这对于各级领导和我们这些民族医药战线上的新兵来说，都是首先要明确和解决的重要问题，经过反复地研究和思考，并请教和咨询了三位德高望重的老前辈——广西壮族自治区卫生厅原副厅长、药学专家、老红军战士覃波同志，国医大师、广西中医学院（现广西中医药大学）班秀文教授，著名老中医、广西壮族自治区卫生厅中医处王鉴钧主任医师的意见，大家逐渐统一了认识。

一、重点研究：特色诊疗技法方药和疑难病症的诊疗研究

从壮医大量的诊疗技法和方药中，我们选择了最有民族特色、地方特色和文化特色的壮医药线点灸疗法、壮医药物竹筒拔罐疗法以及壮医目诊作为重点研究课题，并获得了国家中医药管理局、国家科学技术部、国家自然科学基金会、广西壮族自治区卫生厅、广西壮族自治区科技厅立项支持。

壮医药线点灸疗法从发掘整理研究、规范化研究到作用机理研究，历时近10年，于1992年通过专家鉴定，并获得广西医药卫生科技进步一等奖和国家中医药管理局科技进步二等奖。随后开办了几十期技术骨干培训班，培养了几千名学员。如今，这项壮医疗法已被国家中医药管理局定为在全国推广的实用诊疗技术，并在国内数百家医疗机构推广使用，传播到台湾、香港、澳门等地区和西欧、北美、大洋洲及东南亚的一些国家。壮医药线点灸疗法的成功发掘整理和推广应用，为我国众多民族医实用诊疗技术的发掘整理和推广应用提供了先例。其实许多民族医的独特诊疗技法，只要安全有效、简便廉验，就不仅能在本民族内推广使用，而且也会受到国内外患者和各界人士的信赖与欢迎。壮医药物竹筒拔罐疗法现已成为国家中医药管理局重点专科——壮医风湿病专科的常规治疗方法。壮医目诊被定为国家中医药管理局重点专科并通过验收，现正在进一步开展规范化研究和机理研究。通过这些重点研究，带动了壮医药其他研究项目的开展。广西民族医药研究所从1985年建所以来，已经承担和完成了200多项各级各类壮医药、瑶医药等民族医药科研课题，并获得了多项省部级科技进步奖。2002年8月，广西民族医药研究所附属医院升格为"广西壮医医院"。2009年8月，广西民族医药研究所经自治区人民政府批准更名为"广西民族医药研究院"。一些经过整理提高的壮医特色诊疗技法方药，有希望成为真正的科研临床优势。

瑶医药则选择了目前中西医疗效尚不理想的疑难病症如红斑狼疮以及几种恶性肿瘤作为临床治疗研究的重要对象。以大庆德坤瑶医药研究院（瑶医

医院）和覃迅云主任医师为代表的瑶医药研究机构及科研人员，克服重重困难，艰苦创业，顽强拼搏，开拓进取，历时 20 多年，终于在红斑狼疮、肺癌、肝癌等疑难病症的治疗上，取得了令人瞩目的成绩。1998 年 3 月 14 日，上海《解放日报》发表了记者王珏磊采写的新闻通讯《为了花季不凋落》，记述了覃氏瑶医成功抢救濒危红斑狼疮病人陶梦燕的动人事迹，瑶医药创造的奇迹轰动了上海滩。经瑶医药治疗痊愈或好转的疑难病症患者数以百计。在广西金秀瑶族自治县，一家规模不大的瑶医精神病院经常住满了来自区内外的精神病患者，因疗效较好而引来《健康报》记者前往采访并报道，扩大了瑶医药的社会影响。

二、关键突破：机构基地、医史研究、理论体系

壮族和瑶族有本民族语言，但在中华人民共和国成立前缺乏本民族规范化的通行文字。壮医药、瑶医药的大量诊疗技法、验方秘方、医案医话等，主要是依靠口耳传承，并零散记载在汉文撰写的大量地方志、博物志、中医药著作以及正史、野史中。还有一些则需通过出土文物考察研究才能确认。由于长期未能形成系统的理论和医学专著，在一些人的印象中，似乎壮乡瑶寨只有一些懂得一方一药的"土郎中"，充其量只能称之为民间中草医，登不了大雅之堂。更有甚者，认为壮医药、瑶医药并不存在，这是人为"造"出来的。不从根本上清除这些糊涂观念和陈旧意识，党的民族医药政策的落实和民族医药事业的发展只能是一句空话。从民间"土郎中"到民族医药，从民族医药到民族医药学，必须突破以下几个关键环节。

（一）建立壮医药、瑶医药的专业机构和临床基地建设的突破

回顾壮医药、瑶医药 20 多年发掘整理研究和推广应用的实践，我们深深地体会到，如果不建立专业的研究机构，不打造较好的临床基地，许多想做、应该做的事情就无法完成；事业的发展就有可能中断，科研临床水平的提高和成熟技术的推广就会变成空中楼阁。

广西中医学院壮医药研究室于 1983 年成立，实现了壮医药专业研究机构建立的零的突破。研究室一成立，就承担了自治区卫生厅下达的"壮医研究"科研课题。此后陆续成立的广西中医学院壮医门诊部、广西民族医药研究所、广西壮医医院、广西中医学院壮医药学院等机构和基地，使壮医药初步形成了自己的医教研体系。特别是广西民族医药研究所的成立，使民族医药拥有

了一个百名事业编制的专业科研机构，并从民间选拔了一批名副其实的壮医、瑶医、苗医到研究所工作，"土郎中"终于有机会迈进科学的殿堂。广西中医学院壮医药学院中医专业壮医方向首届 5 年制本科班学生，已于 2007 年毕业，就业率达 100％，高质量地走上工作岗位，受到社会的欢迎。继广西民族医药研究所成为广西壮族自治区成立 30 周年重点建设项目之后，金秀瑶族自治县瑶医医院又成为自治区成立 50 周年重点建设项目，已在自治区成立 50 周年大庆前建成并投入使用。广西民族医药研究所成立了瑶医药研究室，对瑶医史和特殊诊疗技法方药进行立项研究。正是这些专业科研机构和临床教学基地作为重要的物质基础，才保证了壮医药、瑶医药事业的可持续发展，逐步地改变人们对民族医药的看法，提高了壮医药、瑶医药的社会地位和学术地位。一批民办的壮医药、瑶医药医教研机构也陆续涌现，如大庆德坤瑶医药研究院、瑶医医院及其在各地的分院、金秀瑶医精神病院、田东壮医医院、上林万福壮医骨科医院、扶绥东罗黄积群壮医门诊部、靖西壮医药学校等。初步形成了国家办、集体办、个人办同时并举，两条腿走路，加快壮医药、瑶医药事业发展步伐的格局。

（二）医史研究的突破

任何事物的产生和发展，都有一个历史的过程，壮医药、瑶医药也是如此。任何科学研究，都不能割断历史，壮医药、瑶医药研究更不能例外。为了确证壮医药、瑶医药在历史上的客观存在和发展水平，为了探寻壮医药、瑶医药的发展轨迹和发展规律，我们从壮医药、瑶医药发掘整理研究的起步阶段就把医史研究作为重要的研究课题。广西壮族自治区卫生厅成立了民族医药古籍整理领导小组及办公室，广西中医学院、广西民族医药研究所分别成立了医史文献研究室，配备了精干的专业研究人员。通过查阅数以百计的历史资料和广泛深入的实地调查、考察，获得不俗的成果，先后发表了《关于壮族医学史的初步探讨》《壮医源流初探》《壮药源流初探》《瑶医药源流初探》《靖西县民族民间医药考察报告》《土司制度下的广西民族医药》《壮族先民使用微针考》《广西贵县出土银针考》《壮族对瘴气防治的贡献》等多篇壮医史、瑶医史论文。以大量比较确凿的文献、文物资料证实了壮医药、瑶医药的悠久历史，以及在针刺治病、使用和制造金属针具、应用毒药和解毒药，在痧、瘴、蛊、毒、风、湿等多种常见病和多发病的防治方面，曾经达到较高的发展水平。1998 年 12 月，《壮族医学史》一书由广西科学技术出版社公开出版，并获国家图书奖提名奖和中国民族图书奖一等奖。与此同时，广西民族医药研究所设立了民族医药陈列室，通过搜集到的各种文物资料、文献资料，直观地向社会各界展示壮医药、瑶医药的发展历程。医史研究的突破，使人们进一步认识到，壮医药、瑶医药事业的发展，是一种不可逆转的历史趋势，为壮医药、瑶医药的发展扫除了学术上的障碍和偏见，奠定了基础。

（三）理论体系研究的突破

在国家召开的第一次、第二次全国民族医学工作会议上，在 2002 年以前的一些全国性民族医药学术交流会上，被称为少数民族医学的只有藏医学、蒙古医学、维吾尔医学和傣医学。这是因为这四种民族医学都拥有自己的文献和专著，特别是拥有比较完整的理论体系。每一个民族都有自己的民族传统医药，否则这个民族就很难生存和繁衍，但各个民族医药由于种种主观和客观原因而处于不同的发展水平。只有具有比较完整的理论体系，能够形成学科的民族医药，才会被称为"民族医学"。

壮医药、瑶医药虽然历经了几千年的发展，内涵十分丰富，但是在 20 世纪 80 年代以前，总体上仍然处于经验积累阶段，未能形成自己独特的理论体系。这在很大程度上也限制了自身的进一步发展。是国家的民族政策和民族医药政策，以及真理标准和思想大解放的讨论加快了古老的壮医药、瑶医药从经验上升为理论的步伐。

经过 20 多年的发掘整理和研究提高，2000 年 12 月，作为壮医理论主要载体的《中国壮医学》一书公开出版；2002 年 2 月 2 日，"壮医理论的发掘整理与临床实验研究"在南宁通过了由著名藏医、蒙古医、傣医、中医、中西医结合专家组成的鉴定委员会的科研成果鉴定。由国家中医药管理局原副局长、中国民族医药学会会长诸国本主任医师，中国中医研究院（现中国中医科学院）中国医史文献研究所原所长、中华医史学会主任委员、著名医史学家李经纬研究员共同签署的鉴定意见书郑重宣告："壮医在长期临床实践的基础上，借助于古老而通行的本民族语言以及新壮文，加上壮汉文化交流等因素，已具备了上升为理论的必要条件。壮医的阴阳为本、三气同步、脏腑气血、三道两路、毒虚致病学说和调气、解毒、补虚治疗原则的确定，表明壮医的理论体系已基本形成。作为壮医理论体系主要载体的《壮族医学史》《中国壮医学》等专著的出版，是壮医发展史上的里程碑。壮医从此可称之为'壮医学'。壮医理论体系的发掘整理和基本形成，符合辩证唯物主义认识论的发展规律，为我国一些尚未进行总结的少数民族医药做出了榜样，具有示范作用。"与此同时，瑶医理论的发掘整理也取得了重要进展，先后出版了《中国瑶医学》《中国瑶药学》等瑶医药专著并通过专家审定。

壮医理论体系的形成，把壮医药引进了当代高等教育，为壮医本科教材的编写提供了理论支持。广西中医学院在 1985 年招收第一批壮医史硕士研究生的基础上，2002 年首次开设了五年制中医专业壮医方向本科班，招收了壮医史上第一批壮医本科生，接着创办了壮医药学院。

壮医理论体系的形成，促成了全国首家省（自治区）级壮医医院——广西壮医医院的诞生，并被列为全国重点建设的 10 家民族医医院之一，同时获得国家中医药管理局批准的 3 个民族医重点专科。

壮医理论体系的形成，促成了国家卫生部于 2008 年 3 月批准开展壮医执业医师考试（试点），使壮医药成为国家批准开展执业资格考试，进入合法执业序列，具有合法执业资格的 6 个民族医之一。而壮医是这 6 个民族医中，目前唯一的原来没有本民族规范通行文字记载、经过现代整理提高而形成理论的民族医。

壮医、瑶医理论体系的形成，促成了《广西壮族自治区壮药质量标准》《广西壮族自治区发展中医药壮医药条例》的颁布实施，以及《广西振兴壮医药瑶医药计划规划纲要》的出台。

壮医理论体系的形成，对于壮医药的诊疗规范化、标准化以及产业开发，也必将产生重要的指导和推动作用。

回顾 20 多年来壮医药、瑶医药的发掘整理研究历程，作为亲身参与其中的一名老民族医药工作者，笔者心潮难平，感慨万千，既为已经取得的一些成绩而高兴，也为壮医药、瑶医药的发掘、整理、研究起步较晚而叹惜。与许多兄弟省（自治区）、兄弟民族医药的发展相比较，广西壮医药、瑶医药的发展还有不小的差距。壮医药、瑶医药的理论体系需要在临床实践中不断地补充、修正和完善，壮医药、瑶医药的科研水平、临床疗效、服务能力需要不断地提高。壮医药、瑶医药的人才培养工作、学术交流工作、产业开发工作更需要大力加强。对壮医药、瑶医药的历史贡献、现实作用和科学性的认识，还需要不断地深化。2009 年 3 月，笔者应邀出席在泰国清莱皇家大学召开的湄公河流域传统医药联合学术会议，亲身感受到民族传统医药在国外也方兴未艾。世界卫生组织已呼吁世界各国进一步重视传统医药的研究提高和推广应用。笔者深信，在国内外有利形势的推动下，古老的壮医药和瑶医药，一定会奋起直追，与时俱进，并争取后来居上，为人类健康做出新的、应有的贡献，以崭新的面貌屹立于世界传统医药之林！

（黄汉儒）

第八节　壮医药资源开发利用的历史和现状

医药卫生的起源，是人类与自然环境、疾病、创伤、饥饿等做斗争的必然结果。伟大的生理学家巴甫洛夫指出："有了人类，就有医疗活动。"在古代饥不择食的环境中，人们往往会因误食某些野果、野菜发生呕吐、中毒现象，或者发现有些野果吃了反而能使某些病痛减轻。在经历了反复验证之后，壮族先民逐渐掌握了有些植物对人体有毒，有些却能治病，从而促进了原始壮药的萌芽。先秦时期的一些古籍记载印证了壮族先民早期的医疗实践活动。如商周时期的《逸周书·王会解》记载："正南，瓯邓、桂国、损子、产里、百濮、九菌，请令以珠玑、玳瑁、象齿、文犀、翠羽、菌鹤、短狗为献。"壮族先民向商王朝进贡珠玑（珍珠）、玳瑁等物，当时可能主要作为装饰佩戴之用，但也不排除有其药用价值。公元前 214 年，秦始皇平定岭南，壮文化、汉文化交流进一步加强。从秦朝至隋朝这段时期，是壮族医药的经验积累时期，表现为新的药物品种不断增加，一些原有的药物也增加了新的用途，诊疗经验得到进一步的积累和总结。

一、历史方面

严格地说，壮医药的记载始于汉代，尔后历代才有所增加。其中，属于秦汉时期广西壮乡出产的，或已使用的药物品种，可考的有以下 20 余种：珍珠、犀角、蜂蜜、橙、柑、柚、龙眼、槟榔、橄榄、荔枝、肉桂、薏苡仁、菖蒲、葛、钟乳石、柏叶、丹砂、滑石、青蒿、厚朴、铁冬青、金银花、吉利草、蘘、豆蔻花等。

汉代，通过出土文物得知当时已使用的药物有贵县（今贵港市）罗泊湾2号汉墓出土的铁冬青叶、橄榄核、罗浮栲、广东含笑、金银花、花椒、姜以及平乐银山岭汉墓出土的薏苡仁等。我们还可以通过文献了解到古人所发现、使用的药物。马王堆汉墓出土的《五十二病方》是中国最早的医方帛书，其中记载的药物有比较浓厚的南方色彩的，如在治疗牡痔的第一方中说："青蒿者，荆名曰萩；蕳者，荆名曰卢茹。"还有厚朴等药物，都是南方土产药物。书中所述的一些疾病，如漆疮、蛇毒、蛭蚀、蛊等，也是南方的常见病。故《五十二病方》记载的南方药物，当包括有一部分壮药。成书于东汉年间、中国现存最早的本草专著《神农本草经》所载药物365种，壮族地区盛产的菌桂、牡桂、薏苡仁、丹砂、钟乳石等也被收录其中。汉代壮族先民已掌握了部分药材的加工技术，合浦县望牛岭西汉墓曾出土铜杵臼。晋代嵇含的《南方草木状》也记载了许多壮族先民使用的药物，如吉利草、蒳、豆蔻花等。葛洪的《肘后方》有关壮医药的记载也不少，如书中除记载岭南地区治疗脚气病、防治沙虱毒的经验外，还记载了俚人（壮族先民）的用毒方法和广西盛产的鬼针草、生蓼、干姜、荆叶等，内服或外敷，可治毒蛇咬伤。同时还指出所用方药，如生姜、常山、土常山、黄藤、都淋藤、干蓝实、白花藤、甘草、甘蔗、芭蕉等，"岭南皆有"。

隋代巢元方所著的《诸病源候论》记载了岭南俚人的五种毒药：不强药、蓝药、焦铜药、金药、菌药。其中还记载了中毒的诊断方法。壮族先民善于制造毒药，并且具备较为丰富的救治中毒的有关知识，大约也是在此前后传入中原的。随着壮医对痧、瘴、蛊、毒、风、湿等病证认识的深入，在这方面积累的壮药治疗经验也在不断增加，并逐步掌握了壮药的一些应用规律。《新修本草》是唐朝中央颁布的药典，其中收载了不少岭南地区出产的药物。唐代陈藏器看到《新修草本》多有遗漏，于是广搜文献，并采集民族民间用药经验，著《本草拾遗》，收载了当时在壮族地区已经形成品牌的两种著名解毒药——陈家白药和甘家白药。唐代刘恂的《岭表录异》和五代李珣的《海药本草》都记载有大量的壮族地区特产和主产药物。宋代周去非《岭外代答》详细记载了壮族民间烧炼水银的方法："邕人炼丹砂为水银，以铁为上下釜，上釜盛砂，隔以细眼铁板，下釜盛水埋诸地。合二釜之口于地面而封固之，灼以炽火，丹砂得水化为霏雾，得水配合，转而下坠遂成水银。"这种符合科学原理的密封蒸馏法，在自然科学史上也是较早的记载。宋代著名的本草学著作，如《证类本草》《图经本草》《日华子本草》《太平圣惠方》《岭南卫生方》《桂海虞衡志》等，都记载了大量的壮族医药经验，反映了这一时期壮医药的发展水平。

明代李时珍的《本草纲目》是一部内容丰富、收载广泛的医药学巨著，该书收载了不少岭南地区的壮族医药知识，从某种程度上反映了当时壮医药发展水平和壮药开发利用的情况。其中最为突出的是壮族人民对名贵壮药田七的开发和应用。田七本名三七，主产于广西的靖西、德保、那坡及云南文山自治州一带（均为壮族聚居地区），集散于田州（今广西田东、田阳一带，亦为壮族聚居地区），故称"田七"，是道地药材。明代以前，中原医家尚不知田七为何物，而民间壮医药农，却早已发现和看重此药，并将野生变为人工栽培，大量用于临床。田七传入中原后，被中医广泛应用，成为贵重中药材。据《本草纲目》记载，田七"生广西南丹诸州，番峒深山中"，"此药近时始出。南人军中用为金疮要药，云有奇功。又云：凡杖扑损伤，瘀血淋漓者，随即嚼烂，罨之即止，青肿者即消散。若受杖时，先服一二钱，则血不冲心，杖后尤宜服之，产后服亦良。大抵此药气温，味甘微苦，乃阳明、厥阴血分之药，故能治一切血病"。田七至今仍主产于壮族聚居地区（广西及云南文山自治州），并已形成相当规模的产业，是壮药资源开发利用的成功典范之一。田七的发现及开发利用，是壮族人民在传统医药方面的重大贡献，功不可没。《本草纲目》还收载了许多壮族地区特产及多产药物，并介绍其加工和临床应用经验，如无名异、桃花石、甘草、蛇黄、石硫黄、岭南红盐、水英、虎杖、鬼针草、都管草、黄连、紫草、苍术、沙参、石钟乳、补骨脂、郁金、肉豆蔻、荜茇、益智子、高良姜、锦地罗、莪术、泽兰、茉莉、附子、钩吻、射干、山豆根、使君子、黄药子、土落草等，充分反映壮医使用药物治疗疾患的经验已经比较丰富了。

地方志虽然没有专门记录医学知识，但是其中对地方出产的药物，乃至有关药物用法的记载，也可以从侧面一窥壮药发展的概况。明代林富修、黄佐编纂的《广西通志》，在第二十一卷"食货"章，"立药属"节，记载了100多味壮族地区盛产和壮医习用的药材。所收药物种类繁多，既有芳香温散的香附、泽兰、茴香、干姜、高良姜、山椒、艾叶之属，又有收敛固涩的白及、五倍子、乌梅、覆盆子、金樱子之属；既有宣通气道、驱散表邪的桔梗、荆芥、苍耳、香薷、柴胡、半夏、薄荷、贯众之类，又有通利水道、引毒外出的滑石、木通、萆薢、车前、瞿麦之属；既有清热解毒的苦参、地榆、金银花、黄芩、黄柏、山栀子、地骨皮、槐花、青黛、白头翁及峻猛外用的巴豆、商陆、铜青、芫花、炉甘石之类，又有补虚固本、延年益寿的地黄、首乌、龟甲、沙参、天冬、麦冬、山药、菟丝子、仙灵脾、骨碎补等。壮族地区的其他州志、府志、县志、厅志，也大都有专章记载地产药材。清代编修的地方志，除药材品种增加外，对于果菜类入药记载尤多。如清光绪三十一年（1905年）所修《临桂县志》记载："罗汉果、大如柿，椭圆、中空、味甜，性凉治劳嗽。"光绪十八年（1892年）所修《镇安府志》记载："羊桃，一名三敛子……味甘酸，内有小核能解肉食之毒。有人食猪肉咽后肿，病欲死，仆饮肉汁亦然，人叫取羊桃食之，须臾皆起。又能解蛊毒岚瘴，土人蜜渍盐酸以致远。"光绪三十四年（1908年）所修《镇边县志》记载："山楂……制糕能消食。"《新宁县志》记载，"生菜，食之却暑""苦荬，可涂虫毒疮疥""辣椒，味辛辣，消水气，解瘴毒""苦瓜，味苦，性冷，解水瘴"，等等。由于瓜菜乃日常生活所用，来源充足，对养生保健有重要意义。

民国时期编修的地方志和有关文献收载了以前未记或少记的壮乡特产或多产药材，如桑螵蛸、虎骨、斑蝥、老虎耳、血见飞、怀香、大罗伞、小罗伞、松筋藤、土人参、当归身、土牛膝、土白术、土黄连、龙须菜、绵姜、单藤、胶桂、吊兰、独脚莲、芙蓉花、走马胎、壮阳根、刀枪草、八卦草、蓝姜、石兰草、登高子、贴地凉、牛尾木、五爪龙、三爪龙等。有的地方志对盛产药材的地域也进行了记述，如《宁明州志》载："挂榜山，俗名丛珥夷，在州城东南二十余里。山多草药。习草药者，皆往取采。闻诸采药者，云其草多不知名，与原□草不类，盖奇境也。"在用法上，既有煎服，又有外洗、外敷、熏蒸、佩挂、垫睡或浸酒内服等。据近年调查，民国时期，出现了不少有关壮医药的手抄本，并在民间广泛流传。在壮族聚居的靖西县、忻城县、贵港市等地，还自发形成了颇具规模的壮乡药市，在药市上摆摊交流出售的壮药生药达数百种。20世纪30～40年代成立的广西省立医药研究所和广西省立南宁高级中医职业学校，设有药科专业班和药物种植场、制药生产合作社，对部分中药、壮药进行剂型改革的尝试，提炼成为流膏、干膏、水液、粉末、植物结晶体等多种成品。

综观壮医药发展的历史，尽管由于各种原因，特别是由于壮族历史上未能形成本民族的规范化统一文字，在一定程度上影响了壮药使用经验的总结，但由于壮族人民反复的防病治病实践，对药物的认识和开发利用总的来说是不断地深化和提高的。而且由于医药与人们的健康长寿密切相关，即使没有文字记载，只要有通行的民族语言，也会通过师徒授受、口耳相传的形式流传下来。在与汉族的长期交往和壮汉文化的交流中，有大量关于壮医药的真实资料以汉文形式记载于各种文献之中，有的则以文物的形式展现出来。所有这些，既能使我们看到壮药资源开发利用的历史进步和发展轨迹，又能为我们对壮医药的深入发掘整理、研究提高和现代开发利用打下了基础。

二、现状方面

中华人民共和国成立后，党和人民政府十分重视包括民族医药在内的民族传统文化的继承和发扬工作。特别是党的十一届三中全会以后，对于民族传统医药的发掘整理和推广应用，不仅在《中华人民共和国宪法》《中华人民共和国民族区域自治法》中作了明确规定，而且在一系列文件中做了重要指示，制定了对待民族医药的正确政策，从而使民族医药事业出现了前所未有的发展局面。壮医药的发掘整理工作尽管起步较晚，但是近 20 年来也取得了突破性的进展，在千百年临床实践的基础上，形成了自己独特的理论体系和临床体系。壮医药的开发利用，进入了一个崭新的历史时期。具体表现在以下几个方面。

（一）开展了大规模的调查整理工作

早在 20 世纪 50～60 年代，广西就开展了包括壮药在内的中草药调查工作。1974 年出版的《广西本草选编》收载了常用的中草药、民族药 1000 种，单方、秘方、验方 554 条。1978～1979 年，全区开展民族药普查，编写了内部资料《广西民族医药简编》，收载了民族药 1021 种，其中壮族民间常用药600 多种。根据 1983～1987 年全区中药资源普查资料编写的《广西中草药资源名录》，收载中草药品种达 4623 种，其中有半数以上是在壮族民间使用的。广西中医学院（现广西中医药大学）林吕河教授编著的《广西药用动物》中收载动物药 570 种，应用方 1090 条。方鼎等编著的《壮族民间用药选编》收载壮族民间用药 500 多种。由广西壮族自治区卫生厅民族医药古籍整理办公室牵头的全区民族医药普查工作，1986～1992 年，历时 6 年，搜集了包括壮医药验方、秘方在内的民族民间验方、秘方30000多条，出版了近百万字的《广西民族医药验方汇编》（载方 6000 多条），采制民族药标本 10000 多份，特别是发现壮药新资源390 多种，编写了内部资料《广西壮药新资源》。同时还建立了较为完备的民族药标本室和民族医药陈列室。

在过去的一段时间里，由于种种原因，主要是认识上的原因，广西的壮药资源得不到明确的界定，只是作为一般的中草药对待，忽视了其民族性、地域性和传统性，致使壮药的特色和优势未能充分地展现出来。全国第一次民族医药工作会议（1984 年，呼和浩特）和第二次民族医药工作会议（1995年，昆明）以后，随着各级领导对党的民族政策、民族医药政策认识的深化和提高，以及国际上民族植物学的兴起和返璞归真、回归大自然潮流的推动，人们越来越认识到，越是民族的东西，越具有世界性，壮医药等民族医药，才是广西医疗卫生事业和医药产业中真正的特色和潜在优势。广西壮族自治区党委、人民政府在《关于全面实施科教兴桂战略，加速科学技术进步的决定》（桂发〔1995〕29 号）中明确要求："推进传统医药，壮族、瑶族、苗族等民族医药和现代科技相结合，加快中草药资源的开发和持续利用，发展广西民族医药。"发展壮医药等民族医药终于被列入了自治区的总体发展规划和西部大开发的总体规划。

（二）成立了一批壮医药机构

1985 年 5 月，经广西壮族自治区人民政府和国家科学技术委员会批准成立了以壮医药、瑶医药为主要研究方向的广西民族医药研究所，并列为广西壮族自治区成立 30 周年重点建设项目。建所以来，这个研究所承担和完成了150 多项包括国家攻关课题、国家自然科学基金课题在内的各级各类科研课题，获得多项省部级、厅局级科学技术进步奖。该所现有科研人员和干部职工近 200 人，是全国规模较大的民族医药研究开发机构。中共中央原总书记胡耀邦、全国人民代表大会原副委员长甘苦，以及卫生部、国家民族事务委员会、国家中医药管理局的主要领导都曾莅临研究所视察和指导工作。广西中医学院成立了壮医药学院，招收了壮医史硕士研究生和开设了五年制壮医方向本科班，最近又正式成立壮医药系，并以其鲜明的办学特色荣获教育部本科教学评估优秀成绩。壮族聚居的柳州、百色市，以及马山、龙州、大新、金秀、融水、隆林、罗城、巴马等县相继成立了民族医药研究所或民族医医院。经广西壮族自治区机构编制委员会办公室和区卫生厅批准，广西民族医药研究所于 2002 年 8 月加挂"广西壮医医院"的牌子（床位 100 张），成为全国第一家省区级壮医医院，同时也是广西中医学院的壮医教学医院。广西中医学院制药厂、玉林制药厂、桂西制药厂、柳江制药厂被国家有关部委定为生产壮药、瑶药的民族药定点生产企业。广西药用植物园开辟了以引种栽培壮药、瑶药为主的民族药区。此外还有民办的广西靖西壮医学校、广西桂海壮医药研究所等。

（三）壮医理论的发掘整理和临床实验研究取得重大突破

在自治区领导的重视和有关部委的支持下，经过广大科研人员 10 多年的艰苦努力，由广西民族医药研究所承担和完成的"壮医理论的发掘整理与临床实验研究"科研课题成果，于 2002 年 2 月 2 日在南宁通过专家鉴定。由中国民族医药学会会长诸国本教授担任主任、中国中医研究院资深研究员、博士生导师、著名医史学家李经纬教授任副主任，包括国内知名的藏医药、蒙医药、傣医药以及中西医药权威专家组成的鉴定委员会，在对壮医科研成果进行严格的科学鉴定后一致认为，壮医药具有悠久的历史和丰富的内涵，曾经为民族的健康繁衍发挥了重要作用，并在创用针刺治疗、制造金属针具、应用毒药与解毒药，对疹、瘴、蛊、毒、风、湿等病证的防治，内病外治、导引按矫、目诊等方面达到了较高的医学水平。壮医在长期临床实践的基础上，借助于古老而通行的本民族语言以及新壮文，加上壮汉文化交流等因素，已具备了上升为理论的必要条件。壮医的阴阳为本、三气同步、脏腑气血、三道两路、毒虚致病学说和调气、解毒、补虚治疗原则的确定，表明壮医的理论体系已基本完成。作为壮医理论体系主要载体的《壮族医学史》《中国壮医学》等专著的出版，是壮医发展史上的里程碑。壮医理论的发掘整理和基本形成，符合辩证唯物主义认识论的发展规律，为我国一些尚未进行总结的少数民族医药做出了榜样，具有示范作用。壮医的临床观察和实验研究表明，其对许多常见病、多发病，甚至一些疑难病症，都具有较好的疗效。一些壮医疗法具有明显的改善消化功能、调节神经内分泌免疫系统、改善微循环和增强人体免疫功能的作用。这一重大科研成果从根本上解决了壮医长期以来没有形成系统理论的问题，必将对壮医临床和壮药资源的进一步开发利用发挥应有的指导作用和促进作用。鉴定委员会郑重建议：在壮医理论的指导下，运用现代方法及手段，开发丰富的壮药资源，研制安全高效的壮药新药，创办具有竞争力和上规模的壮医药产业。该项成果达到国内同类研究的领先水平，获得 2002 年度广西科学技术进步奖二等奖和 2003 年度中华中医药科学技术奖。在此之前的 1992 年，由广西中医学院完成的"壮医药线点灸疗法的发掘整理与疗效验证研究"科研成果，也获得了广西医药卫生科学技术进步奖一等奖和国家中医药管理局科技进步奖二等奖。由广西中医学院药学院承担和完成的"常用壮药生药学质量标准研究"科研成果，于 2002 年 12 月 8 日通过专家鉴定，鉴定委员会认为该成果已达到国内同类研究的领先水平，并获得 2003 年度广西科学技术进步奖二等奖。

据不完全统计，近 10 年来，广西的科研人员在学术刊物上公开发表的壮医药论文达 200 多篇，出版专著 10 多部。《壮族医学史》于 1998 年底由广西科学技术出版社出版后，荣获 1999 年桂版图书特别奖、中国民族图书奖一等奖、国家图书奖提名奖，基本上奠定了壮医药在我国民族传统医药中的学术地位。目前尚有多项在研的壮医药课题，包括壮药筛选方面的国家和自治区自然科学基金课题。《中国壮医学》《壮医内科学》《中国壮药学》《常用壮药质量标准研究》《中国壮药原色图谱》《中国壮药志》等专著陆续公开出版发行。

（四）壮药的引种栽培和新产品开发取得重要进展

壮族民间历来对一些重要壮药有引种栽培或人工养殖的传统习惯和经验，但中华人民共和国成立前由于缺乏政府支持和引导，其种植面积和产量不大，如三七在壮族地区人工栽培至少有 400 年以上的历史，但只是在靖西、德保等县有零星栽培。从 20 世纪 50 年代开始，国家开始有计划地予以扶持，制订栽培计划、落实土地使用、加强技术指导、发放预购定金等，从而促进了三七生产的迅速发展，1974 年全区种植面积累计达 38300 亩（约 2553 公顷），当年收获面积 10795 亩（约 720 公顷），产量 22625 千克，价值 2715 万元，1976 年收购量达 23600 千克，1979 年库存量达 886550 千克。1957～1986 年，共提供三七商品量 285 万多千克，总价值 4.18 亿元，其中区内使用 44.7 万千克，调出供应各省（自治区、直辖市）189.8 万千克，外贸出口 4.99 万千克，不少药农因此脱贫致富。近年来云南文山壮族苗族自治州也大力发展三七产业，栽培面积达 10 万亩（约 6667 公顷），产值近 10 亿元，成为当地的支柱产业之一。其他主要品种的壮药资源，如肉桂、八角、金银花、罗汉果、千年健等也都取得了显著的经济效益和社会效益。但在我国加入 WTO（世界贸易组织）的形势下，如何规范化、规模化栽培种植，不断提高科技含量和社会效益、经济效益，是一个值得高度重视和认真研究的问题。

在壮医药验方、秘方筛选基础上开发新药和新产品，已经成为广西壮族自治区医药产业进一步发展的突破口和切入点。据了解，广西中成药名优产品，如正骨水、云香精、中华跌打丸、鸡骨草丸、金鸡冲服剂、炎见宁、三金片、百年乐、花红冲剂、妇血康、痛肿灵、华佗风痛宝等，绝大部分是在民族药，特别是壮药验方的基础上研制开发成功的。由于这些基于民族民间验方的名优产品疗效确凿、安全方便、研制的经费投入较少，生产周期较短，产品价格适中，原料配方源于本地，拥有独立自主的知识产权，且不易仿冒造假，因而在市场上有很强的竞争力，有的甚至长盛不衰。广西民族医药研究所最近研制成功的壮药"固本止咳膏"，转给梧州瑞福祥药业公司投产，很快行销 10 多个国家和地区，成为该厂的主导产品。广西 1997 年审批的 1 号民族药"天和骨通"，年产值已超过亿元，成为中国的"膏药大王"。所有这些都使我们有理由深信，广西壮医药资源优势，在一定条件下将转变为真正的产品优势和产业优势，在西部大开发的舞台上闪亮登场，让人刮目相看。

（五）对壮医药有计划、大规模的发掘整理研究

近 20 年来，对壮医药有计划、大规模的发掘整理研究，不但使壮医药形成了自己的理论体系和临床体系，奠定了壮医药在我国民族传统医药领域中的学术地位，促进了壮医药资源的开发利用，而且也扩大了壮医药在国内外的影响，培养了一批壮医药的医教研人才。1996 年 6 月，应泰国朱拉隆功大学药学院和泰国生物学会的邀请，广西民族医药协会代表团到泰国访问，并进行了民族医药的学术交流，曼谷的五家华文报纸对此进行了报道。越南卫生部民族医药代表团也应邀到广西民族医药研究所进行学术交流活动。美国中华医学会、德国传统医学研究院、日本关西大学以及台湾、香港、澳门地区有关专家学者，多次到广西进行民族医药，特别是壮医药方面的学术交流。在全国性的民族医药学术团体——中国民族医药学会中，壮医药的代表担任了理事、常务理事和副会长；有的壮医药科研人员还当选为全国人大代表和自治区政协委员。广西民族医药研究所被中国中医研究院确定为该院的民族医药研究基地，加挂"中国中医研究院广西民族医药研究所"牌子。从 1990 年以来，自治区有关部门先后确定和审批了十多名壮医副主任医师以上的高级职称人员，2002 年审批了第一位壮医主任医师。广西民族医药协会已经成为拥有 1400 多名会员较大的学术性群众团体，先后主办了 7 次跨省（自治区）的民族医药学术交流会。

由广西民族医药研究所主管、主办的《民族医药报》，从 1989 年公开发行以来，多次被评为自治区优秀报纸，受到自治区党委宣传部、自治区新闻出版局和国家中医药管理局的表彰，发行量稳步上升。中央和地方的各种媒体对壮医药的报道日益增多。

壮族是我国人口数量最多的少数民族，也是全世界人口超过千万的 60 多个民族之一。回顾历史，我们深深地为壮医药对本民族的健康繁衍做出的巨大贡献而感到自豪。展望未来，我们更为壮医药的进步和发展衷心祝福。古老的壮医药经过发掘整理和研究提高，必将以崭新的面貌屹立于世界传统医学之林，必将为全人类的健康做出新的贡献！

（黄汉儒）

第九节　加强壮瑶医药的国际合作与交流

壮族和瑶族都是中国南方的少数民族，分别是世界上人口超过千万（壮族有 1800 多万人口）和百万（瑶族有 330 多万人口）的民族之一，中国 90% 以上的壮族人民和 60% 以上的瑶族人民主要聚居在广西壮族自治区境内。

壮族和瑶族都有着悠久的历史和灿烂的文化。在千百年来的生产生活实践和与疾病做斗争的过程中，创造了自己丰富多彩的民族传统医药——壮医药与瑶医药。据专家考证，举凡草药内服、外洗、熏蒸、敷贴、佩挂药、药刮、角疗、灸法、挑针、陶针及金针等多种壮医医疗技法，于先秦时期草创萌芽，经汉魏六朝的发展，约略于唐宋之际，已基本齐备。壮乡武鸣县（现武鸣区）马头镇元龙坡西周古墓出土的 2 枚医用青铜浅刺针和骆越故地贵港市罗泊湾汉墓出土的医用银针，表明壮族及其先民骆越人，是世界上最早使用针刺治病并制造金属针具的民族之一，为中医古籍《黄帝内经》所言的

"九针者，亦从南方来"提供了实物例证。壮医药、瑶医药为保障本民族的健康繁衍，做出了重要的历史贡献。

在中国共产党和人民政府的重视与支持下，经过 20 多年全面系统的发掘整理和研究提高，古老的壮医药和瑶医药焕发了勃勃生机，形成了自己的独特理论体系和临床体系，成为名副其实的"壮医学"和"瑶医学"。目前，壮医药与瑶医药理论的发掘整理，都已通过了国家主管部门组织的专家鉴定。多种简便廉验的壮医、瑶医独特诊疗技法和方药，经过规范化整理研究，已成为安全有效的临床手段和方法，具备了大范围推广应用的基础和条件。例如，原来只流传于广西柳江县的壮医药线点灸疗法，经过发掘整理和规范化研究提高，现已在国内数百家医疗机构推广应用，并传播到台湾、香港、澳门地区和东南亚、西欧、北美洲、大洋洲的一些国家，被国家中医药管理局列为在全国推广的实用诊疗技术。壮医目诊、壮医经筋疗法、壮医药物竹筒拔罐疗法等诊疗技术也受到群众的信赖和欢迎。著名的壮药田七，由于对心脑血管疾病和外伤疾病的独特疗效，多年来，在壮族地区大规模栽培种植，加工出口，已形成数以亿计的产值，产生了巨大的经济效益和社会效益。

壮族和瑶族的一些古朴的养生理论，以及壮族、瑶族居住地区青山绿水、天人合一的优越养生自然环境，更是令人神往。据报道，世界五大长寿地区之一的广西巴马瑶族自治县，百岁老人人数不断增加，国内外慕名而来的各界人士络绎不绝，成千上万，争睹壮族、瑶族百岁老人的风采，研究和学习壮医药、瑶医药的长寿养生方法。龙母文化的发祥地，被誉为"岭南奇山、人间仙境"的壮侗语民族的祖山圣山——广西大明山，不仅拥有高大的山体（海拔 1760 米）和秀丽的风光，而且拥有 1331 种药用植物和保健价值极高的药泉，被誉为"空气维生素"的负氧离子浓度高达 13.1 万/立方厘米，加上北回归线横贯其中，是实践壮医"天、地、人三气同步"理论和祈盼健康长寿者的绝好去处。目前包括养生保健旅游在内的大明山开发总体规划，已经被南宁市人民政府批准实施。

历史和现实表明，凡是有益于人类的东西，都会在不同的范围推广应用。经过发掘整理、研究提高的壮医药、瑶医药理论和诊疗技法方药，不仅保障本民族的健康繁衍，而且也将为各民族人民的防病治病、健康长寿做出应有的贡献，有可能进行广泛的国际合作与交流。

　　壮族是一个古老的民族，是古代骆越人的主要后裔，其语言属汉藏语系、壮侗语族、壮傣语支。与壮语同属壮侗语族的民族，在中国国内有 8 个（壮族、傣族、侗族、布依族、水族、黎族、毛南族、仫佬族），在东南亚有 10 多个，总人口约 1 亿。这些民族由于在语言、习俗等方面有许多共同之处，被学者称为"同根生的民族"。文化上的认同有利于壮医药首先在这些"同根生的民族"中交流、合作和推广。在 2006 年 8 月召开的第九届国际传统药物大会上，壮医药已成为重要的交流内容之一。作为壮医代表，我曾几次访问泰国和越南，对此深有感受。特别是 1996 年 7 月，我和夫人应邀访问泰国朱拉隆功大学药剂系和泰国生药学会，亲身感受到泰国泰族人民的兄弟（壮语、泰语兄弟均称为"背诺"）之情。曼谷的五家华文报纸对这次访问作了报道。广西中医学院已举办了多届中泰传统医药和天然药物学术研讨会。广西南宁市壮医林玉明先生 10 多年前在曼谷开办的一家中壮医诊所，业务开展顺利，规模正在扩大，不仅受到群众的欢迎，还得到当地政府官员的重视和支持，有希望成为首家国外的壮医医院。澳大利亚墨尔本大学教授杜立平先生潜心研究并实地考察了广西壮族地区的民族医药状况，其新著作《广西壮族地区的医药文化及药材贸易》已于 2008 年 6 月由中国民族出版社公开出版。

　　瑶族是一个世界性的民族。居住在中国境外的瑶族人口有 60 多万，分布在越南、老挝、泰国等东南亚国家以及欧美各国，这也为瑶医药走出国门、传播世界创造了有利因素和重要条件。大庆德坤瑶医医院覃迅云院长等瑶医药专家曾多次出访泰国、印度尼西亚等东南亚国家，洽谈瑶医药的交流与合作。瑶医药在疑难病症，特别是在红斑狼疮和恶性肿瘤的防治以及传统药物的应用方面都积累了不少的经验，为瑶医药的国际合作交流提供了切实丰富的内容。

　　随着国际经济社会的发展和医学模式的改变，各国人民对传统医药的需求与日俱增。世界卫生组织已呼吁各国采取切实措施，促成传统医药的进一步研究提高和推广应用。加强壮医药、瑶医药的国际合作与交流，这不仅是壮族人民、瑶族人民的祈盼，而且是形势发展的趋势和国际文化交流的需要，有利于实现世界卫生组织提出的人人享有卫生保健的目标。我们认为，壮医药、瑶医药在国际传统医药的合作与交流中，应重点考虑以下几个方面的问题，并努力达成共识和获得实质性的进展。

一、在传统诊疗技法方药研究提高和推广应用方面的交流与合作

2009 年 3 月，广西民族医药研究院和广西民族医药协会专家应邀出席在泰国清莱皇家大学举办的"湄公河流域传统医药联合会议"，介绍了壮医药、瑶医药的发掘整理研究和推广应用情况。同年 5 月，广西壮医医院与越南中央传统医学医院的专家互访，增进了壮医药和越南传统医药机构的互相了解。壮医药线点灸疗法、壮医目诊、壮医经筋疗法、瑶医庞桶药浴、壮医药物竹筒拔罐等实用诊疗技术，有希望走出国门，为东南亚各国和世界人民的健康服务。

二、在疑难病症研究攻关方面的交流与合作

如艾滋病、红斑狼疮、白血病以及其他恶性肿瘤，壮医药、瑶医药对这些病症的防治和研究，已经积累了一定的经验和资料。

三、民族传统医药人才培养方面的交流与合作

我们曾设想在南宁建立一所"中国—东盟民族传统医药联合大学"，为中国和东盟国家培养地区性的传统医药高层人才，作为壮医药、瑶医药等民族医药和东盟各国传统医药人才的共同培养基地。

四、民族传统医药养生保健资源开发和新产品研究开发方面的交流与合作

例如在巴马长寿之乡和养生胜地大明山建立国际性的养生保健旅游中心，在南宁"中国—东盟经济园区"建立规模较大、配套齐全的"中国—东盟民族传统医药科技园"，同时把广西药用植物园建成世界级的药用植物繁育保护和研究基地。

五、举办经常性的民族传统医药高层论坛和学术交流会

"中国—东盟传统医药高峰论坛"的举办，为包括壮医药、瑶医药在内的中国传统医药与东盟各国传统医药的合作与交流，提供了一个良好的平台。中国民族医药协会和广西民族医药协会，拟筹备召开壮医药、瑶医药的国际学术研讨会，届时希望得到有关部门的支持，并欢迎各国同行光临。

中国—东盟自由贸易区的建立，中国—东盟博览会在南宁举办，北部湾经济区的崛起，世界卫生组织关于发展传统医药的呼吁和决定，我国人民政府出台的支持中医药、民族医药事业发展的一系列重要文件和方针政策，为中医药、民族医药的发展，以及和世界各国特别是东盟各国的传统医药合作与交流带来了前所未有的良好机遇。我们深信，古老的壮医药、瑶医药，在

发掘整理研究的基础上，通过加强与世界各国特别是东盟各国传统医药的进一步交流与合作，互相取长补短，共同提高，必将步入一个新的发展阶段，造福于全人类。

（黄汉儒）

第十节　重建中国传统医药的主流医学地位

中国的传统医药（含中医药和民族医药），在很长的历史时期里，是正统的、名副其实的主流医学。传统医药对于中华民族的繁衍生息和健康兴旺发挥了重要作用，做出了重大贡献，这些都是不争的历史事实。然而近百年来，由于种种原因，我国的传统医药尽管还在继续发挥卫生保健的作用，但其主流医学的地位实际上已不复存在。以现代科技和现代工业为依托的现代医药（西医）迅猛发展，不但成为国际上的主流医学，实际上也取代了我国传统医药的主流医学地位。

2005年全国卫生统计数字显示，全国西医从业人员492.94万人，中医从业人员46.57万人，只占西医从业人员数量的9.45%；西医机构8.17万个，中医机构0.38万个，只占西医机构数量的4.65%。传统医药医疗市场占有份额不断缩小。为什么会出现这种状况？是传统医药缺乏疗效、技不如人，人民群众不信赖、不欢迎，还是传统医药的服务价格太高，人民群众看不起？是传统医药在与现代医药的比较中毫无优势自然衰落，还是人为干预造成的后果？中国传统医药的主流医学地位还能重建吗？有重建的必要吗？这些问题，是我们应当深刻反思和政府主管部门必须采取断然措施了。有学者疾呼，中国的传统医药已经"到了最危险的时候"，种种迹象表明，这并非杞人忧天和危言耸听。

疗效问题，无论对于现代医药还是传统医药，都是一个带根本性的问题。现代医药的疗效，大家有目共睹，自不待说。传统医药是否有确切的疗效，我想这也是可以形成共识的。中国的人口数量到清末已超过3亿。而西医传入中国，如果从传教士利玛窦来华时算起，不过300多年，其发展盛行不过百余年。是中国的传统医药，在2000多年的时间里，使中华民族战胜了数以百计的大瘟疫以及无数的伤病的侵袭，创造了人口高速增长的奇迹。数以万计的中医药、民族医药典籍文献，真实记载了中国传统医药的形成、发展过程和确凿效果，并以深厚东方文化为背景，总结出独具特色的传统医药理论体系和临床技法方药体系。一代又一代的传统医药名医，成为中国传统医药发展水平的标志。在现代医学迅猛发展的强势压力下，我国的传统医药仍然以其确切效果而表现出顽强的竞争力和生命力。中华人民共和国成立以来的一次又一次抗击流感、流脑、乙脑、血吸虫病、疟疾等传染病的斗争中，在防治一系列常见病、多发病的日常卫生工作中，在治疗某些疑难杂症、原因不明疾病的科研攻关中，传统医药都以独特的疗效向世人展示了其强大生命力。特别是在 2003 年抗击"非典"的战斗中，我国传统医药的确切疗效不但让国内同行信服，而且得到世界卫生组织的认可。

我国是发展中国家，经济总量虽然很大，但是人均 GDP（国内生产总值）仍然较低。党和国家为了解决人民群众看病难、看病贵的问题，不能不考虑卫生服务的成本投入产出问题。大量的事实表明，传统医药的服务成本大大低于现代医药。以民族医药为例，从第三次全国民族医药工作会议披露的消息得知，我国民族医药医疗机构的服务价格，只有中医医疗机构的二分之一和西医医疗机构的三分之一。无怪乎经济发展相对滞后的地区、边远地区和少数民族地区的人民群众，对于传统医药服务的需求特别强烈。据调查，广西百色市所属各县 500 多位民间壮医，每年看病在 60 万人次以上，相当于三个中等县医院的门诊量。笔者在 20 世纪 70 年代曾和医疗组参加三线建设会战，野外工地的生活、工作条件是很艰苦的。在实施卫生保健过程中，由于大量推广使用中草药防病治病，曾创造了所在团队数千民兵，每人每月医疗费只花 8 分钱而能保障健康的纪录。从卫生经济学的角度来考虑，传统医药更应重建主流医学的地位。人民群众讲究的是防病治病的实际效果，而不在乎应用传统的还是现代的医疗方法或手段。

既然传统医药有确切的治疗效果，成本又比较低廉，非常受人民群众的信赖和欢迎。但为什么会出现现代医药大发展而传统医药相对萎缩衰落的局面？是国家决策失误吗？显然不是！《中华人民共和国宪法》和《中华人民共和国民族区域自治法》早就明文规定要发展传统医药和民族传统医药；党和国家也早就提出"中西医并重"的方针。中共中央原总书记胡锦涛在党的十七大报告中，除了重申"中西医并重"的方针外，还强调要"扶持中医药和民族医药事业的发展"。可以说，这是党和国家的既定政策。遗憾的是，这些方针政策在执行的过程中并没有得到真正的落实，否则就不会出现传统医药的实际衰落局面。这其中恐怕要考虑主流行政的认识和执行力度问题以及其他中间环节的问题了。

从认识的角度来说，近几十年来，对我国传统医药的最大、最核心的认识误区是认为它"不科学"，并由此而形成了种种阻碍传统医药事业发展的人为干预因素。曾有人提出"西医看不好病是科学，中医看好病也不是科学"的奇谈怪论；中华人民共和国成立初期有人把中医定为"封建医"，要与封建制度一起铲除和消灭；最近还有人因中医"不科学"而要求其退出国家医疗体制，真是不一而足。

什么是科学？目前世界上尚未有一个统一的定义和标准。西学东渐以来，有人把西方传过来的"还原论"思想和方法手段当成了唯一的科学和技术，并以此为标准来衡量我国和东方几千年来基于整体论形成的思想体系成果，凡不符合的统斥之为"落后""不科学"。近来甚至有人将传统医药扣上"伪科学""反科学"的帽子。这种狭隘的科学观，势必使传统医药失去主流医学的地位，如果不从根本上转变，则足以致传统医药于死地。从辩证唯物主义的观点来看，科学应当是实事求是的，真理是有标准的。任何科学理论都是相对的，都受时空的制约，都在向前发展，不断修正和完善，并越来越接近绝对真理。而实践是检验真理的唯一标准，我们不否认"还原论"的科学理论，因为在这个理论基础上，近百年来确实创造了许多科学奇迹，达到了它应到的高峰，但与此同时，也发现了它的许多局限性和弊端。宇宙的广阔无垠，事物的复杂多样，社会现象、精神活动的内涵深奥，各民族文化的多元和丰富多彩，促使人们意识到对客观事物的认知方式及手段，乃至理论和知识体系，也应是多样的、多层次的、多角度的，绝非只有"还原论"的理论和方式方法。任何理论及方法手段，只要它能经得起实践的检验，特别是经得起长期的、大范围的实践检验，它就具有相对真理的资格和性质，都应受到肯定和尊重，对传统医药来说尤其如此。传统医药的确切疗效和低廉成本表明了它存在的合理性，显示了它的认知方式和技术手段的科学性。更何况，现代医药对某些疾病的预防和治疗，至今尚束手无策，而应用传统医药的理论和手段来应对则往往游刃有余。

　　说中医是"封建医"，现在听起来似乎有些可笑，至少是缺乏起码的知识和常识的表现。然而在中华人民共和国成立初期，此话居然出自国家卫生行政部门一位领导之口，这就不能不令人深思了。如果不是党中央和毛主席及时发现和果断处理，恐怕中医早就被取消了。不过坏事变成了好事，通过批判提高了认识，中医工作出现了一个新的局面。近年网上出现的要求中医退出国家医疗体制的言论，虽然只是一场闹剧，并且已经受到政府有关部门的反对和许多专家学者的驳斥，但是其消极影响绝对不可低估。因为它确实反映和迎合了一些人反对传统医药的心态，并且是打着所谓维护科学的旗号。"不科学"当然是落后的代名词，有些人不敢明目张胆地反对中医，转而以"现代化""科学化"为理由，要求中医接受西医的改造和提高，把许多中医医院搞得面目全非，其结果必然是使中医在所谓的"现代化""科学化"中"安乐死"。著名中医学家邓铁涛教授有一段内涵深刻的讲话："什么叫现代化？就医学而言，应该是用最少的支出，以最短的时间，达到最佳的效果，这才是世界人民对现代化医学的要求。病人住院从头到脚，做各种仪器检查，出院交费几十万元，这就是现代化吗？"我想这应当对人们理解传统医药现代化有所启发，同时有助于有关部门总结我国前阶段医疗卫生改革不成功的原因。

　　既然传统医药也是科学，而且在国家医疗卫生体制中还具有相当的优势（例如成本低廉的优势及对某些疑难病、原因未明疾病的防治优势和治未病的优势等），广大人民群众还这样信赖它、欢迎它，那么我们的卫生主管部门，就应当从实际出发，从人民的需求出发，根据《中华人民共和国宪法》的规定，根据党中央、国务院的指示和要求，把传统医药真正作为主流医学来对待、支持和发展。也许有人会问，一个国家能有几个主流医学吗？我想这是无需作深入解释的。"中西医并重"的方针讲得还不明确吗？在少数民族地区，根据《中华人民共和国民族区域自治法》的规定，本民族的传统医药也应成为本地区的主流医学。一个有960万平方千米陆土面积、13亿人口的大国，要解决人民群众的医疗保障问题，传统医药和现代医药一样，都应成为主流医学。正如黄河是主流，长江、珠江也是主流一样，在经过人为因素造成传统医药衰落萎缩的痛苦反思之后，我们更应从积极的方面来采取措施，加以扶持，重建传统医药的主流医学地位。因为扶持与不扶持，结果是大不一样的。主流医学的地位需要主流行政来建立、巩固和发展。但传统医药的人才队伍需要主管部门来培养、培训，传统医药的医教研机构需要主管部门来建立健全，传统医药的发展规划需要政府来制定，传统医药人员的执业资格需要政府来认定，传统医药的行业标准需要有关部门来颁布，传统医药的学术交流需要有关部门来支持，传统医药从业人员的合法权益需要社会来保障。所有这些，都需要经过主流行政的行政行为才能做到，而传统医药本身是不能自行完成的。特别是在政府投入上，如果主流行政不是并重而是偏重，重建传统医药的主流医学地位只能是一句空话。据国家中医药管理局公布的"2005 年国家财政、中医事业费支出数及比重"显示，当年国家财政支出为33708.12 亿元，卫生事业费为 601.50 亿元，占国家财政支出的比重为1.78%；中医事业费为 41.42 亿元，占国家财政支出的比重为 0.12%。如果将卫生事业费与中医事业费两项加在一起为 642.92 亿元，那么中医事业费占的比重仅为 6.44%。这个数据至少能说明，国家对中西医的投入差距太大了，致使中医在整个医疗市场的占有率呈下降态势。重建传统医药的主流医学地位，真是刻不容缓，任重道远。

重建传统医药的主流医学地位，必须尊重传统医药自身的特点和发展规律。而要做到这一点，从认识上来说，首要的仍然是肯定和尊重传统医药的科学性问题。如果主流行政还是认为传统医药缺乏科学性，只是现代医药的替代和补充，那就根本谈不上重建传统医药的主流医学地位问题。目前社会上还有一些反对中医甚至要求取消中医的言论，虽说是一场闹剧，但其影响并没有那么容易消除和肃清。发表这种言论者可能多数还是属于学术争论，我们不能随便"打棍子"，但也绝不允许其泛滥。特别是不能让它干扰主流行政的政策制定和措施落实。为此我们的新闻媒体和学术刊物，有必要开辟专栏，对传统医药的科学性问题展开一场大讨论，以求提高认识和统一思想。只有从哲学上、文化上、多学科的结合上，深刻理解和全面肯定我国传统医药的科学性，才能真正按照传统医药自身的特点和规律来发展传统医药，重建其主流医药的地位。不然就是从业人员多了，机构大了，也未必能真正形成具有传统医药特色的主流医学。在这里，笔者认为彻底改变目前几乎完全以现代医药管理模式来管理传统医药的状况，确属必要，势在必行。一位中医老前辈说："要西医的模式来管理中医，就像要牧师来管和尚，怎么能管好？因为念的不是一本经！传统医药的学术问题，只能主要请传统医药的专家来评议；传统医药的标准和规范，只能请传统医药的专家来制定；传统医药的院校，必须真正学习传统的经典理论；传统医药的医疗事故鉴定处理，必须尊重传统医药的学术特点，并且由传统医药的学术团体和主管部门来认定。没有这些具体的管理形式和措施，发展传统医药就只能是纸上的东西和文件上的口号。"

要重建我国传统医药的主流医学地位，必须切实尊重病患者的就医选择。除了在法律上保障传统医药工作者和就医者的合法权益之外，在各种媒体上，要将传统医药和现代医药都作为主流医学进行宣传；要使病患者对传统医药的长处和优势有更多的了解；要加强传统医药的国内外学术交流，不断提高传统医药的诊疗质量；要不断改善传统医药医教研机构的工作条件，为病患者创造较好的就医环境。由于传统医药的服务成本相对较低，特别适应经济相对滞后地区、广大农村、少数民族地区、边远山区病患者的诊疗需求，国家应把大量的传统医药医疗机构设置在这些地区，并鼓励传统医药工作者到这些地区为群众服务。要为传统医药工作者在这些地区工作创造必要的物质条件，如提供充足的药材，简化制剂审批程序，交流和推广制剂的使用等。在城市社区医疗服务中，也要大力推广使用传统医药，尽量为社区居民和进城务工农民提供简便廉验的传统医药服务。

我国的传统医药是世界上为数不多的、自成体系的传统医药之一，这是中华民族的骄傲和自豪。灿烂的传统医学文化，不但造福了中国各族人民，而且也逐步为世界各国及各民族人民理解和接受。在许多外国人的眼中，西医的有限性越来越明显，西药的副作用太多，而且有相当一部分疾病西医治不好，甚至治不了。所以当西方人试图寻找更自然、更安全的治疗方法时，我国的传统医药自然在西方国家中逐渐扎根，并且在众多发展中国家中得到了推广。我国传统医药在国内外的吸引力、竞争力，无疑是来自其自身固有奇异性、有效性、经济性，还有它的非破坏性和整体性。如果我国的传统医药能真正重建其主流医学的地位，则不仅为彻底改变目前群众看病难、看病贵的状况做出贡献，而且也将为世界各国弘扬传统医药文化做出榜样。

在世界性倡导和谐回归大自然的潮流中，各国各民族古老的传统医药，经过按自身特点和发展规律改造与提高，有可能和现代医学一样，也成为各国的主流医学，而不是目前所谓的"替代医学"。尽管目前我国的传统医药队伍和服务份额已经明显小于且少于现代医药的队伍和份额，但仍不失为世界上屈指可数的传统医药大国，是国际上传统医药的主要市场。要振兴传统医药，世界寄希望于中国。世界针灸联合会、世界中医药学会联合会总部设在北京，国际传统医药研讨会在中国召开，是世界各国政府和人民发展传统医药的意愿，也是期待中国政府及人民做出榜样的体现。我们绝不能妄自菲薄，要不负众望，振奋民族精神，彻底清除民族虚无主义的影响，为重建我国传统医药的主流医学地位而努力奋斗。

中华民族的振兴，理所当然地包括中华民族传统医药——中医药和民族医药的振兴。在中国共产党的正确领导下，有了传统医药和现代医药这两个主流医学，中华民族一定能以更加强壮的体魄屹立于世界民族之林！

（黄汉儒）

第十一节　中西医结合治愈大面积烧伤病人9例的体会

1976年1月，我院（广西罗城县人民医院）在有关兄弟单位的大力支援下，克服了设备差、经验少等困难，因陋就简开设烧伤病房，通过中西医结合抢救治疗，治愈了9例大面积烧伤病人。现将有关临床资料和治疗体会报告如下。

一、一般资料

9例大面积烧伤病人均为火焰烧伤之男性青壮年，年龄最小者23岁，最大者40岁。其中8例于1976年1月4日因小煤窑瓦斯爆炸烧伤入院，1例于1976年1月17日因跌入石灰窑烧伤入院。

各例之烧伤深度、面积、基本消灭创面的时间、住院天数、入院第1天、第2天输液量、尿量，创面分泌物细菌培养情况，见表1、表2、表3。

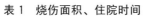

表 1　烧伤面积、住院时间

病例编号	烧伤面积（%）				基本消灭创面时间（天）	住院时间（天）
	总面积	三度	深二度	浅二度		
1	95	33	52	10	62	79
2	88	12	60	16	60	77
3	75	10	65		55	77
4	70		55	15	18	24
5	60		40	20	12	16
6	45			45	6	9
7	25			25	5	6
8	40			40	5	6
9	40	9	31		71	78

表 2　入院第 1 天、第 2 天的输液量、尿量

病例编号	第 1 天 24 小时输液（毫升）			第 2 天 24 小时输液（毫升）			每小时平均尿量（毫升）
	胶体液	晶体液	溶媒	胶体液	晶体液	溶媒	
1	2690	3200	2500	600	2000	1000	≥30
2	1740	3500	2500	800	1500	1500	≥30
3	770	2500	2500	800	1750	1500	≥30
4	900	2500	1500	795	1100	1350	≥30
5	800	2500	2500	800	1000	1500	≥30
6	800	2000	2000	800	1500	500	≥30
7	0	1500	1500	0	0	0	≥30
8	0	1500	1500	0	0	0	≥30
9	550	1500	1500	0	1000	1500	≥30

表 3　创面分泌物细菌培养情况

细菌名称	无菌生长	变形杆菌	卡他球菌	副大肠杆菌	白色葡萄球菌	柠檬色葡萄球菌	四联球菌
培养生长次数	18	3	2	5	13	2	1

二、治疗方法

(一) 抗休克、清创

抗休克的措施，除输液、输血外，同时积极配合中医辨证论治。治则为清火解毒、凉血生津、益气固脱。方选择犀角地黄汤、黄连解毒汤、生脉散加味。补液量参照1970年全国烧伤会议规定并根据休克的纠正情况，掌握偏紧，不宜太过量。纠正休克的主要标志是每小时平均尿量在30毫升以上。

在抗休克的基础上及时清创。方法：在冬眠一号强化麻醉下，先以温盐水冲洗创面，污染严重的部位可用肥皂拭洗，一般以纱布拭洗干净即可，最后以0.1％新洁尔灭溶液冲洗全部创面，自然干燥后以无菌单包裹送烧伤病室。

(二) 抗感染

均用全身暴露疗法，烧伤面积较大（60％以上）或胸、腹、背部烧伤者上翻身床。创面外涂磺胺米隆、磺胺嘧啶银和洗必泰混悬液（以下简称S.S.G），每日3～4次。小面积一度、二度创面外涂水火烫伤膏或地榆膏。创面用电灯热烘法保持干燥。在适当选用全身抗生素的同时，投以清热解毒、益气生津、健脾养胃的中药，方选黄连解毒汤加味（加银花、莲心、地榆及人参、黄芪、麦冬、五味子等）。注意调理脾胃功能，加强营养及一般支持疗法。三度烧伤面积较大的病例，及时果断切痂。为了保护创面，作了异种异体（猪皮）皮肤移植。烧伤病室宜交叉使用，以防耐药杆菌感染。

(三) 恢复期治疗

以加强营养、补气补血、调理脾胃为主，中药选用归脾汤、四君子汤、八珍汤、生脉散、玉屏风散、参苓白术散加减。

(四) 加强护理

做到勤观察记录病情变化，勤清理创面分泌物，勤换药，勤翻身。凡大面积烧伤病人都安排特别护理班。

三、典型病例

病例 1

彭×，男，40岁，罗城县（现罗城仫佬族自治县）龙岸公社社员。1976年1月4日因小煤窑瓦斯爆炸烧伤入院。烧伤总面积95％，其中三度烧伤面积为33％，深二度烧伤面积为52％，浅二度烧伤面积为10％。入院后立即进行抗休克治疗，然后清创处理。

早期清创后上翻身床，全身暴露疗法，创面外涂 S.S.G 混悬液，每日 4 次。入院 2 天，患者即出现烦渴引饮、神昏谵语、舌绛脉虚数等一系列津液暴失、火毒攻心的危象。在输液输血的同时，进以大剂清火解毒、凉血生津的加味犀角地黄汤（加人参、黄芪、麦冬、五味子等益气固脱之品），经中西医结合抢救治疗度过休克期。

入院第 4 天后，患者高热持续不退，狂躁谵妄，有幻觉，呼吸急促，心率达 160 次/分钟，三度烧伤的两小腿及右上肢出现典型的绿脓杆菌感染坏死斑。在加强支持疗法的基础上，于 1 月 9 日在硫喷妥钠全麻下，选择创面最坏的两下肢行切痂植皮手术，切痂面积 30%，移植大块猪皮。切痂后病人一般情况迅速好转。1 月 13 日在原切痂创面行猪皮打洞植入自体皮肤。1 月 28 日在两大腿内侧创面行"邮票植皮"术。在此期间，连投清热解毒重剂——加味黄连解毒汤，并使用了较大剂量抗生素和激素。在感染基本控制后，于入院第 14 天后停用全身抗生素，继续内服清热解毒的中药。恢复期给予归脾汤、生脉散等补益剂，并鼓励患者多进食，加强营养。入院 62 天基本消灭创面，于 1976 年 3 月 27 日痊愈出院，住院 79 天。

病例 2

李××，男，25 岁，罗城仫佬族自治县龙岸公社社员。与例 1 因同一爆炸事故同时入院。烧伤总面积 88%，其中三度烧伤面积为 12%，深二度烧伤面积为 60%，浅二度烧伤面积为 16%。入院后立即给予补液及清火解毒、益气生津的中药，简单清创后上翻身床，全身暴露疗法，创面外涂 S.S.G 混悬液。入院后第 6 天、第 14 天、第 24 天分三次行"邮票植皮"术，消灭了全部三度烧伤创面。经三次植皮后，患者一般情况良好，但出现了终日自汗不止的现象，体力消耗很大，同时增加了痂下积脓感染的机会。经中西医会诊讨论，认为患者经前段治疗津气稍复，但新皮始生、营卫不固、腠理开泄，故自汗不止，乃进大剂红参、麦冬、黄芪、五味子、玄参、白芍、浮小麦、麻黄根、煅龙骨、煅牡蛎等，一方面固其津气，另一方面调和营卫、固表敛汗，4 剂而自汗止。此后病情不断向愈，入院后 69 天基本消灭创面，77 天痊愈出院。

病例 3

廖××，男，40 岁，罗城仫佬族自治县东门公社社员。1976 年 1 月 17 日因不慎跌入石灰窑烧伤入院。烧伤总面积 40%，其中三度烧伤面积 9%，深二度烧伤面积为31%。入院第1天24小时输胶体液550毫升，晶体液和溶媒各1500毫升；第2天24小时不输胶体液，仅输晶体液1000毫升、溶媒1500毫升。休克期平稳度过。早期清创后全身暴露疗法，创面涂 S.S.G 混悬液。

经中西医结合治疗，创面逐步愈合，但皮瓣生长较缓慢，考虑主要是患者营养跟不上所致。入院后71天基本消灭创面，78天痊愈出院。

四、中医辨证论治

1. 休克期

清火解毒为主，佐以益气生津，以防火毒内攻。处方：黄芩15克，川连9克，黄柏12克，栀子9克，银花30克，连翘12克，莲心6克，丹皮9克，党参18克，麦冬18克，五味子6克，地榆15克，甘草6克。每日1剂，水煎分3次服。

2. 感染期

除继续服清火解毒处方外，间进益气生津、健脾养胃之药，方选加味增液汤。处方：生地18克，玄参12克，麦冬18克，沙参15克，玉竹15克，黄芪18克，党参15克，内金9克，甘草6克。每日1～2剂，水煎分2次服。

3. 恢复期

健脾益肾、补气补血，以归脾汤、五味地黄汤为主方，随症加减。

五、讨论和体会

（1）成批收治大面积烧伤病人，我院过去已有过几次。我们深深体会到，加强党的领导，认真做好烧伤抢救的组织工作，是保证抢救工作顺利进行并取得良好效果的首要条件。

（2）充分发挥祖国医学辨证论治的长处，坚持走中西医结合的道路，才能不断提高大面积烧伤的疗效。这一批大面积烧伤病人，内服药以中医辨证论治为主，根据不同阶段出现的不同脉证，灵活运用清火解毒、益气生津、固表敛汗、补气补血、健脾益肾等治疗原则，收到了较好的疗效。

火气猛烈，火性炎上，最能燔灼脏腑。大面积烧伤病人除皮焦肉卷、苦痛难熬外，往往出现"火毒攻里"的危象。故在烧伤早期，清火解毒确是中医辨证治疗的重点。与此同时，还必须注意到火邪消烁津液，耗损正气，应当配合益气生津的中药。这与现代医学认为烧伤引起严重的血容量不足和微循环障碍所致的休克，原则上是一致的。输液与清火解毒、益气生津的中药同时应用，似有协同作用，提高了抗休克的效果。9 例烧伤病人采用此法治疗，休克期度过均较平稳，每小时平均尿量都在 30 毫升以上，达到全国烧伤会议关于抗休克的要求，而输液量则比全国烧伤会议定的标准减少。这方面与安徽医学院烧伤研究组的结论相似。

抗感染固然需要用清热解毒的中药，但临床实践表明，从抗休克到抗感染，连进苦寒败胃之清热解毒药，病人易出现纳呆食减，运化失常。脾胃为后天之本，生化之源，和患者的抗病机能关系甚大，不能不特别予以重视。8 例病人在抗感染的过程中，间进甘寒养胃、益气生津的中药，病人精神和食欲良好，增强了机体免疫能力，对抗感染起到了积极的作用，此即所谓扶正可以祛邪的道理。9 例病人经多次创面分泌物的培养，均未发现有较强致病力的细菌生长，治疗过程中也未发生明显的烧伤败血症。虽然并不排除其他综合措施的作用，但是与类似病例组相比，成绩相当明显，似可说明中药的作用。近来已有若干临床与实验资料说明，扶正祛邪中药除对烧伤感染中常见的几种细菌有一定抑菌作用外，和抗生素有协同作用，可以提高疗效。

恢复期重在培本，这是一般原则，但亦当辨证施治，不可死搬教条、削足适履。如上例 2 的病人在恢复期大汗不止，已成为主要矛盾，如不及时止汗，几有前功尽弃之虞。由于辨证明确，很快解决了问题。9 例病人通过补气补血，健脾益肾，加强营养，血浆总蛋白普遍从 3～4 克/升上升到 5～6 克/升，为加快创面愈合创造了有利条件。

（3）对于三度烧伤面积较大的病人，应特别注意抓紧创面处理，早期切痂植皮。如上述例 1 病人三度烧伤面积 33%，入院第 4 天就出现败血症征象，病情凶险。我们果断地进行抢救性切痂，切掉 30% 的三度焦痂，同时植上大块猪皮，使病人一般情况迅速好转。移植的猪皮在两个月内尚未见明显溶解，为机体的修复争取了时间。

（4）正确评价抗生素的作用。抗生素（这里主要指全身抗生素）对于预防和控制烧伤感染有一定作用，这是必须肯定的。但我们以往在大面积烧伤的抢救过程中，抗生素一直是用到创面全部愈合为止，看来这并无必要，有时甚至可能导致如细菌耐药或抗药性产生、肝肾功能损害、白细胞下降、继发霉菌感染等不良后果，从而拖延创面愈合时间。这次收治的 9 例病人，烧伤面积最大的例 1 和例 2 病人，全身抗生素只用了 14 天，例 3 病人则基本未用全身抗生素，并打破了过去认为切痂植皮前后一定要用抗生素的常规。绝大部分病人都未出现创面的严重感染。临床实践告诉我们，吸收期应使用较大剂量抗生素，但不宜长期使用，病情稳定后应果断地停掉。另外，对于轻度和中度的烧伤，可以考虑不用全身抗生素。

（5）暴露疗法较之包扎疗法有许多优点，首先是水分易挥发而干燥，同时易于观察创面的微细变化，而且医疗费用也比较低。

（6）护理工作在大面积烧伤抢救中占有十分重要的地位，特别是在设备条件较差的基层医院，更应大力加强。

（黄汉儒）

第十二节　《黄帝内经》的成书与中医理论体系的形成

一般学者和医家认为，《黄帝内经》成书于战国或战国至西汉时期。

春秋战国时期由于经济、政治、文化的发展，不仅产生了不少以医为业的专门家，同时出现了许多不同倾向的思想家，加上社会处于变革的时代，五霸七雄，连年征战，客观上对医疗卫生方面的需要比以前更迫切。在这种情况下，《黄帝内经》应运而生，乃是顺理成章的事情。

在《黄帝内经》的成书年代，由于历史条件所限制，哲学和自然科学还不可能区分开来，因此，《黄帝内经》的作者们创立中医学理论的时候，实际上是把一些类似于自然哲学的概念引进了医学的领域，如阴阳、五行、气等，并使它们成为中医基础理论的一部分。以"阴阳"为例，我们看一看《黄帝内经》是怎样把它和医学紧密地联系起来的。

关于事物存在着对立统一的现象，早在《易经》中已有认识。但直接提出"阴阳"的概念，则始见于《国语·周语》伯阳父论地震："阳伏而不能出，阴迫而不能烝，于是有地震。"在这里，阴阳不但用以解释自然现象，而且用以解释人体本身了。《黄帝内经·素问·阴阳应象大论》曰："阴阳者，天地之道也，万物之纲纪，变化之父母，生杀之本始，神明之府也，治病必求于本。"这是把阴阳作为治病的大道理而加以肯定的。在论述人体的正常生理时指出"阴平阳秘，精神乃治"（《黄帝内经·素问·生气通天论》）；在谈到病理生理时说"阳胜则热，阴胜则寒"（《黄帝内经·素问·阴阳应象大论》）；在提到诊断治疗原则时强调"谨察阴阳所在而调之，以平为期"（《黄帝内经·素问·至真要大论》），诸如此类的论述，在《黄帝内经》中比比皆是。就这样，根据阴阳的属性、阴阳互根、转化等道理，解释人体生理的种种现象，并据以指导临床治疗实践。五行学说引进医学领域，其作用也大致与阴阳学说相似，只不过对许多病理生理现象，能进行更详细地说明，赋予更具体的属性，并从五行生克制化规律中，引出发展变化的结论来。在这个意义上，可以说五行学说是比阴阳学说更进一步的事物分类法。值得指出的是，《黄帝内经》在把阴阳学说和五行学说等许多概念引进医学时，并不是用以代替中医的其他的独特名词概念，而是用以概括和总结这些更直接、更具体的医学内容。当它们一旦和这些更直接、更具体的医学概念结合起来，就可以进行不以实验材料而以"抽象的思辨原则为基础的"逻辑推导，从而发挥了理论的作用。

在我国由奴隶社会向封建社会转变的春秋战国时期，具有朴素唯物论和自发辩证法思想的阴阳五行学说（还有"气一元论"等），应该说是一种先进的自然观。正是在这种先进的自然观的指导下，祖国医学数以万年计的长期实践经验，得到了一次理论性的总结，这是一个划时代的进步。

中医理论的形成，除受到当时的哲学思想的深刻影响外，还有一个不可忽视的因素，就是其他学科对它的影响。其中，尤以天文、历法、地理等方面知识的发展，对中医理论的形成关系较大。运气学说在中医学中的运用，并成为中医基础理论的组成部分，就足以说明。《黄帝内经》七篇大论内容，涉及日月星辰的运行、寒暑往复的变化、冰雪雷电的兴作、飞潜动植的盛衰、地土高卑的差异等，并通过独特的推演方法，联系到人体生理病理变化和诊断治疗原则。其论述范围之大，想象力之丰富，除为后人所惊叹外，还提供了大量的需要继续深入研究的课题。

近年来，随着学术争鸣的开展，不少中医专家著文立论，认为整个中医理论体系，从哲学思想、基础理论、病因学到临床方法，都可以追溯到《黄帝内经》这部著作上，从而进一步肯定了《黄帝内经》在中医发展史上的地位和作用。我们可以看看《黄帝内经》是如何确立了中医的这些理论原则的。

一、哲学思想——朴素唯物论和自发辩证法

《黄帝内经》从阴阳五行学说这些具有朴素唯物论和自发辩证法思想的自然观出发，取类比象，强调了"人与天地相应"，并认为人体本身就是个"小天地"。它在阐述自然界和人体的各种变化时，特别要求从整体观念和运动观念上来说明。如《黄帝内经·素问·六微旨大论》指出："是以升降出入，无器不有……故高下相召，升降相因，而变作矣。"这些论述对于2000多年来中医的临床实践，无疑是发挥了指导作用的。一些具有哲学唯心倾向学派的学说，虽然也或多或少地掺入中医理论之中，但是医学是一门自然科学，它本身的"彻底革命"性，它研究对象的客观存在性，这种天然的"抗体"，事实上否决了唯心的哲学思想，这种哲学唯心思想不可能在中医学中占主导地位，而且会随着中医的发展逐渐被清除。

二、基础理论——阴阳五行、脏象经络学说

如果只有朴素唯物论和自发辩证法思想，而不联系人体的脏腑器官、生理功能和病理变化方面，那么中医学的理论体系就无法以形成。关于阴阳五行成为中医基础理论的一部分的问题，我们已在前面进行了讨论。在这里，着重探讨中医基础理论的另一部分——脏象经络学说。《黄帝内经》中关于人体的五脏六腑等器官组织的解剖结构的认识，尽管比较粗陋，但这对于中医理论的形成来说，仍然是不可缺少的前提之一。如《黄帝内经·灵枢·肠胃篇》对于胃的形态作了如下描述："胃纡曲屈，伸之，长二尺六寸，大一尺五寸，径五寸，大容三斗五升。"设想，如果连胃是个空腔的器官都不知道，又怎么能把"胃主纳谷"的生理功能和"胃气上逆则呕"的病理变化联系起来？《黄帝内经》中关于经络循行部位的描述，虽然大抵上基于临床经验，但其具体和详细的程度，着实令人惊叹。尤其是它对脏腑经络的功能，及其与四肢百骸的联系的叙述，达到了相当广泛和细致的地步。以心为例，《黄帝内经·灵枢·师传篇》说："五脏六腑，心为之主。"《黄帝内经·素问·平人气象论》谓："虚里，贯膈络肺，出于左乳下，其动应衣，脉宗气也。"在其他篇章中，则分别指出"心主血脉""其华在面""开窍于舌"与小肠互为表面里等，并能通过五行属性的归纳，把心与五志中的喜、五色中的赤、五气中的香、五味中的苦、方位中的南方、气候中的热、季节中的夏季等20多个方面的有关内容联系起来。显然，在这些联系的描述中，既有肉眼直观的内容

（如"虚里搏动应衣"），又有实践经验的总结（如"心主血脉，其华在面"）；既有粗糙的解剖知识（如"贯膈络肺，出于左乳下"），又有主观臆想的成分（如"心为君主之官，神明出焉"）。就这样，脏象经络学说把人体的脏腑器官和有关的生理功能、病理变化联系了起来，成为临床医学的基础和古代哲学与医学之间的桥梁。

三、病因学说——正邪论

基于长期实践和观察，中医病因学在《黄帝内经》中已经得到了比较完整的确立。凡能致人于病的各种因素，《黄帝内经》都把它列入"邪"的范围，举凡运气太过不及，疫毒染易，七情过极，饮食劳伤，等等。而人体的抗病能力，则称之为"正气"，包括元阴元阳、精血津液和营卫之气等。对于正邪之间的关系，《黄帝内经·素问·评热病论》指出，"邪之所凑，其气必虚""风雨寒热，不得虚，邪不能独伤人。此必因虚邪之风，与其身形，两虚相得，乃客其形"。至于不同邪气致病具有怎样的特点，《黄帝内经》以朴素的理论进行概括和总结。以风邪为例，《黄帝内经·素问·风论》曰："风者，善行而数变。故风者，百病之长也。"《黄帝内经·素问·太阴阳明论》曰："伤于风者，阳先受之。"《黄帝内经·素问·骨空论》曰："风从外入，令人振寒，汗出头痛，身重恶寒。"《黄帝内经·素问·至真要大论》曰："风气大来，木之胜也，土湿受邪，脾病生焉。""诸暴强直，皆属于风。"从这些论述中，我们对于风邪致病已经得到一个颇为完整的概念：风为阳邪，善行数变。感受风邪，首先出现表证。风在五行属木，通于肝气，可乘脾土而引起脾病的证候（这里的中间环节是因风邪致肝木气盛乘脾土）。而"诸暴强直，皆属于风"，乃是从病机上对风邪致病某种程度的概括。

四、临床方法——辨证论治

《黄帝内经》虽然未直接提出"辨证论治"的名词概念，但是这种辨证论治的原则和方法已确立，则当无疑义。有"雷公"与"黄帝"病案讨论一则，可资为证。雷公曰："于此有人，四支解堕，喘咳血泄，而愚诊之，以为伤肺，切脉浮大而紧，愚不敢治，粗工下砭石，病愈多出血，血止身轻，此何物也？帝曰：……与此病失矣……夫圣人之治病，循法守度，援物比类，化之冥冥，循上及下，何必守经。今夫脉浮大虚者，是脾气之外绝，去胃，外归阳明也。……四支解堕，此脾精之不行也。喘咳者，是水气并阳明也。血泄者，脉急血无所行也。若夫以为伤肺者，由失以狂也。不引比类，是知不明也。夫伤肺者，脾气不守，胃气不清，经气不为使，真藏坏决，经脉傍绝，五藏漏泄，不衄则呕，此二者不相类也。"（《黄帝内经·素问·示从容论》）请看，"黄帝"在这里就是根据辨证论治的原则和方法，通过对病人脉象、症状进行全面的分析后，才从病机上得出"脾精不能输布，水气并走阳明，病本在脾、标在肺"的诊断，既解释了那位"粗工"的治疗效果，也否定了"雷公"的"以为是伤肺"的错觉。"何必守经"四个字，在某种意义上来说，正是指的"辨证论治"。这个"证"，并不是孤立地指某个具体的症状，而是有关的症状、脉象及其相应病机的综合的概念。

恩格斯在评价 18 世纪上半叶的自然科学和古希腊哲学时指出："虽然 18 世纪上半叶的自然科学在知识上，甚至在材料的整理上高过了希腊古代，但是它在理论地掌握这些材料上，在一般的自然观上都低于希腊古代。"（《自然辩证法》）。这种评价对于《黄帝内经》所确立的中医理论体系及其自然观来说，同样是符合实际的科学论断。那种认为中医理论不大可靠，甚至只有经验没有理论的观点，是完全错误的，因为那种观点不符合自然辩证法的客观规律，也不符合中医学发展的实际情况。

（黄汉儒）

第十三节　关于张景岳生平及著作的若干考证

张景岳，名介宾，号景岳，字会卿，是明代杰出的医学家，原籍四川绵竹县，明初以军功世授绍兴卫指挥，迁浙江会稽。张氏幼察明慧，早年学医，壮岁从戎，中年、晚年复以医名世，在医理和临证方面均有较高的造诣，对后世影响很大。兹就管见所及，对景岳生平医事活动及著作，做些考证性的探讨。

一、生卒年再考

《明史》虽然有 22 篇医家及方技《列传》，却未给张景岳这样的名医留下点滴直接的记载。借以弥补这一不足的是明末清初著名哲学家黄宗羲所撰写，并收辑于《南雷文定·前集·卷十》的《张景岳传》[1]。有关张氏生平及生卒年代的考证，主要依据此传，以及景岳本人著作及其序跋。《浙江通志》《绍兴府志》《山阴县志》中关于张景岳的一些记载，亦多引《张景岳传》以为凭[2,3]。

根据黄宗羲所撰的《张景岳传》，张景岳于明神宗朱翊钧病死于当年（即1620年）南返会稽，时年58岁，又过20年才逝世。由此则可上推张氏生年为1563年，卒年为1640年。赵璞珊撰文引宋濂为纪念朱丹溪所写的《故丹溪先生朱公石表辞》为证[4]，说明古人计算年岁例按生年即为一岁，而不是现代使用的周年记岁法，首先提出了上述的生卒年代。此后一些作者著文引用了这一结论。

然而，1980年8月辞书出版社新版的《辞海》，把张景岳的生卒年定为1562～1639年。1980年11月陕西科学技术出版社出版的《中国历代名医评介》，在指出张景岳生卒年为1563～1640年的同时，并列"一说约1555～1632年"。还有人认为景岳"生卒无考"，生年只能估计为1561年前后，卒年估计为1639年[5]。这表明"1563～1640年"的结论，至今仍未成为学术界一致的意见，有再考证之必要。

问题的关键还在于能否充分肯定《张景岳传》的可信性以及统一记岁的标准和方法。笔者认为，《张景岳传》中所提供的"神宗崩，介宾遂返越，其年五十八"的记载是可靠的。这不仅因为黄宗羲曾在戊寅年（1638年）于张平子家里会见过张景岳，而且更重要的是，在张景岳生前亲订刊行的《类经附翼》一书中，有足以证实这一记载准确性的依据。《类经附翼·卷一·医易义》篇末明记："五十学易，讵云已晚？一朝闻道，立证羲黄……谨纪夫著论之岁月，则皇明之万历，壬子之一阳。"这就是说，万历壬子年（1612年）张景岳写作《医易义》时，年纪为50岁。从万历壬子到神宗病死的庚申年（1620年），刚好相距8年，因而1620年南返时58岁当是无可怀疑的。据此亦可直接推知景岳生年为1563年，进一步排除了生年为1555年、1561年、1562年的说法。

张景岳卒年除以《张景岳传》为依据进行推算外，尚可参考如下资料记载：他在写作《景岳全书·卷三·辨丹溪》时自称已"年出古稀"；崇祯丙子（1636年）著《景岳全书·卷三十六·总论气理》篇；并作《阳不足再辨》以回答三吴李氏质难时已74岁；戊寅（1638年）年会见黄宗羲时已76岁；庚辰年（1640年）《景岳全书》首次刊行，没有他的自序，林日蔚跋文称

"慰先外祖于九泉"之下，可知张景岳已故，寿数未越该年。这样一来，最后需要确定的只是 1639 年或 1640 年。在没有充分史料可以否定张景岳传中"又二十年始卒"记载的情况下，鉴于如前所述的这篇文字的可信性，把张景岳的卒年定为 1640 年是比较适当的。至于卒于 1632 年之说则可完全排除。

推断古人年岁以生年为一岁，不但古名家著作中有案可稽，现代史家的著作中也同样作为常例而应用。如任继愈主编的《中国哲学史（第 4 册）》（1963 年 7 月人民出版社出版），把《张景岳传》的作者黄宗羲生年定为 1610 年，依据的是全祖望《鲒埼亭集·卷十一·梨洲先生神道碑文》。其实这篇碑文只记载黄宗羲卒于"康熙三十四年，岁在乙亥（1695 年）"，而生年则是由文中的"庄烈（即崇祯帝）即位，公年十九"和"得年八十有六"推算出来的。设不以生年为一岁计算，则宗羲生年应再上推一年，即 1609 年。于此可再证，根据《张景岳传》推算出来的景岳生卒年，当是 1563～1640 年。

二、生平及医事活动地区

张景岳一生阅历十分丰富，对于他的生平及医事活动地区的考证，有助于我们理解和探讨其学术思想的形成和发展过程。

万历初年，张居正出任明朝内阁"首辅"（相当于宰相），颁布"考成法"，改革官制，明令官职不论大小，一概不准世袭。张家世授的绍兴卫指挥，可能也到此为止。这大约是张景岳 14 岁就随父进京另谋出路的原因之一。从此以后，他在我国北方地区生活了 40 多年。

据《张景岳传》记载，张景岳父亲张寿峰为"定西侯客"（明代有"定西侯"的官职，可能为其门客；一说为驻外迎送宾客的官名）。他随父至京后，除接触天下名人学士外，主要就学于当时的名医金梦石，并"尽得其传"。

张景岳虽然早年即从师学医，但是并未接着以医为业。《景岳全书·鲁超序》称其"壮年好谈兵击剑，思有所用于世"；林日蔚的跋文说其"壮岁游燕、冀间，从戎幕府，出榆关（今山海关）、履揭石、经凤城、渡鸭绿"，说明他的壮年是在军中度过的。在"渡鸭绿"之后，因无所就才"翻然而归"。

关于张氏"渡鸭绿"的时间，考之《明史》和《中外历史年表》[6]（中华书局 1961 年 2 月版），有万历壬辰年（1592 年）五月，日本大举侵犯朝鲜、逼王京的记载。朝鲜王李昖奔平壤、走义州，求援于明朝皇帝。同年七月，明偏师来援攻平壤未克；十二月明大军至义州。在打败日军后，于第二年

（1593 年）七月撤军回国。据此则张景岳自军中返回的时候，年纪当是 31 岁左右。以其从军时间较长，原来又学习过医学，故而他除作为幕府参谋人员外，兼为沿线军民治病也是有可能的。

张景岳卸军职返回京师后，即专心致志于医术，真正开始了职业医家的生涯。严氏将张景岳钻研医学、医名日彰的年份定在 1620 年南返之后[7]，这是缺乏考据的。张氏行医、成名于京师，可从《景岳全书》的有关医案和其他一些记载中得到佐证。

《景岳全书·卷七·伤寒典》："万历乙巳岁，都下瘟疫盛行，凡涉年衰及内伤不足者，余即用大温大补兼散之剂，得以全活者数十人。"按万历乙巳（即 1605 年），此时张景岳 43 岁，距南返尚有 15 年。这时他亲身参加了京都及其周围瘟疫流行的救治，并显示了其方药的特长，取得较好的疗效。

《景岳全书·卷七·辨舌色》："余在燕都，尝治一王生，患阴虚伤寒……，前后凡用人参、熟地辈各一二斤。"《景岳全书·卷二十五·积聚》："余在燕都，尝治愈痞块在左胁者数人，则皆以灸法收功。"这两案都指明诊疗地点在燕都（即北京）。

《景岳全书·卷三十四·秘结》："移朱翰林太夫人，年近七旬，于五月时，偶因一跌即致寒热……。及余诊之，见六脉无力，惟头面上身有热，而口则不渴，且足冷至股。余曰：此阴虚受邪，非跌之为病，遂以理阴煎加人参、柴胡，二剂而热退。"后又继发腹胀，大便不通，群医欲用寒凉，张景岳"坚执不从"，仍以"前药更加姜、附，倍用人参、当归，数剂而便即通，胀即退"。按翰林学士在明代系二品高官，内阁成员，只有在京师中央一级才有设置。若非名医，是不可能连连出入这样的大官府第，为其太夫人诊病的。此案病情颇为复杂，张景岳明辨标本，力排众议，应手取效，医术确是精湛。这也可作为张氏行医于京师，且医术、医名均已很高之一证。《张景岳传》称其"为人治病，沉思病原，单方重剂，莫不应手霍然，一时谒病者辐辏其门"，当是景岳在京师行医盛况的真实写照。

《景岳全书·卷三·京师水火说》对京师之水质污染和煤气中毒的经常发生，有相当详细的描述。其中指出人的寿夭与水质好坏有关，煤气中毒致死的原因是由于窗户密封、空气不流通，还提出了积极预防煤气中毒的措施和方法。这些也都能从一个侧面说明，张景岳以医家身份在京师生活了比较长的时间。

张氏名噪京师，"时人比之仲景、东垣""沿边大帅皆遣金币致之"。这使他仍时有机会出关外，为边塞将士治病，并得以了解当时辽西的军事、政治形势。他曾在辽阳道中预言："不出五年，辽其亡矣。"[8]后来事实果然证明了这一预言。世事的变化和局势的急转直下，更促使他"决意石隐，避世壶中"，连京师也不愿再待下去了。

返回会稽之后，张景岳继续行医于当地，"浙东、西，何止活万人"。与此同时，收徒授医，潜心著作。在这期间，他还先后到过西安和开封，为曾经担任河南学政、江西布政使司右参政等官职的叶秉敬及其母亲看病。后来《类经》的刊行，得到叶氏的大力赞助。

张景岳虽然"备历南北""涉历不少"，但是他并不讳避谈及自己没有亲身经历的一些地区，以及某些没有亲身诊治过的疾病。如《景岳全书·卷十四·瘴气》，在论述岭南瘴气时，公开申明："予未经其地，此不过臆度之见耳。"

晚年得子的张景岳，衰病垂暮之日，大概男嗣均尚不足以承其业，所以把《景岳全书》的稿本托付给女婿和外孙。他去世那一天，"自题其象，召三子而诲之，莞尔而逝"，享年78岁。

三、著作考证

张景岳的传世著作，除《类经》（包括《类经图翼》和《类经附翼》）外，尚有《景岳全书》64卷。《质疑录》1卷较大可能是伪托之作。

（一）《类经》的写作时间

《类经》是张景岳生前亲订付梓的著作，初刊于明天启四年（1624年）。这在该书的两篇序言中均有记载，确凿无疑。其卷数是《类经》32卷，《类经图翼》11卷，《类经附翼》4卷，共47卷。《山阴县志》谓："《府志》称42卷者误。"[9]明金阊童涌泉刻本卷数和《自序》所言卷数相符。

值得考究的是《类经》的写作时间。《自序》中说："凡历岁者三旬，易稿者数四，方就其业。"而《张景岳传》则称"经四十年而后成"。若按《自序》，则开始写作的时间在1585年左右，按传则后推至1595年，相差达10年，究竟是何原因？笔者以为，这似可从《自序》关于《类经》写作过程的记述中得到说明。张景岳在未正式写作《类经》之前，就已经对《黄帝内经》

做过一番研究。起初做的是摘要工作，后来竟觉得"言言金石，字字珠玑"，"不知孰可摘而孰可遗"，这才奋然鼓念，下决心对《黄帝内经》进行全面的分类整理，并加以注释和阐发。1585～1595 年，张景岳大部分时间生活于军中，兵家血刃，战事频繁，不大可能专心埋头于《类经》的著述。但做些摘要和个别注释则有可能。《类经》刊行时间在《张景岳传》成篇之前 47 年。可以认为，《自序》所说的"历岁者三旬"，是指正式开始写作《类经》至成书的时间；而传中所讲的"四十年而后成"，当是景岳晚年回顾此事时，把做摘要的时间，亦即正式写作前的研究和准备阶段，也包括在内，故二说可并存。

（二）《景岳全书》的刊行年代

这一直是个未取得一致结论的问题。多数作者把《景岳全书》的成书和刊行年代等同于《类经》，即 1624 年，严氏则定之为 1700 年[10]，相差达 76 年，不可不考。

《景岳全书》和《类经》同时刊行的说法，其错误比较显而易见，容易排除。《类经》刊行于 1624 年，这是医界所共知的确凿定论，然而据《景岳全书·卷三十六·总论气理》篇提示，景岳写作此篇的时间是"崇祯丙子"年，即 1636 年。可知此时全书初稿尚未完成，因而根本谈不上在 12 年之前与《类经》"同时刊行"的可能性。

那么，全书是否刊行于 1700 年呢？笔者查阅了《景岳全书》最早和较早的版本——《会稽鲁超刻本》[11]和《瀛海贾棠刊本》[12]，虽然都有林日蔚的《全书纪略》跋文，称于庚辰年携稿本至粤东，由方伯鲁公"捐资付剞劂，越数月工竣"，但是这里的庚辰年，并不指明是明代崇祯庚辰（1640 年）或清代康熙庚辰（1700 年），未加考证而定为 1700 年是轻率的。黄宗羲于辛亥年（1671 年）作《张景岳传》时指出："其书晚出，今方行世。"这说明《景岳全书》在 1671 年以前已经刊行。这就足可否定了初刊于 1700 年的可能性，而只能是 1640 年的庚辰年。范时崇作序称鲁超初刊《景岳全书》时，"纸贵五都，求者不易"，查嗣琛说"其板浸失"，贾棠重刻时又指出鲁超刊行全书后，"板成北去，得其书者视为肘后之珍，世罕见之"，说明初刊本印数很少，流传不广，这倒是事实。

此外，从刊行者年龄上来推测，亦当以初刊于 1640 年较为合情理。林日蔚是景岳外孙，张氏卒年 78 岁，则孙辈当在 20 岁左右。设康熙庚辰初刊，日蔚真能 80 岁高龄而远涉粤东？这是一方面。再从鲁超序中"适林汝晖（按：即林日蔚）侄倩携之来粤，如获拱璧，因谓儿辈曰：兹编宏济之仁……"的记述来看，多似长辈对青年晚辈说话的口气。又若日蔚年至八旬，则鲁超当有百岁，难道还能在广东任职居官？这是不能不令人质疑的。还有可资参考的是，济胜馆山内藏的鲁超刻本《景岳全书》[13]，保存完好，在中国科学院图书馆被鉴定为明刊善本。按 1700 年已是清康熙三十九年，设为此时所刻，则不当列为明刊本了。笔者的结论是，《景岳全书》初刊于 1640 年。

（三）《质疑录》是伪托之作

《质疑录》一卷，包括 45 篇体例颇为杂乱的医论。自从康熙丁卯年（1687 年）东海石楷首次刊行后，目录书（如 1831 年出版的丹波元胤《中国医籍考》[14]和中华人民共和国成立后编的《中医图书联合目录》）都把它列为张景岳的著作；有关医史著作文章，亦少有提出异议。其实，《质疑录》本身是否为张景岳所著，倒是很值得质疑。根据种种迹象联系分析，表明此书在很大程度上是后人所杜撰、伪托景岳之名以行世。

第一，来历不明。《类经》及《景岳全书》为张景岳所著，均有据可凭。所以尽管陈修园在《景岳新方砭小引》中，胡诌"全书六十四卷，世传出其甥手"，但历来医家都不以此而疑其为伪托。唯独这一卷《质疑录》，不但通志、县志中未提及，而且《类经》《景岳全书》及其序跋中，也找不到它是景岳所著的任何证据。《质疑录》的"题词"和"序言"，对于此书本身的来龙去脉，以及怎样传到石楷手里，都避而不谈。在《类经》刊行后 63 年、《景岳全书》刊行后 47 年，奇迹般地出现张氏的这一"新作"，人们是有理由怀疑其真伪的。乾隆甲申（1764 年）王琦重刊此书（收辑于《医林指月》医书 12 种）时，在跋文中就曾提到，有人"疑其为晚年未定稿"[15]，但尚不敢断然否定。

第二，张景岳晚年不可能、也无大必要写这样的书。如前所述，张氏写作《景岳全书》的时间不像《类经》那样充裕。这部言过百万、洋洋大观的巨著，倾注了他晚年的全部心血。《类经》和《类经图翼》都有自序，说明张景岳在刊行自己的著作时有作自序的先例和习惯。而《景岳全书》这样的大作反而无自序，这只能推测为在初稿完成后，张氏连自序都未及写就病卧或逝世了。在这样紧张的情况下，很难同时或再写《质疑录》，也不会有所谓

"题词"的雅兴。

《质疑录》的内容，大多是一些摘抄及读书札记性质的东西。"题词"称这是为了辨张、刘、李、朱等医家之谬戾，"以为质疑之一助"。考《景岳全书》有《辨丹溪》《辨河间》《阳不足再辨》《君火相火论》等篇，对于朱丹溪、刘河间、李东垣等前辈医家立论中的偏颇或乖谬，何止"质疑"，早已一驳再辨，有大量的论述。王琦也承认，《质疑录》"所列诸论，有已见《全书》、《类经》中者"[16]，只有少数议论略异于上两书。以《景岳全书》这样首要的工作尚未完成，反而去写《质疑录》这种内容重复、无足轻重的文字，有悖情理，难以置信。

第三，把《张景岳传》篡改为《质疑录传》，在传文中也作了有目的的改动。《南雷文定》是黄宗羲生前亲订之著作，故尔载于其中的《张景岳传》，从文字考据上来说，是具有权威性的。石楷刊行的《质疑录》，除了序言之外，尚有"质疑录传"一篇，下署"姚江黄宗羲太冲父撰"。笔者在详细地比较了这两篇传文之后，方省悟其中的奥秘所在。

两传首尾内容完全相同，关于《类经》以及张景岳南返时年 58 岁的记载也完全一样。只是在述及《景岳全书》的新方八阵和古方八阵时，有数句微妙而不易察觉的改动。为便考证，抄录如下。

《张景岳传》："作古方八阵，释古人立方之意；作新方八阵，析古方之某药为某经之用，不相凌夺。其书晚出，今方行世……"

《质疑录传》："作新方八阵，为八略以破之。惜其书晚出，尚藏于家……"

这里的关键之处是把"今方行世"改为"尚藏于家"。联系到石楷在序中所称：除《质疑录》"先光梨枣"外，还要和"诸同志君子"共谋，陆续刊行那"尚藏于家"的杂证谟、伤寒典、妇人规、本草类考等著作，"以共欣赏"。不难看出，这是假黄宗羲之大名，托张景岳之著作，以《质疑录》为奇货欺世，真是一版颇为费心设计的书商广告。石楷和他的"诸同志君子"还想利用《景岳全书》鲁超初刊本世人罕见这一空子，通过所谓的《质疑录传》的宣传，而再次攫取"初刊"名家著作的美名。

或谓，黄宗羲是否有可能再写这篇《质疑录传》？笔者认为这种可能性极小。《张景岳传》是张宗羲在己酉年（1669 年）寓证人书院时，应张景岳之甥——时年已八十的蒋一玖专请，在辛亥年（1671 年）写成的[17]。像黄氏这样名震瀚海的文人学者，果能在 16 年后，又为一卷本的《质疑录》作"传"，且内容与原景岳传互相矛盾，这是不可思议的。《质疑录传》这一篇名也属不经，似非文人学者之言，而且和《质疑录》本身毫无关系，可见伪托者虽有心术，但既是做假，就不能天衣无缝。其中蛛丝马迹，留心即能辨认。至于《质疑录》究竟出自何人之手，较大可能就是石楷本人。他声称敬仰张景岳，恨生晚不能亲炙其门，对张景岳的著作大约是较早见到并做了一定的研究，因而能够写出这一卷类似读书笔记的《质疑录》。我们辨斥其伪托之过，但并不否认《质疑录》对张景岳学术思想的某些阐发。

以上考证及结论，除生卒年外，均为初探，不当之处，请予指正。本文蒙中国中医研究院研究员马继兴、副研究员余瀛鳌二位导师审阅，谨志谢忱。

参考文献

[1]［8］［17］黄宗羲：《南雷文定》前集，卷十，《张景岳传》，上海中华书局出版，据粤雅堂丛书木校刊，北京图书馆。

［2］［9］清·徐元梅：《山阴县志》，卷十八、卷二十六，北京卧书馆柏林寺阅览部。

［3］《浙江通志》卷一百九十七《方技下》，光绪二十五年重刊本，北京图书馆。

［4］赵璞珊．关于张景岳的生卒年代［J］．上海中医药杂志，1963（5）．

［5］姜春华．评张景岳的学术思想［J］．浙江中医药，1979（11）：394.

［6］翦伯赞．中外历史年表［M］．北京中华书局，1961.

［7］［10］严菱舟．试论张介宾的学术思想［J］．中医杂志，1963（4）：1.

［11］［13］《景岳全书》明刊本（鲁超刻本），中国科学院图书馆。

［12］《景岳全书》贾棠刊本，首都图书馆、中医研究院图书馆。

［14］丹波元胤．中国医籍考：卷六十二［M］．北京：人民卫生出版社，1956.

［15］［16］《质疑录》，载于王琦《医林指月》医书十二种下册，中医研究院图书馆。

（黄汉儒）

第二章　黄汉儒主要著作简介

第一节　《壮族医学史》概要

《壮族医学史》由黄汉儒、黄景贤、殷昭红编著，1998 年由广西科学技术出版社出版。该书对壮族医药史进行了系统的研究和论述，内容包括 10 章 60 多节，主要有壮族社会历史及其与壮医药的关系，壮族地区地理、经济、文化、民俗与壮医药的关系，壮医药的起源，壮医药知识的积累，壮医药的初步形成与发展，壮医药理论和治疗方法概述，壮医对毒药和解毒药的认识和使用，壮医药对我国传统医学和民族保健的贡献，壮医药的研究、发掘、整理及现状，壮医药与中医药及其他民族医药的比较等，同时书后列壮医史大事年表。

该书用中文、壮文双语对照形式出版，对读者系统学习、了解、研究壮医药史具有重要的参考价值。该书出版后，专家学者们给予了高度评价。

《壮族医学史》是第一部公开出版发行的壮族医学史专著，填补了壮族医学史上的空白。壮族医学的起源、形成与发展，经历了漫长的数千年，但对壮族医药的系统总结，数千年来这还是第一次。因此，诚如我国医史界权威专家蔡景峰教授在该书序言中所说："《壮族医学史》在壮医药的发展史上，它是一块里程碑。就整个中国民族医药学发展史而言，它的地位也是举足轻重的，它的重要性是不容忽视的"。在《壮族医学史》公开出版发行以前，我国很多兄弟民族医学都有了自己的医学史专著。例如，我国汉医学（习惯称为中医学）有关医史专篇或专著的诞生，最早可追溯到汉代，《史记·扁鹊仓公列传》《后汉书·华佗传》等，均为较早的医史专篇；远在 13 世纪，就有《历代名医蒙求》《医说》等医学史专著问世。20 世纪 80 年代以来，我国其他一些兄弟民族医学，如蒙医学、藏医学、彝医学等，都先后出版了其医学史专著，而壮医学却没有！这不仅与我国 1800 多万人口壮族的地位极不相称，也不符合广大壮族人民及壮医药工作者的心愿，这不能不说是医史界的一大憾事，也是传统医学界的一大憾事！可喜的是，在历史的车轮即将驶入

21世纪的前夜，《壮族医学史》得以问世，不仅结束了壮族医学无本民族医学史专著的历史，也结束了壮族医学无自己系统的医药专著的历史。《壮族医学史》的出版，在民族医学发展史上，具有十分重大的意义，说它是壮族医药史上的里程碑并不过分。《壮族医学史》在我国族别医学史这个大家族中，当然并不是最早出现的，但我们不可否认，《壮族医学史》作为民族医学史专著的一员，不仅为民族医学史这门新的学科增添了一份全新的内容，而且为这门学科的理论建设提供了十分珍贵的信息和资料，为它添砖加瓦，贡献很大。

第二节　《中国壮医学》概要

《中国壮医学》由黄汉儒主编，2000年由广西民族出版社出版，是一部在《壮族医药史》的基础上，更全面、系统地介绍壮医药基础理论、诊断方法、治疗方法、临床各科及有代表性方药的一部壮医学专著。该书共10章43节，主要内容涵盖壮医发展史、壮医基础理论、壮医诊断学、壮医治疗学、壮医方药学、壮医预防学、壮医临床各科、壮医药现代研究进展、壮医药与各民族医药的比较、壮族地区医药历史人物及现代壮医药学家等。

原中国中医研究院资深专家蔡景峰教授为《中国壮医学》撰写了长篇序言，对该书给予高度评价。序言中指出，作为民族医药大发展的标志之一，就是各民族的医药得到了认真的继承和整理，《中国壮医学》从内容上看，确实已经进入"学"的圈子里。这是作者长期研究壮医药的历史及医药资料的过程中积累的成绩，如今水到渠成，瓜熟蒂落。《中国壮医学》成为《壮族医学史》的姊妹篇问世，为我国民族医药事业增添了新生力量，为民族医药的研究贡献了一支生力军。

蔡序还指出："已经出版的族别的医药专著，书名参差不齐，多数有'学'的头衔，有的则止于'医药'，究竟怎样的医药知识够上了'学'？一般认为，关键是要有医药理论体系，加上丰富的临床实践经验文献专著。这从1984年的首届民族医药工作会议的规划中，也已有所体现。一门学科或学问，如果没有上升到理论的高度，就很难说是一门完整的学问或学科。这次黄汉儒主编的《中国壮医学》，也已把壮医药的理论系统化了，这就符合了人们对一门学科的理解，称它为'学'，可以说当之无愧。"

2012年，《中国壮医学》再版，主要是为了适应壮医药事业在新的历史条件下进一步发展的需要。《中国壮医学》初版时，只印了3000册，目前书店已无存书，很多读者反映该书是一书难求，迫切要求对该书进行再版，以便学习和使用。本次再版，以忠实于初版的内容为主，原则上不作大的修改。本次再版的修改，主要集中在两个方面，一是对临床各科中壮医病名的修改。因为壮语方言的差异，壮医病名五花八门，很不规范，因为壮医病名的规范化工作正在进行中，本次修订，相关壮医病名主要是采用壮医执业医师资格考试新版大纲的病名，力求做到病名的初步规范统一。二是对部分壮医药专家个人信息资料的修改。10多年过去，相当部分壮医药专家的个人信息发生了很大的变化，甚至有些人已经不在世，因此再版时有必要对部分壮医药专家的个人信息进行修改。

第三节　《发掘整理中的壮医》概要

该书由黄汉儒、黄冬玲主编，1994年由广西民族出版社出版。该书第一次将当时发表的50多篇有关壮医药的论文进行汇编，内容包括医史、理论与报告、诊疗技术、临床治验、名老壮医经验整理、综述等。读者可通过该书了解1994年前壮医药研究的一些概况。

录入该书的一些论文，是壮医药的奠基性论文，如国医大师班秀文教授的《壮族医药学的防治特点》，把壮医药的特点归纳为四点：外治为主，偏重祛毒；防治结合，有病早治；用药简便，贵在功专；扶正补虚，必配用血肉有情之品。黄汉儒等人的《关于壮族医学史的初步探讨》是较早发表的有关壮医药史研究的论文，论证了壮医药在历史上的客观存在、存在的形式、历代发展简略及取得的成就，现代研究现状及发展趋势等。黄汉儒等人的《壮药源流初探》论述了壮药的起源、历史发展、现状及发展趋势。这些论文都具有较高的学术价值。

第四节 《广西民族医药验方汇编》概要

该书由黄汉儒主编,1993年由广西民族出版社出版,主要收录广西历次民族医药调查中收集到的民族民间验方秘方6000多条,涉及内科、外科、妇科、儿科常见病、多发病及某些疑难病症的用方。

广西壮族自治区人民政府原副主席张声震为该书作序。序言中指出,黄汉儒等人在广泛采集民族民间验方秘方的基础上,对验方秘方进行了严肃认真的筛选和整理工作。通过去粗取精,方药核实,规范体例,编目索引和文字审订,最后由老专家把关定稿,终于完成了这部字数逾百万、验方超6000条的著作。这些珍藏的验方秘方,是广西各族人民的共同财富,是广西民族民间医生的智慧结晶,是民族医药古籍普查整理的重大成果。它对于民族传统医药的医疗、教学和科研,乃至振兴民族经济文化事业,都具有重要的参考和实用价值。

第五节 《壮医药线点灸疗法》概要

该书由黄瑾明、黄汉儒、黄鼎坚整理,1986年由广西科学技术出版社出版。该书是根据龙玉乾的祖传经验整理而成。龙玉乾传承了其祖传的药线点灸疗法,业余时间用药线点灸为群众治病。编者把龙氏经验进行文字整理,发扬光大,造福群众。

老红军、广西壮族自治区卫生厅原副厅长覃波为该书作序。序言指出,该书是黄瑾明、黄汉儒、黄鼎坚三位同志,根据龙玉乾的祖传经验整理而成的,他们为发掘整理壮医药,做了一件很有意义的工作。经初步临床验证,证明该疗法具有简、便、廉、验、捷的特点。希望各地在推广应用中,进一步探索其疗效规律,使它为更多的患者解除痛苦。

第六节 《广西民族医药工作 30 年回顾》概要

本书为黄汉儒近期编撰的手稿，由《民族医药报》作为内部资料印发过，未公开出版，收录本书是第一次公开发表。黄汉儒把 30 年来广西民族医药工作归纳为十个方面。

一、广西民族医药研究所等民族医药医教研机构的建立

在广西民族医药研究所成立之前，广西从未有过独立建制的、政府创办的民族医药机构。广西中医学院（现广西中医药大学）虽然于 1983 年成立了壮医研究室，于 1984 年成立了壮医门诊部，但是都没有独立的事业编制和事业经费，也不具备法人资格。1984 年 9 月第一次全国民族医药工作会议后，自治区卫生厅、自治区民族事务委员会、自治区科学技术委员会根据会议的布置和专家的建议，并经自治区人民政府同意，决定首先筹办一所独立建制的民族医药科研机构——广西民族医药研究所。时任广西中医学院科研生产处副处长、壮医研究室副主任的黄汉儒同志被调到卫生厅，负责广西民族医药研究所的筹建工作。根据广西壮族自治区科学技术委员会的申报（桂科报字〔84〕199 号），国家科学技术委员会于 1985 年 5 月 31 日，以国科发综字〔85〕524 号文批复同意建立广西民族医药研究所，直属广西壮族自治区卫生厅领导，地点在南宁市。该所的主要研究方向和任务是运用传统和现代的方法及手段，对壮族、瑶族等少数民族医药进行发掘、整理、研究和提高；研究壮族、瑶族等少数民族医药的历史和现状，以及具有民族特色的防治、保健方法，壮族、瑶族民族医药及学术理论和经验，组织壮族医、瑶族医的学术队伍，开展学术交流活动，以促进民族医药的发掘，保障人民健康。1986年 6 月 5 日，自治区人民政府办公厅根据 1986 年 5 月 13 日区党委常委第 98次会议的决定，以桂政办函〔1986〕277 号文批复区卫生厅、区民族事务委员会、南宁地区行署，同意广西民族医院和南宁地区医院为"一套人马，两个牌子"，"广西民族医药研究所设在该院内"，落实了广西民族医药研究所的所址。1986 年 10 月 23 日，自治区计划委员会以桂计规字〔1986〕312 号文，批复同意区卫生厅上报的广西民族医药研究所和广西民族医院计划任务书，

并决定将广西民族医药研究所和广西民族医院列为广西壮族自治区成立30周年的建设项目。其中广西民族医药研究所总建设面积为8220平方米，总投资200万元（最后结算为380多万元）。广西壮族自治区编制局于1989年、1990年两次发文，为广西民族医药研究所增加人员编制，使研究所事业编制从建所时的35人增加到1990年的100人。研究所一边搞基础建设，一边开展临床和科研工作，经区卫生厅批准于1987年2月成立了门诊部，并利用国家人事部、卫生部拨给的编制指标，经考核在全区招收了14名确有专长的民间壮医、瑶医、苗医到所工作，增强了研究所的民族医药诊疗特色，如开展壮医目诊、壮医药线点灸、壮医药物竹筒拔罐、壮医针挑疗法、瑶医火功、瑶医庞桶药浴疗法、苗医药物熏蒸疗法等。1988年12月，广西民族医药研究所如期建成并在自治区成立30周年之际，被自治区党委、政府授予"全区民族团结进步先进集体"的光荣称号和荣誉牌匾。首任所长黄汉儒当选为第八届全国人大代表和自治区第六届、第八届区政协委员。1993年2月8日，中国中医研究院经与广西壮族自治区卫生厅协商，决定将广西民族医药研究所作为该院的民族医药研究基地，加挂"中国中医研究院广西民族医药研究所"的牌子（中研办字〔93〕第044号），并报国家中医药管理局、国家民族事务委员会、国家科学技术委员会备案。以研究所为依托，区卫生厅于1997年10月16日以桂卫人〔1997〕16号文批复同意将广西民族医药研究所门诊部升格为广西民族医药研究所附属医院；根据区编委桂编〔2002〕48号文件的批复，区卫生厅于2002年8月21日，又以桂卫人〔2002〕115号文件，批准广西民族医药研究所增挂"广西壮医医院"牌子，实行"一套人马，两块牌子"的管理体制，同时撤销广西民族医药研究所附属医院。广西壮医医院于2009年被国家中医药管理局确定为全国十家重点民族医医院之一，该院的壮医风湿病专科、壮医肿瘤专科、壮医目诊专科、壮医推拿专科和壮药学分别被评为国家中医药管理局重点专科和重点学科。广西民族医药研究所于2009年经批准更名为广西民族医药研究院。目前广西民族医药研究院已拥有200多名员工，新建的13层综合大楼已投入使用，业务用房近15000平方米。

广西民族医药研究所（院）从1985年成立至今，已承担和完成了包括国家级、省部级课题在内的300多项各级各类科研课题。其中，"壮医理论的发掘整理与临床实验研究""壮医内科学的发掘整理研究""壮医药线点灸疗法的发掘整理与疗效验证研究"（与广西中医学院共同完成）等科研成果分别获得广西科学技术进步奖二等奖和国家中医药管理局科学技术进步奖二等奖。由广西民族医药研究所（院）科研人员编著出版的民族医药著作20多部，发表论文数百篇，其中《壮族医学史》一书荣获第四届国家图书奖提名奖、中国民族图书奖一等奖、桂版图书特别奖和国家科学技术进步奖三等奖，被权威专家誉为壮医发展史上的里程碑。

国家中医药管理局原副局长、中国民族医药学会名誉会长诸国本教授在谈及广西民族医药工作时感慨地说："广西的民族医药，特别是壮医药事业发展到现在的规模和水平，是和广西民族医药研究所的创办与发展分不开的。"1991年3月19日，时任卫生部部长陈敏章莅临研究所视察，称该所是民族医药科研的"半个国家队"，并欣然为研究所题词"为继承和发展民族医药学做贡献"。

与广西民族医药研究所同时或相继建立并挂靠在研究所的自治区级民族医药机构有：①广西区卫生厅民族医药古籍整理领导小组办公室，成立于1986年6月；②广西民族医药协会，成立于1986年12月，累计会员达2000多人；③民族医药报社，试刊于1988年，于1989年1月全国公开发行，至今仍是我国唯一公开发行的民族医药专业报纸。

和广西民族医药研究所几乎同时建立或相继建立的地级、县级民族医药机构有：柳州地区民族医药研究所，首任所长龙玉乾；百色地区民族医药研究所，首任所长杨顺发；以及马山、融水、环江、龙州、隆林、崇左、金秀等县民族医医院（门诊部）。这些地级、县级民族医药机构，为广西民族医药的发掘整理和推广应用做了大量卓有成效的工作。特别是金秀瑶族自治县瑶医医院，同时作为广西民族医药研究院的瑶医药研究及临床基地，为瑶医药事业的发展做出了重要贡献。

二、历时六年的大规模民族医药古籍普查整理工作

根据国务院办公厅国办发（〔1984〕30号）转发国家民族事务委员会《关于抢救、整理少数民族古籍的请示的通知》精神，1986年自治区人民政府成立了民族古籍整理出版规划领导小组及办公室，并决定由区卫生厅牵头，专门成立了少数民族医药古籍整理领导小组及办公室。时任自治区卫生厅厅长蓝芳馨同志兼任领导小组组长，领导小组办公室挂靠在广西民族医药研究

所，黄汉儒所长兼主任。自治区卫生厅以桂卫中〔86〕6 号文向各地市县卫生局和厅直属单位发出了《关于抢救、整理我区少数民族医药古籍的通知》，要求各有关地市县也必须成立相应的机构，组织力量抓好这一工作，并强调"决不能等闲视之"。1986 年 8 月 23～24 日，自治区卫生厅、自治区民族事务委员会在南宁联合召开了全区少数民族医药古籍普查整理工作会议，时任自治区人大常委会主任甘苦（后担任八届全国人大常委会副委员长），自治区人民政府原副主席、特邀顾问、自治区民族古籍普查整理领导小组组长张声震等领导到会并做了重要讲话，正式拉开了全区民族医药古籍普查整理的序幕。

从 1986 年 8 月至 1992 年 12 月，全区分四批（第一批 25 个县、第 2 批 11 个县、第 3 批 15 个县、第 4 批 20 个县，共 71 个县市）开展了大规模的民族医药古籍普查整理工作，抽调参加普查的专业人员达 240 多人。全区少数民族人口在10000人以上的县市都列为普查对象，包括少数民族聚居的南宁、柳州、河池、百色四个地区的全部县市。这次普查共收集到民族民间验方、秘方、单方 3 万多条，民族民间医药手抄本和诊疗工具、医史文物 170 多件，对 3000 多名确有专长的民族民间医生进行造册登记；采制民族药标本 1 万多份，建立了广西民族医药标本室和陈列室；基本上摸清了广西民族医药的历史和现状；对壮医药线点灸疗法、壮医药物竹筒拔罐疗法、壮医针挑疗法、瑶医火功疗法、瑶医庞桶浴疗法、苗医熏蒸疗法等，进行了系统的发掘整理。在此基础上，由广西民族医药协会、广西民族医药研究所和自治区卫生厅少数民族古籍整理领导小组办公室，组织有关专家进行审核编撰，先后刊印了《广西民族医药验方汇编》《发掘整理中的壮医》《民族民间医生名录》等资料，为后来的《壮族医学史》《中国壮医学》《中国壮药学》《中国瑶医学》《中国瑶药学》等专著的编撰和出版打下了基础。这次民族医药古籍普查，其规模之大、时间之长、组织之严密是前所未有的，参与调查的各级领导、专家和工作人员发扬了艰苦奋斗和连续作战的精神，不畏艰险，跋山涉水，深入壮乡瑶寨、苗山侗岭、京岛渔村，甚至边境雷区，进行了艰苦细致的调查采访工作。王鉴钧、张超良等老专家带病坚持工作，指导各地完成调查任务。龙州县卫生局医政股长、县民族医药古籍办副主任农植杰，在这次调查中因交通事故以身殉职。时任自治区人民政府副主席陆兵，在得知民族医药古籍普查的重要成果《广西民族医药验方汇编》一书因经费缺乏未能付梓时，立即指示有关部门拨出专款，使该书得以顺利出版。自治区民族古籍整理出版规划领导小组组长张声震在《广西民族医药验方汇编》序言中指出，该书"是我区各族人民的共同财富，是广西民族民间医生的智慧结晶"，"对于民族传统医药的医疗、教学和科研，以至于振兴民族经济文化事业，都将具有重要的参考和实用价值"。他希望各行业、各部门都能像卫生部门一样，下大力气挖掘整理、继承发扬自己优秀的民族文化遗产，为建设有中国特色的社会主义做出应有贡献，造福子孙后代。

三、壮医理论体系、医教研体系的形成与规范化标准化工作的开展

有关资料特别是出土文物考古资料证实，壮医药的存在已有数千年以上的历史，并且在临床诊疗方面具有自己的特色。而壮医理论体系的形成，则是近二三十年的事情。

经过十多年深入发掘和研究提高，2002年2月2日，由广西民族医药研究所完成的"壮医理论的发掘整理与临床实验研究"科研成果在南宁通过专家鉴定。鉴定委员会主任、副主任分别由时任国家中医药管理局副局长诸国本主任医师和中国中医研究院资深研究员、著名医史学家李经纬教授担任。国家中医药管理局科教司司长贺兴东教授亲临指导。鉴定委员会成员包括藏医、蒙医、傣医、中医、中西医结合以及壮医著名专家。鉴定委员会一致认为，该成果以比较确凿的文物、文献和实地调查、口碑资料，证实壮医药在历史上的客观存在，曾经为民族的健康繁衍发挥了重要作用，并在创用针刺治疗、制造金属针具，应用毒药与解毒药，以及痧、瘴、蛊、毒、风、湿等病证的防治和导引按矫、目诊等方面达到了较高的医学水平。专家通过的鉴定意见指出："壮医在长期临床实践的基础上，借助于古老而通行的本民族语言以及新壮文，加上壮汉文化交流等因素，已具备了上升为理论的必要条件。壮医的阴阳为本、三气同步、脏腑气血、三道两路、毒虚致病学说和调气、解毒、补虚治疗原则的确定，表明壮医的理论体系已基本形成。"这个理论体系涵盖了壮医的天人自然观、生理病理观、病因病机论以及治疗大法。"作为壮医理论体系主要载体的《壮族医学史》《中国壮医学》专著的出版，是壮医发展史上的里程碑。壮医从此可称之为壮医学。"专家强调："壮医理论的发掘整理和基本形成，符合辩证唯物主义认识论的发展规律。为我国一些尚未

进行总结的少数民族医药做出了榜样，具有示范作用。"

科研人员对壮医理论体系的发掘整理，不仅应用了传统方法，而且还应用了若干现代的理论技术及方法。如动物造模、免疫酶标、荧光检测、放射免疫等方法和技术，从现代科学的角度，阐明壮医一些代表性疗法的作用机理，与壮医的传统认识互相印证。如壮医药线点灸疗法具有改善消化功能、调节神经内分泌免疫网络（NIE）作用；壮医药物竹筒拔罐疗法有改善微循环、改变血液流变学状况、调节人体免疫功能的作用；壮医穴位刺血疗法治疗变应性鼻炎的疗效机理，与其改善鼻黏膜炎介质细胞（EC、MC）介导的反应和改善鼻黏膜病理形态有关。传统的和现代的理论技术与方法手段相结合，使该科研成果达到了国内同类研究的领先水平，获得 2002 年广西科学技术进步奖二等奖和中华中医药科技奖。

壮医理论体系的形成，为壮医药医教研体系的建立和标准化、规范化工作的开展奠定了基础。广西中医学院（现广西中医药大学），继 1985 年招收中医史（壮医史）硕士研究生之后，于 2002 年成立壮医药系，首次招收中医专业（壮医方向）本科生。2005 年 8 月，壮医药系更名为壮医药学院，2006 年公开出版了 12 本壮医本科教材。2007 年开始招收壮医专业硕士研究生。2011 年经国家教育部批准，正式招收壮医专业五年制本科生，壮医在高校招生目录上被正式定为"壮医专业"，开创了壮医专业高等教育的先河。民族医药专业也正式列为硕士点。2002 年 11 月 20 日，广西壮医医院在广西民族医药研究所附属医院的基础上正式挂牌成立，时任自治区领导韦纯束、张声震、韦继松、邓浦东等出席了挂牌庆典大会，时任卫生部副长兼国家中医药管理局局长佘靖和国家民族事务委员会文宣司专门发来了贺电。广西壮医医院作为国家重点民族医医院，在风湿、类风湿、痛风、腰椎间盘突出症、白血病以及部分恶性肿瘤的治疗上，初步形成了壮医药的特色和优势；壮医目诊、壮医药线点灸疗法、壮医经筋推拿疗法、壮医药物竹罐拔罐疗法、壮医针挑刺血疗法、火针疗法以及瑶医药浴疗法、苗医熏蒸疗法等，成为该院具有浓厚民族特色的诊疗方法及手段，受到广西区内外病友的信赖和欢迎。《中国壮医内科学》《中国壮医针灸学》等临床学科专著陆续出版并获奖。靖西县（现靖西市）、崇左市、武鸣县（现武鸣区）、忻城县等壮族聚居的县、市陆续新建或增挂了 13 所壮医医院。广西中医学院壮医研究室升格为壮医药研究所。

此前已获得国家中医药管理局科学技术进步奖二等奖，并由广西中医学院申报的壮医药线点灸疗法被列入国家级非物质文化遗产名录。在壮医理论体系的指导下，壮医药的规范化、标准化工作也取得了重要进展。

1. 壮药质量标准研究取得重要成果，《广西壮族自治区壮药质量标准》第一卷、第二卷正式颁布施行

继《壮族医学史》《中国壮医学》出版之后，由广西中医学院承担和完成的"壮药质量标准研究"科研成果，于 2002 年 12 月 8 日在南宁通过了广西科技厅组织的专家鉴定，出版了《中国壮药原色图谱》《常用壮药生药学质量标准研究》《中国壮药志（第一卷）》三部壮药专著。该项成果获得 2003 年广西科学技术进步奖二等奖。《人民日报》（2002 年 12 月 13 日）、《科学时报》（2002 年 12 月 10 日）、《科技日报》（2002 年 12 月 16 日）等主流媒体都对此作了报道。2005 年 5 月，收载壮药 500 多种的《中国壮药学》一书公开出版。在此基础上，广西壮族自治区食品药品监督管理局启动了壮药质量标准的编撰审定工作，由广西科学技术出版社公开出版了《广西壮族自治区壮药质量标准（第一卷）》（2008 年 10 月出版，收载 164 种壮药）和《广西壮族自治区壮药质量标准（第二卷）》（2011 年 12 月出版，收载 211 种壮药），并决定正式颁布施行，结束了壮药无标准的历史。壮药质量标准的颁布施行，进一步保障了人民群众的用药安全有效，促进了壮药新药的研制开发和产业的发展。《广西壮族自治区壮药质量标准（第三卷）》目前正在编撰之中。第三卷完成后，载入地方标准的壮药材将达到 500 种，部分壮药有望进入国家标准行列。

2.《中国壮医病证诊疗规范》的出版

在壮医理论的指导下，由时任广西壮族自治区卫生厅厅长李国坚教授担任编委会主任、广西民族医药研究院钟鸣研究员担任主编的《中国壮医病证诊疗规范》一书，于 2009 年 9 月由广西科学技术出版社公开出版。该书对 12 种壮医诊法、28 种壮医技法、102 种壮医常见病证，初步制定了技术规范和诊疗规范，基本涵盖了壮医常用诊疗技法和壮医临床各科常见疾病。在国家中医药管理局的积极支持下，已列为国家中医药管理局重点专科的壮医目诊、壮医推拿按摩、壮医风湿病专科、壮医肿瘤专科，也正在逐步制定比较完整、实用的临床诊疗规范。

四、壮医执业资格获得国家认可，中医（壮医）专业执业医师资格考试在广西开考

一种民族医是否获得国家认可的合法执业资格，在很大程度上反映了该民族医的发展水平和成熟程度。经过 30 年的发掘整理、研究提高，古老而年轻的壮医，终于盼来了国家批准的执业资格。2008 年 2 月国家医师资格考试委员会根据广西壮族自治区卫生厅的申报，严格审核，以卫医考委发〔2008〕1 号文件批复同意中医类别中医（壮医）专业开展执业医师资格考试（试点）。广西壮族自治区卫生厅成立了由厅长担任组长的壮医执业医师资格考试试点工作领导小组和壮医中医专家组成的试点工作专家小组及命题专家组，并制定了壮医医师资格考试的实施方案及考试大纲，报请卫生部医师资格考试委员会批准后实施。根据考试大纲的要求，壮医职业医师资格考试的对象为具有壮医、中医、中西医结合专业毕业学历的院校学生；经考核获得确有专长人员证书的民间医生，以及获得卫生行政部门认可的师承人员。考试内容有实践技能考试和综合笔试两个部分，其中壮医、中医、西医基础及卫生法规内容比例为 4：4：2。经过 2008 年、2009 年两年的试点，2010 年转入正常考试，每年一考。目前已批准开考的民族医有藏医、蒙医、维吾尔医、壮医、傣医、朝医六种。藏医、蒙医、维吾尔医、壮医为每年一考，傣医、朝医为每两年一考。据统计，迄今已有 500 多名考试对象，经考试获得了壮医执业医师或执业助理医师的执业资格。开考以来由于严格执行各项规定，保证了考试的正常开展，得到国家有关部门的肯定和好评。从 2013 年开始，经广西、云南两省（自治区）协商和有关部门同意，云南省文山壮族苗族自治州的壮医考试对象也前来广西参加壮医执业医师资格考试，壮医考试成为名副其实的跨省（自治区）的"国考"。

五、瑶族、苗族、侗族、仫佬族、毛南族、京族等民族医药的发掘整理

根据国家科学技术委员会（现国家科学技术部）的指示，新建的广西民族医药研究所，除对壮医药进行研究外，还须对瑶医药等少数民族医药进行发掘整理和研究提高。因为聚居在广西的瑶族人口占全国瑶族总人口的 60% 以上。苗族、侗族在广西各设立有 1 个自治县，那里的苗医药、侗医药也具有浓厚的民族特色和地方特色。仫佬族、毛南族、京族则是广西特有的 3 个

人数较少的民族，发掘整理该民族的民族医药是广西责无旁贷的任务。

在全区性的民族医药古籍普查活动中，自治区卫生厅民族医药古籍整理办公室明确要求，要对区内所有的少数民族医药进行发掘整理。广西民族医药研究所建所伊始就成立了瑶医药研究室，并聘请瑶医专家覃迅云为室主任。对瑶族聚居最集中、支系最多的金秀瑶族自治县进行重点普查，并于 1985 年成立了金秀瑶族自治县瑶医门诊部。该门诊部现已发展成为初具规模的全国首家公立瑶医医院。由覃迅云主任医师创办的民营德坤瑶医医院，已发展成为德坤瑶医药集团。在黑龙江以及北京、广州、上海、石家庄等城市设有瑶医院及瑶医门诊部，并在红斑狼疮、恶性肿瘤等病症的防治方面取得良好效果，得到有关部门的重视和肯定。瑶医药的发掘整理研究成果通过了专家的鉴定，先后出版了《中国瑶医学》《中国瑶药学》《中国现代瑶药》《实用瑶医学》等瑶医药专著。广西中医药大学于 2011 年成立了瑶医药学院，目前招收瑶医硕士研究生，并积极创造条件尽快招收本科生。金秀瑶族自治县经过考核，为全县 100 多名民间瑶医颁发了乡村瑶医的执业证书，使这些有一技之长的民间瑶医能够在当地合法行医。其他 5 个瑶族自治县的瑶医药发掘整理工作也在积极进行之中。

融水苗族自治县、三江侗族自治县开展了苗医药、侗医药发掘整理工作。以苗医药为特色的融水苗族自治县民族医院于 1984 年挂牌成立。三江侗族自治县中医院设立了侗医科。苗医云正忠、云忠祥、杜文朝等撰写了《融水苗医初探》《七十二风症》《苗族医学史探讨》等学术论文。在有关部门的支持下，对全县的民族医药，主要是苗医药进行全面普查。据不完全统计，全县20 个乡镇就有 19 个乡镇有民族民间医生，其中知名度较高的民族民间医生达 150 人。1986 年，时任国家卫生部部长的崔月犁莅临融水苗族自治县民族医院视察指导工作，并欣然为该院题词："总结少数民族传统医药经验，提高业务水平为少数民族健康做出贡献。"三江侗族自治县在民族医药普查整理的基础上，成立了县民族民间医药研究会和侗族医药协会，开展了侗医药的学术交流活动。广西民族医药协会在三江设立了侗医药专业委员会。吴国勇等侗族医生参与了多部侗医药专著的编撰工作，并积极开展侗医药的临床培训。

罗城仫佬族自治县把仫佬医药的发掘整理提上了重要议事日程。1978 年下半年率先开展了民族医药的调查工作，1987 年根据自治区卫生厅民族医药古籍办的部署，再次开展调查，从而基本摸清了全县民族医药的历史和现状。在县委、县政府的重视以及中国民族医药学会、广西民族医药协会和广西民族医药研究院的支持下，举办了仫佬医药学术研讨会，成立了罗城仫佬族自治县仫佬医药协会和仫佬医医院，编撰了《仫佬医药》一书。特别值得一提的是，县委、县政府为了加强对中医药仫佬医药的领导和管理，于2012年成立了"罗城仫佬族自治县中医药仫佬医药管理局"，成为我区第一个县级中医药民族医药管理局。

环江毛南族自治县对于毛南医药的发掘整理也做了大量工作。1987年将位于县城的思恩卫生院改建为思恩县民族医院，以适应民族医药特别是毛南医药临床工作开展的需要。以该县下南乡卫生院原院长谭恩广为首的一批毛南族医务人员，于2000年自发组成了《毛南族医药》一书的编写小组，经过广泛深入的调查整理和认真编撰，于2007年完成了约48万字的《毛南族医药》一书书稿并交付出版，作为向自治县成立20周年的献礼。县有关部门组织召开了"毛南族医药文化保护与发展研讨会"，为毛南医药的进一步发展打下了良好的基础。

京族虽然只有2万多人口，但是它是我国55个少数民族中唯一以海洋资源为主要生活来源的民族，因而对海洋药的认识和应用，是京族医药的主要特色。在防城港市、东兴市有关部门的重视和支持下，以防城港市中医院副院长黄永光主任医师（京族）为首的京族医药发掘整理工作者，经过数年的努力，已完成了《京族医药验方选编》一书初稿，并拟在京族聚居的江平镇中心卫生院设立京医门诊部。

国家中医药管理局原副局长、中国民族医药学会名誉会长诸国本教授十分重视仫佬族医药、毛南族医药和京族医药的发掘整理工作，近10年来，先后多次莅临广西，深入罗城仫佬族自治县、环江毛南族自治县和东兴京族三岛进行调研，并把这三个人口较少的民族医药的整理列入国家科研课题，予以经费支持。他在为毛南族医药的题词中指出："毛南族的传统医药知识是在艰苦的生存条件下创造出来的，我们应十分珍惜发掘整理，充分发挥其作用。"广西壮族自治区人民政府原副主席韦继松，作为环江的老县委书记，应邀出席了1997年召开的"毛南族医药文化保护与发展研讨会"，并就民族医药的继承和发展问题做了重要讲话，同时挥笔题词："弘扬毛南医药，保护文化遗产。"

六、《民族医药报》的创刊

民族医药的继承和发展，需要自己的舆论园地和阵地。然而在 1988 年以前，我国还没有一家公开发行的民族医药专业报纸。国家科学技术委员会（现国家科学技术部）批建的广西民族医药研究所，义不容辞地担当起办报的重任，首先向自治区党委宣传部和新闻出版局（现新闻出版广电局，下同）呈送了《关于创办民族医药报的请示》。1988 年 1 月 28 日，区新闻出版局批准《民族医药报》试刊，刊号 CN45－1168。1988 年 4 月 8 日，经国家科学技术委员会、国家新闻出版署批准，《民族医药报》正式创刊并公开发行，国内统一刊号为 CN45－0047，主办单位为广西民族医药研究所和广西民族医药协会。经过 1 年的试刊，1989 年 1 月 5 日，正式公开发行的《民族医药报》创刊号与读者见面。时任自治区卫生厅厅长蓝芳馨同志亲自为创刊号撰写了发刊词，标题为"园地与阵地"。《民族医药报》的创刊，结束了我国没有民族医药专业报纸的历史。报纸创刊后深受广大民族医药工作者和人民群众的欢迎，发行量第二年就上升到 50000 份以上，且区外订阅者占 2/3。四川省有一位民间医生，自费订阅 150份，分送给亲朋好友。2007 年 10 月 25 日，国家中医药管理局、国家民族事务委员会等 11 个部委局，以国中医药发〔2007〕48 号文件下发《关于切实加强民族医药事业发展的指导意见》。这是一个对全国民族医药工作具有重大指导意义的文件。《民族医药报》经征得有关部门同意后全文刊载了这份重要文件，受到广大民族医药工作者的欢迎和好评。不少民族医生来信来电说："《民族医药报》真是我们自己的报纸，让我们能及时了解党和国家对民族医药的政策，让我们能互相交流各民族医药的临床经验体会。"《民族医药报》多次被评为广西和国家中医药管理局的优秀报刊，从正式创刊至今已出版 1250 多期。

七、广西民族医药协会的成立和民族医药学术交流的开展

民族医药医教研机构的建立和全区民族医药古籍普查整理工作的开展，为广西民族医药协会的成立和民族医药的学术交流创造了必要的基础和条件。为了广泛联系民族医药人员和进一步开展学术交流活动，协会的成立已势在必行。

1986 年 12 月 19 日，广西首届民族医学学术交流会暨广西民族医药协会成立大会在广西军区招待所（现桃源饭店）隆重召开，出席会议的代表有 150 多人。大会选举产生了广西民族医药协会第一届理事会，自治区卫生厅厅长蓝芳馨当选首任会长，广西民族医药研究所所长黄汉儒当选首任副会长兼秘书长

（法人代表）。协会挂靠在广西民族医药研究所办公。1987年1月5日，自治区科协以学字〔87〕02号文件正式批准成立广西民族医药协会及其第一届理事会，在自治区民政厅注册登记后即可按章程合法开展活动。

根据协会章程，广西民族医药协会为由民族医药工作者或相关单位自愿组成、依法登记的学术性与行业性相结合的社会团体，为非营利性和公益性的机构。协会成立以来，先后与挂靠单位共同主办、承办了十多次规模较大的全区性、全国性的民族医药学术交流会或重要的座谈会。例如1995年5月31日至6月2日在南宁举办的全国民族医药学术交流会，收到论文1136篇，出席会议代表258人，均来自全国27个省（自治区、直辖市）的31个民族。又如2005年10月举办的"全国首届壮医药学术大会暨全国民族医药经验交流会议"、2006年5月在广西靖西县举办的"壮乡端午药市暨壮医药保护与开发研讨会"、2012年9月23日在扶绥县召开的"广西民营壮医机构发展座谈会"等，都产生了较大的影响。协会还积极协助有关部门为壮医执业医师资格考试的进行、《发展中医药壮医药条例》的颁布、"壮瑶医药振兴计划"的调研，壮药、瑶药质量标准的制定、中医药民族医药产业项目的包装等，承担和完成了力所能及的工作任务，多次获得自治区科协授予的全区先进学会称号及牌匾。2012年10月通过自治区民政厅组织的评审，获得"AAAA"级社会组织资格，成为可以接受和承担政府部门委托工作任务的省（自治区）级学术团体。

广西民族医药协会在积极组织开展区内及国内大陆地区民族医药学术活动的同时，十分重视开展与香港、澳门、台湾地区的学术交流以及民族医药的国际学术交流，特别是与东南亚国家的互访和交流。协会秘书处下设外事联络部，有一位副会长兼外联部主任。协会先后接待了来自美国、日本、法国、意大利、西班牙、澳大利亚以及泰国、越南、新加坡等国家的来访团组和专家个人。西班牙亚洲文化与传统医药协会主席路易斯博士于1992年6月17日来访并要求加入协会，经批准成为广西民族医药协会的第一位外籍会员，同时被聘为协会名誉理事。日本关西大学著名医史专家宫下三郎教授及夫人，于1991年9月29日至10月1日专程来访，与广西民族医药协会、广西民族医药研究所的专家共同对民族医学史以及传统医药的推广应用进行了学术交流。以泰国生药学会会长威昌博士为团长的泰国生药学会和朱拉隆功大学药学院代表团一行13人，应广西民族医药协会邀请，专程前来参加1992年11月5～7日在南宁举办的第三届广西民族医药学术交流会。1997年4月，越南卫生部民族医药司司长阮德团率领越南民族医药代表团一行29人，访问广西民族医药协会和广西民族医药研究所并进行学术交流。来访的外国专家教授还有德国中医研究院院长迪·库莫尔教授、美国中华医学会会长贝荣福教授、泰国生药学会顾问何宝才先生、泰国清莱皇家大学校长马诺博士、泰国传统医药学院院长陶云龙教授、越南中央传统医院院长朱国长教授等。澳大利亚墨尔本大学教授杜立平于2008年6月出版了《广西壮族地区的医药文化及药材贸易》一书（中英文版），介绍了广西的壮医壮药。

由广西民族医药协会组织的公务出访主要如下：①1991年12月19～21日，以黄汉儒为团长的广西民族医药协会、广西民族医药研究所代表团应邀访问越南谅山市并签订合作意向书。1992年9月2日，广西壮族自治区人民政府办公厅以桂办函〔1992〕451号文批复同意广西民族医药研究所在越南谅山市设立民族医药中心。②1992年10月14～19日，以黄汉儒为团长的广西民族医药代表团一行5人，应邀再次访问越南谅山省和谅山市，与谅山省卫生厅厅长范德文、谅山市卫生局局长阮文立等进行会谈，并考察了谅山市以及河内市的几家医疗机构。③1996年7月1～21日，应泰国生药学会和朱拉隆功大学药学院的邀请，第八届全国人大代表、广西民族医药协会副会长兼秘书长黄汉儒及其夫人林茵出访泰国，并在朱拉隆功大学药学院进行学术交流，同时考察了位于曼谷的泰京天华医院、泰国皇家医院以及位于佛丕府的泰国国家药用植物园等单位。泰方对此次访问十分重视，泰国卫生部顾问陈一初博士接见并宴请了黄汉儒及其夫人，曼谷的五家华文报纸（中华日报、京华中原联合日报、亚洲日报、新中原报、星暹时报）都做了配发照片的访问报道。④2009年3月12～21日，广西民族医药协会会长黄汉儒、副会长韦浩明、秘书长王柏灿，应泰国清莱皇家大学马诺校长的邀请出席在清莱举行的第二届"湄公河流域传统医学联合会议"，黄汉儒会长在会上做了壮医药的学术交流报告。

广西民族医药协会副会长黄瑾明、钟鸣、韦英才、林辰，名誉会长邓家刚等专家教授，近年也多次应邀前往香港、澳门、台湾地区以及欧美、大洋洲一些国家讲学和进行学术交流。协会理事、广西民族医药研究所近视眼防治中心原副主任莫一凡，于1993年1月应邀到台湾传授和推广治疗近视眼的"睛明技法"，历时三个多月，"睛明技法"受到宝岛群众的欢迎和好评。陈梅生博士向莫一凡颁发奖牌，表彰他为台湾群众做出的贡献。《广西日报》1993 年 6 月 13 日以《情涌台湾岛》为题目，报道了莫一凡去台湾的传技活动及各方反应。

八、民族医药产品开发和产业兴起

广西民族医药研究所成立后，在承担各级各类民族医药科研课题任务的同时，一直注意科研成果的转化和科研产品的开发问题，不断探索科工贸相结合的路子。根据研究所的规划和申请，自治区卫生厅于 1988 年 4 月 1 日，以桂卫中〔88〕6 号文批复同意成立"广西民族医药研究所八桂药用动植物养殖场"。该场定位为研究所直接领导下的集体所有制企业，主要经营药用动物的养殖及药用植物的种植加工销售等。1989 年 7 月 2 日，自治区卫生厅又以桂卫中〔89〕7 号文批复同意在药材经营部的基础上成立"广西民族医药研究所民族医药公司"，定位为研究所直接管理的国有企业单位，经济上独立核算，主要经营民族药、中草药的购销批发零售。建所初期，研究所向城北区政府借款开发了"舒洁药物文胸""近视眼保健枕"等科研产品，投入市场并取得一定社会效益和经济效益。1990 年 3 月 14 日，研究所综合研究室主任谢维朝的科研成果——健胃消食茶，成功转让给北流县勤工俭学服务公司，成为建所以来第一个转让的科研成果。研究所被自治区科技厅确定为全区首批科研综合改革试点单位之一。研究所（院）研制开发的"武打将军酒""三草健肝胶囊""痛风立安片"等壮药院内制剂，经批准已进入医疗保健目录。广西中医学院开发的壮医药线成为国家专利产品。梧州市瑞福祥药业有限公司委托广西民族医药研究所研发成功的治疗慢性气管炎壮药"固本止咳膏"（国药准字号），已获准进入美国和澳大利亚国际市场。民族药的研发有望成为广西医药产业进一步发展的突破口和切入点。

广西民族医药协会充分利用专家密集和联系广泛的优势，积极支持有关企业开发民族医药产品。目前已有广西万寿堂药业有限公司、广西圣特药业有限公司、广西日田药业有限公司、广西宝塔医药产业园以及生源堂饮片开发有限公司等企业与广西民族医药协会、广西民族医药研究院合作共建民族医药产业开发基地。广西民族医药协会、广西民族医药研究院的专家，参与有关企业的民族医药产品评审、认定和监制，协助民族医药工作者申请和开发民族医药专利成果。基于壮瑶医药的研究成果和比较丰富的药物资源，加上大西南出海通道的区位优势，在国家产业政策的扶持和壮瑶医药振兴计划的推动下，广西的民族医药产业正在迈进一个快速发展的新阶段。

九、壮瑶医药振兴计划的实施

壮族是我国人口数量最多的少数民族，也是全世界人口数量超过千万的60多个民族之一。全国壮族总人口为1800多万，90％以上聚居在广西；瑶族总人口约260万，60％以上聚居在广西。广西壮族自治区责无旁贷地承担着牵头振兴壮瑶医药的历史任务。在自治区党委、人民政府的重视和支持下，壮瑶医药振兴计划的制订和实施，被提上了重要议事日程。广西壮族自治区卫生厅、自治区中医药管理局在广泛开展调研和征求有关部门、有关专家意见的基础上，提出了壮瑶医药振兴计划。振兴计划的主要内容是："充分发挥壮瑶医药的特色和优势，加大投入和扶持力度，集中人力、物力、财力，用10年（2011～2020年）时间，实现壮瑶医药的全面振兴。要对壮瑶医药基础理论，服务体系，人才培养，科技创新，产业发展，文化传承等方面进行重点建设，突出民族性地域性和实用性，全面提升壮瑶医整体水平，培育一批壮瑶医药名医、名院和名药、名店、名厂，形成以自治区级壮医医院、瑶医医院为龙头的壮瑶医药医疗与预防保健体系，以壮瑶药质量标准为支撑的壮瑶医药产业体系，实现壮瑶医药跨越式发展。"2011年12月7日，广西壮族自治区人民政府在《关于加快中医药民族医药发展的决定》（桂政发〔2011〕60号）中明确要求"实施壮瑶医药振兴计划"，同时下发了《关于印发广西壮族自治区壮瑶医药振兴计划的通知》（桂政发〔2011〕61号）。特别值得一提的是，早在2009年12月7日，国务院在《关于进一步促进广西经济社会发展的若干意见》（国发〔2009〕42号）这一重要文件中，就已明确指出："实施壮瑶医药振兴计划，建立质量标准体系。"这说明从中央到地方都把壮瑶医药的振兴作为大事来抓，这在壮瑶医药的发展史上是前所未有的。自治区政府办公厅还同时印发了广西中医药民族医药发展十大重点工程实施方案（桂政办发〔2011〕211号），并决定成立自治区中医药民族医药发展领导小组（桂政办发〔2011〕213号）。2013年3月14日印发了《实施壮瑶医药振兴计划2013年主要工作安排的通知》（桂政办发〔2013〕43号），力求做到总体规划，分步实施。最近，自治区又决定成立广西国际壮医医院，并列为广西壮族自治区成立60周年建设项目。

十、《广西壮族自治区发展中医药壮医药条例》的颁布

2008年11月28日，广西壮族自治区第十一届人民代表大会常务委员会发

布第 7 号公告："《广西壮族自治区发展中医药壮医药条例》已由广西壮族自治区第十一届人民代表大会常务委员会第五次会议于 2008 年 11 月 28 日通过,现予公布,自 2009 年 3 月 1 日起施行。"《广西壮族自治区发展中医药壮医药条例》(以下简称《条例》)共 31 条,首次以地方法律的形式,对发展中医药壮医药做出明确规定。《条例》要求县级以上人民政府将中医药事业纳入当地国民经济和社会发展总体规划;壮族聚居区县级以上人民政府,应当将壮医药事业纳入当地国民经济和社会发展总体规划。对中医药、壮医药的医教研及产业发展对外交流及管理活动等,从法律层面予以支持和保障,并强调在"中医药和壮医药科研课题的立项、成果鉴定和评奖""中医药和壮医药专业技术职务任职资格的推荐和评审""中医和壮医医疗、教育、科研机构的评审、评估",以及"其他中医药、壮医药相关项目的评审或者鉴定"等方面,"鉴定人员应当以中医药或者壮医药专家为主","其他民族医药的管理参照本条例执行"。

《广西壮族自治区发展中医药壮医药条例》的颁布实施,标志着广西中医药、壮医药和其他民族医药的发展步入了法治的轨道,是广西中医药民族医药发展史上又一块重要的里程碑。发展中医药壮医药已不是某个领导者的个人随意行为,而是各级政府的职责所在,受到法律的保障和监督。我们高兴地看到,自治区人民代表大会常务委员会办公厅于 2013 年 5 月 24 日,下发了"《广西壮族自治区发展中医药壮医药条例》执法检查方案"的通知(桂人办发〔2013〕63 号),成立了由自治区人民代表大会常务委员会副主任荣自星任组长的自治区人民代表大会执法检查组,从 6 月 14~21 日,直接对南宁市、柳州市、桂林市、玉林市、崇左市进行执法检查,并委托其余各市人民代表大会常务委员会分别对本行政区域《发展中医药壮医药条例》的实施情况进行自查。执法检查的内容包括政府职责的落实情况以及卫生、发展和改革、科技、财政、食品药品监督管理局、教育等 11 个有关部门贯彻《条例》的情况。执法检查报告和自治区人民代表大会常务委员会的审议意见将交由自治区人民政府研究处理。除法律保障和监督外,由于《民族医药报》的创刊和民族医药协会的成立,在一定程度上也对广西甚至全国的民族医药事业发展,发挥了舆论导向和群众监督作用。

回顾广西民族医药事业 30 年的奋斗历程,我作为亲历者和见证者,在感到欣慰的同时,更多的是觉得任重道远。我们不可停步,必须奋蹄扬鞭,加倍努力，才能促成广西壮族、瑶族等民族医药的跨越式发展。只有这样，我们才能跟上全国民族医药事业的发展步伐，与各民族医药并驾齐驱。上述十个方面的工作，主要是从自治区层面上进行简略回顾。事实上，各地、市、县也做了大量卓有成效的工作。特别是为时六年的广西全区民族医药古籍普查活动，如果没有各地、市、县的努力和配合，如此艰巨繁重的普查任务是难以完成的。我们还要特别感谢中央及有关部委领导同志对广西发展民族医药事业的关心和支持。中共中央原总书记胡耀邦同志，1989 年 3 月 9 日在南宁亲切接见并宴请广西民族医药研究所的壮医专家及有关人员，勉励壮医药工作者，为弘扬民族文化、振兴壮医壮药做出新的贡献。第八届全国人民代表大会副委员长甘苦同志，在担任广西壮族自治区人民代表大会常务委员会主任期间，亲自过问了广西民族医药研究所的创建工作，多次莅临现场视察指导；亲自出席广西全区民族医药古籍普查整理工作会议和广西民族医药研究所年终总结会议并做重要讲话。国家卫生部原部长崔月犁、陈敏章、张文康，国家民族事务委员会原主任李德洙、原副主任江家福等，在位期间都莅临广西民族医药研究所视察指导工作。国家中医药管理局的历届领导，特别是原副局长诸国本同志，不仅来到自治区一级的民族医药机构指导工作，还多次深入到罗城、环江、东兴、武鸣、金秀等县进行调研，不仅关心壮瑶医药的弘扬和推广，而且还重视对人口较少的广西特有少数民族医药——仫佬族医药、毛南族医药、京族医药等的发掘整理和传承研究，直接指导这些民族医药有关专著的编撰和出版。

广西壮族自治区党委原书记陈辉光、赵富林、曹伯纯，广西壮族自治区党委原副书记黄云、金宝生、潘琦，广西壮族自治区人民政府原主席韦纯束、陆兵、李兆焯、马飚，广西壮族自治区人民政府原副主席张声震、韦继松、奉恒高，广西壮族自治区人民代表大会原副主任黄保尧、韦家能，广西壮族自治区政协原副主席区济文、钟家佐、潘鸿权、苏道俨等，以及现任的自治区党政主要领导，对广西民族医药研究所的创建，对广西全区民族医药古籍普查整理工作的开展，对《壮瑶医药振兴计划》的制定实施以及《广西壮族自治区发展中医药壮医药条例》的颁布等，都予以热情的关心和积极支持，促成了领导层面对发展民族医药的共识和多项重大决策的通过。自治区卫生厅、药监局、民委、发展改革委、科技厅、人社厅、财政厅、机构编制委员会办公室、科协等有关部门及主要领导，积极贯彻落实自治区党委、政府的决策和指示，在职责范围内为民族医药事业的发展鸣锣开道，排忧解难，及时给予人、财、物的有力支持。有28个委、办、厅、局成为自治区"中医药民族医药发展领导小组"成员，共同负起发展广西中医药民族医药的重任。广大中医药民族医药工作者，忘不了中央和地方的这些领导及有关部门对广西中医药民族医药事业的关心和支持。

三十年弹指一挥间。广西的民族医药事业虽然取得了一定的成绩，也积累了一些经验，但是由于起步比较晚，加上一些主观、客观原因，总的来说，与全国民族医药事业发展的形势要求，与西藏、内蒙古、新疆等兄弟省（自治区）、兄弟民族医药相比较，还有较大的发展差距。壮族、瑶族等民族医药的理论体系和医教研体系需要进一步充实完善。民族医药的传承和基层民族民间医生的执业资格问题，还需进一步研究并妥善解决。民族医药的标准体系尚未健全，特别是壮瑶医药的病证诊疗标准和技术规范亟待有关部门组织权威专家讨论制定并及时颁布。民族医药的临床服务能力和科研攻关能力有待进一步提高。民族医药在城乡的推广，民族医药产品和产业开发都还是薄弱环节。民族医药的国内外学术交流合作要进一步加强。要充分发挥《民族医药报》等媒体以及群众团体组织的作用和影响，加大对民族医药的历史地位、现实作用和发展前景的宣传力度，使发展民族医药真正成为社会各界的共识，切实提高民族医药的社会地位和学术地位。

我们深信，在党和政府的重视支持下，在社会各界的关心和广大民族医药工作者的共同努力下，随着《广西壮族自治区发展中医药壮医药条例》和《壮瑶医药振兴计划》的实施，广西的民族医药事业在前30年的基础上，必将有更大的发展，为人类健康做出新的贡献。

第三章　黄汉儒讲话选录

第一节　进一步完善壮瑶医药的理论体系和服务体系建设
——在振兴壮瑶医药发展研讨会上的发言

尊敬的各位领导、各位专家，同志们：

今天很高兴能来参加振兴壮瑶医药发展研讨会。举办这样的研讨会，表明党和政府对发展壮瑶医药事业的重视和支持，也表明社会各界对振兴壮瑶医药事业的关注和期望。经过 20 多年全面系统的发掘整理和研究提高，古老的壮医药、瑶医药已基本形成了自己的理论体系和临床体系，成为名副其实的"壮医学"和"瑶医学"，进入了历史上最好的发展时期，迎来了历史上最好的发展机遇。这方面许多领导和专家都说过了，我就不多说了。下面我代表广西民族医药协会，谈一谈关于进一步完善壮瑶医药的理论体系和临床服务体系建设的问题。因为这是振兴壮瑶医药计划实施中必须面临的问题，也是能否成功实施壮瑶医药振兴计划的关键所在。

首先我谈一谈完善壮瑶医药理论体系建设问题。大家都知道，壮瑶医药在多年发掘整理的基础上，已经分别出版了《壮族医学史》《中国壮医学》《中国壮医内科学》《中国壮药学》《中国瑶医学》《中国瑶药学》《中国现代瑶药》等多部专著，并通过由国家主管部门组织的专家鉴定。这表明壮瑶医药的理论体系已经基本形成，而且得到了同行的认可，否则我们今天讲的就不是"完善"的问题，而是"建立"的问题，这是必须明确的。然而，"建立"了并不等于"完善"了，还需要我们在实践中继续充实、修订和"完善"。我认为，这"完善"问题，从主导思想上来说，首先是要能够真正地指导临床实践，要符合实际，要能够"自圆其说"。通过专家鉴定只能说我们做了最基本的起步的工作，而作为一门医学理论，它的内涵，它的科学性、实践性是要在长期的临床实践、科研实践、教学实践和产业开发实践中才能真正体现出来。它的生命力，主要体现在"特色"上，否则就不是壮医药理论或者瑶医药理论。目前，我们所总结出来的壮医药理论和瑶医药理论，虽然已经有了一定的民族特色、地方特色和文化特色，但是还不是很突出，与藏医药、蒙医药、维吾尔医药、傣医药相比较，在医理、药理、文化上的特点都有待进一步充分体现出来。特别是要把壮瑶医药的民族特色进一步反映和体现出来。例如，壮族是古代骆越民族的后裔，壮医理论应该体现有骆越历史文化的内涵和背景。瑶族是一个山居的、分散居住的民族，在瑶医药理论中，也应该有反映其适应这种生存环境和地理环境的内涵和特点，而不能把太多的中医理论或其他民族医药理论照搬到壮医药、瑶医药的理论体系中。当然，由于文化交流、学术交流的互相渗透，一种医学理论也不可能纯而又纯，但必定有自己的特色和特点，否则就没有多少独立存在的意义了。所谓文化多元，主要也是对各种文化都具有不同的特质、特色而言。

壮医药和瑶医药理论，目前大抵都只是停留在"概论"的层面上，而要真正能很好地、有效地指导临床实践，必须深化、细化、系统化，必须实现标准化和规范化。我们要组织力量，在现有基础上，在壮医、瑶医理论的深化、细化和系统化、标准化上下功夫。每一个有特色的理论，例如壮医的三气同步、三道两路、毒虚致病理论；瑶医的盈亏平衡理论、"五虎""九牛""十八钻""七十二风"理论等，都要进一步发挥，进一步具体阐述，使它们更加贴近临床实践，便于指导临床实践。要把壮医药、瑶医药理论，具体贯穿到壮医、瑶医的内科、外科、妇科、儿科临床各科中，落实到壮瑶医药的科研实践、教学实践和壮药、瑶药的新药开发中。

要形成一整套壮医药、瑶医药的标准化和规范化体系。目前壮医药的规范化和标准化工作已经着手进行。《中国壮医病证诊疗规范》一书已公开出版；《广西壮族自治区壮药质量标准（第一卷）》也已由自治区药监局主持制定和颁布实施。壮医本科教材已经出版并在教学中使用。但瑶医药这方面的工作尚未正式起动，必须尽快跟上去。建议广西民族医药研究院、广西壮医医院、广西中医学院（广西中医药大学）壮医药学院、广西中医学院（广西中医药大学）瑶医药学院尽快组织力量，着手对壮瑶医药理论体系进行深化、细化、系统化、规范化和标准化研究。壮瑶医药振兴计划对此要保证必要的研究经费，可以用承担研究课题的形式来开展工作，要鼓励中青年壮瑶医药科研人员承担和完成课题任务，从中也可培养和锻炼一支壮瑶医药的学术骨干队伍。

现在，我谈一谈壮瑶医药的临床服务体系建设问题。

壮医、瑶医不仅有自己的临床特色和优势病种，而且在诊疗价格上具有相当的优势。随着医学模式的改变和回归大自然潮流的兴起，国内外对传统医药的服务需求正在与日俱增。因此，在实施壮瑶医药振兴计划的过程中，如何进一步加强壮瑶医药的临床服务能力问题，不仅是壮瑶医药的生存和发展基础，也是一种迫切的社会需求。中医和民族医的临床服务能力果能较快提高，中国的传统医药就有可能重建主流医学的地位，真正与现代医药并驾齐驱。为了达到提高壮瑶医药临床服务能力，我认为应当着重考虑以下 10 个方面的工作：

（1）认真落实国务院国发〔2009〕42 号文件，实施壮瑶医药振兴计划，加大政府投入和引导社会资金投入，在壮族、瑶族聚居地区建立一批壮医医院和瑶医医院。这些壮医医院和瑶医医院，可以是新建，也可以是改建。目前尚未有中医院的县市，如果是处于壮族、瑶族聚居地区，可以采用新建的办法；已经建有中医医院的县（市），如果壮族、瑶族人口比较集中，也可以考虑将中医医院改建为壮医医院或瑶医医院，或在这些中医医院的基础上加挂壮医医院和瑶医医院的牌子。广西民族医药研究院、广西壮医医院要真正成为广西壮医药临床服务中心和业务指导、临床培训基地，成为壮医执业医师资格考试基地和壮瑶医药的科研中心。要按照国家中医药管理局、国家民族事务委员会等 11 个部委局《关于切实加强民族医药事业发展的指导意见》的要求，"鼓励社会力量举办民族医医疗机构，对民办民族医医疗机构一视同仁，营造各类民族医医疗机构平等参与竞争的环境"。对目前各地正在筹办的民办民族医医院，有关部门应给予积极支持。

（2）认真抓好壮医执业医师资格考试工作，使符合条件报考的人员通过考试取得壮医执业资格。2008 年、2009 年两年的考试（试点），已有 230 多人获得了合法的壮医执业资格，应为这些具有执业资格的人员创造行医的条件，如聘请到壮医医院或门诊部工作，或鼓励其开办壮医医疗机构，以满足人民群众对壮医诊疗需求。考虑到目前报考壮医执业资格考试的门槛较高，可否通过地方主管部门考核或适当考试的办法，对确有专长的民族民间壮医，发给乡村医生行医执照，使他们能在本乡村合法行医。我认为这是解决民族医行医资格的比较现实的办法。扶绥县东罗镇乡村壮医黄积群，就是一个比较突出典型的例子。他十多年来在乡村推广壮医诊疗技法方药，成绩显著，2008 年被卫生部授予"全国优秀乡村医生"称号，说明乡村壮医也是大有作为的。

（3）鼓励有条件的医疗机构，研制开发壮瑶药院内制剂。对于疗效确切的壮瑶药制剂，经有关部门批准，允许在全区（或限本地区）中医民族医医院调剂使用。目前开发壮瑶药新药，投入较大、周期较长，风险也较高。因此，鼓励开发院内制剂，是一个满足人民群众对壮瑶医药诊疗需求的重要途径和现实办法。壮药制剂、瑶药制剂应能进入医保报销范围。

（4）大力推广壮瑶医经过规范整理的安全有效、简便廉验的诊疗技法，如壮医药线点灸疗法、壮医药物竹筒拔罐疗法、壮医目诊、瑶医火功疗法、瑶医药浴疗法等，让这些简便廉验的壮瑶医诊疗技法进入各级医疗机构，特别是进入农村新型合作医疗和城市社区医疗。

（5）加强壮医药人才培养和再教育。广西中医学院壮医药学院、广西中医学院瑶医药学院、广西民族医药研究院、广西壮医医院不仅要培养高层次壮瑶医药人才，而且也要开展必要的壮瑶医培训工作，有计划地培训乡村壮瑶医，使原来有一定基础、有所专长的民间壮瑶医，经过短期培训后，能够顺利通过乡村医生的有关考试考核，取得乡村医生的行医资格。

（6）鼓励综合医院和中医医院开办壮瑶医门诊部，特别是壮瑶族人口和其他少数民族人口比较集中的县市的综合医院和中医医院，更要积极创造条件，尽快开办。

（7）加强壮瑶医药的学术交流和宣传报道工作。充分发挥广西民族医药协会和《民族医药报》的作用，举办壮瑶医药学术交流会，在报纸上组织专题的学术交流活动，组织编写壮瑶民间医生名录，创造条件创办中国壮医药和中国瑶医药学术刊物。

（8）根据国家的有关政策和法规，切实保障壮瑶药的供应和产供销渠道的畅通。玉林药市应开展壮瑶药和其他民族药的业务。自治区药监局应尽快启动《广西壮族自治区壮药质量标准（第二卷）》和后续各卷的编撰工作。

（9）加强壮瑶医医疗机构管理人员的培养。要按照壮瑶医自身的特色和发展规律来实施管理，不宜完全照搬中西医医疗机构的管理办法。

（10）主管部门应加强对壮瑶医医疗机构的领导，特别是要指派德才兼备、热爱壮瑶医药事业的同志担任这些医疗机构的主要负责人。建议自治区人民代表大会每年都组织对《广西壮族自治区发展中医药壮医药条例》的执法检查。

以上建议供有关部门参考，不妥之处请批评指正。

谢谢大家！

第二节　充分发挥行业协会作用，
促进广西民族医药事业发展
——在 2011 年广西科学技术协会工作会议上的发言

各位领导、各位专家、各位代表，同志们：

大家好！广西民族医药协会成立于 1986 年，至今已走过了 25 年的历程，从开始成立时的 100 多名个人会员，发展到目前的 2100 多名个人会员和 38 个会员单位，并成为中国民族医药学会和中国民族医药协会的会员单位。作为全区性民族医药学术性群团组织，我们遵循协会章程和宗旨，在自治区科技协会、自治区民政厅的直接领导和管理下，在区卫生厅、区民族事务委员会、区中医药管理局等有关部门的热情关心和大力支持下，充分发挥行业协会的作用，在促进广西民族医药的发展方面，做了一些工作，取得了一定成绩，现汇报如下。

一、广西民族医药协会发展基本概况

广西的民族医药工作与一些兄弟省（自治区）民族医药工作相比较，起步相对较晚。1984 年国家卫生部、国家民族事务委员会在内蒙古呼和浩特市联合召开第一次全国民族医药工作会议后，广西的壮医药、瑶医药等民族医药的发掘整理研究开始进入有组织、有计划、大规模的工作阶段，且发展较快。自治区人民政府和国家科学技术委员会（现国家科学技术部）于 1985 年 5 月批准成立广西民族医药研究所，为广西民族医药协会的成立和发展创造了有利条件，该所成为广西民族医药协会的挂靠单位。1989 年，广西民族医药协会和广西民族医药研究所联合创办了全国独家面向全国公开发行的《民族医药报》（周报）。自治区卫生厅成立的民族医药古籍整理办公室，也挂靠在广西民族医药研究所。2009 年，广西民族医药研究所经自治区机构编制委员会批准更名为广西民族医药研究院。这些民族医药机构的相继成立，为广西民族医药协会工作的开展提供了方便和支持。协会的办公场地，部分办公经费，专职、兼职工作人员均由广西民族医药研究院提供和安排。

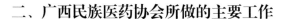

二、广西民族医药协会所做的主要工作

（一）组织开展民族医药发掘整理研究

25 年来，协会与挂靠单位广西民族医药研究所（现在广西民族医药研究院、广西壮医医院）以及其他有关单位紧密配合，在承担民族医药科研课题的同时，充分发挥协会联系全区民族民间医药工作者的有利条件和独特作用，在全区范围内开展了大规模的民族医药古籍普查整理工作，收集整理了数以千计的民族民间单方、验方、秘方，采集制作了上万份民族药、中草药标本，编著出版了《发掘整理中的壮医》《壮族医学史》《中国壮医学》《中国壮药学》《中国壮医内科学》《中国壮医针灸学》《中国瑶医学》《中国瑶药学》等一批基础性民族医药专著。

（二）组织开展民族医药学术交流活动

广西民族医药协会先后主办、承办了多次全区性、全国性民族医药学术交流会或研讨会，并组团出访越南、泰国等东南亚国家以及香港、澳门、台湾地区，进行民族医药的学术交流活动，扩大了以壮医药、瑶医药为代表的广西民族医药在国内外的影响，提高了壮医药、瑶医药的社会地位和学术地位。在最近召开的中国民族医药学会第二次全国会员代表大会上，广西有 14 名代表当选为新一届理事会理事（上一届只有 5 名），其中 2 名分别当选为常务理事和副会长。1996 年 6 月，协会壮医专家应邀访问泰国朱拉隆功大学及泰国生药学会进行学术交流，泰国首都曼谷的五家华文报纸以显著篇幅进行报道。日本关西大学医史专家宫下三郎教授夫妇，泰国生药学会会长威昌博士一行 13 人，越南中央传统医学医院院长朱国长教授，越南卫生部民族医药司司长阮德团暨越南 29 家民族医医院院长，泰国清莱皇家大学校长马诺博士和传统医药学院院长陶云龙博士，法国传统医学研究院院长库莫尔教授等一些专家教授，先后直接访问了广西民族医学协会及其挂靠单位广西民族医药研究所，进行民族传统医药的学术交流，有的还签订了合作意向。在第二届、第三届"湄公河流域传统医药学术会议"，第九届国际传统药物大会和首届中国—东盟传统医药高峰论坛上，壮医专家的学术报告引起了到会的泰国、越南、老挝、缅甸等东盟国家民族医药专家的浓厚兴趣。

（三）积极开展建言献策活动

广西民族医药协会在过去的 25 年中，围绕建言献策重大科研公关任务，密切配合广西民族医药研究所以及有关县市和单位，积极开展工作，组织调研活动，向各级领导建言献策，有很多得到采纳。如"壮医理论的发掘整理与临床实验研究""壮医内科学的发掘整理研究"等重大科研成果，通过专家鉴定并获得省部级科技进步奖；广西壮医医院被国家中医药管理局列为第一批全国重点建设的 10 家民族医医院之一；壮医目诊、壮医风湿病专科、壮医推拿专科被列为国家中医药管理局重点专科；壮医药线点灸疗法被定为在全国推广的民族医适用诊疗技术。广西中医学院（现广西中医药大学）成立了壮医药学院和瑶医药学院，把壮瑶医药学人才培养纳入了正规的高等教育。自治区人民代表大会通过了《广西壮族自治区发展中医药壮医药条例》并颁布实施；自治区食品药品监督管理局颁布《广西壮族自治区壮医质量标准（第一卷）》；实施《壮瑶医学振兴计划》写入国务院关于促进广西经济社会发展的重要文件；国家医学考试委员会批准开展壮医执业医师资格考试并纳入全国医学正常考试，每年一考，等等。如今国家对壮医药在全国民族医药中的排位，已经由过去的"名不见经传"，前靠到第四、第五位。最近中央电视台科教频道连续播出由协会协助拍摄的《解密黄帝内经》四集电视专题片，其中壮乡武鸣县（现武鸣区）马头镇元龙坡出土的 2 枚西周金属针具，被认为是针灸起源的重要实物例证之一。如今针灸已被世界 140 多个国家推广使用，关于针灸起源的研究，已成为维护国家文化安全的重要内容。

（四）推动瑶医药等的发掘整理和推广工作

除出版多部瑶医药专著外，金秀瑶族自治县瑶医医院已初具规模，影响不断扩大，去年业务量比前年翻一番。协会副会长、瑶医主任医师覃迅云创办了德坤瑶医医院及北京瑶医医院，近年来又在武汉、上海、广州、沈阳、石家庄等大城市开办了多家分院，并在红斑狼疮、恶性肿瘤等疾病治疗方面，闯出了瑶医治疗的新路子。我们深信，通过实施壮瑶医药振兴计划，壮医药和瑶医药事业必将有一个跨越式的发展，与藏医药、蒙医药、维吾尔医药、傣医药等民族医药并驾齐驱，为各族人民的健康做出新贡献。

仫佬族、毛南族、京族是广西独有的人数较少的少数民族。对仫佬族医药、毛南族医药、京族医药的发掘整理和研究提高，是我区民族医药工作者和有关主管部门、群众团体组织责无旁贷的工作。近几年来，广西民族医药协会积极组织有关民族医药专家，并邀请中国民族医药学会会长诸国本，自治区人民政府原副主席、全国人大民族委员会原副主任韦继松，广西中医学院党委原书记覃绍峰、原副书记项光谋等领导同志先后多次对仫佬医、毛南医、京医进行实地考察和调研，并与环江毛南族自治县、罗城仫佬族自治县、防城港市政府以及有关主管部门直接联系和合作，促成这3个人口较少的民族医药的发掘整理工作。如今毛南族医药已经出版了专著，仫佬族医药专著已完稿待出版，京族医药的发掘整理正在加紧进行之中。

靖西端午药市是具有浓厚民族特色、地方特色、文化特色的壮乡药市，已有数百年以上的历史，如今已成为当地政府弘扬民族文化，对外招商引资的名片和品牌。广西民族医药协会从20世纪80年代以来，就一直关注着这一民族文化瑰宝的开发利用。协会领导连续十多年考察药市，并撰写了《靖西县民间医药状况考察报告》等论文、报告，进行研究和宣传。1991年由广西民族医药协会、广西民族医药研究所承办的"中国药学会医史本草学术研讨会"，专门在端午节到靖西县城召开，让国内许多著名的医史专家、药学专家亲眼看见了壮乡药市的盛况，亲身感受到壮医药的源远流长，以及壮族人民对医药的崇尚。广西民族医药协会的许多会员，也在药市那天挂着协会的牌子为群众义诊，扩大了协会和壮医药在社会上的影响。

骆越历史文化的研究，由于其特殊的时代背景和丰富的研究内容，已经引起了从中央到地方有关部门的高度重视，骆越医药文化，是骆越历史文化研究的重要内容之一。近几年来，广西民族医药协会与广西骆越文化研究会、广西大明山管理局密切合作，在骆越养生保健研究以及文化旅游规划研究等方面，已经取得了一些可喜成果。《大明山落叶养生》一书已公开出版；"南宁大明山'骆越古都'文化旅游景区概念策划"研究成果荣获广西第十一届社会科学优秀成果三等奖。

《民族医药报》是广西民族医药协会和广西民族医药研究所共同创办和主办的全国独家、全国发行的民族医药专业报纸。从1989年在全国公开发行以来，多次获得广西优秀报纸荣誉称号，受到区党委宣传部、区新闻出版广电局和国家中医药管理局的表彰。在报刊业竞争激烈的形势下，保持了较大的发行量，且比较稳定。

各位领导、各位专家、各位代表，同事们、朋友们，广西民族医药协会虽然为发展广西民族医药事业做了一些力所能及的应做工作，但是与党和政府特别是主要部门的要求，还有不小的差距，跟许多先进的兄弟学会相比差距更大。无论是在工作开展和自身管理等方面，都还存在着许多不足之处。在新的一年里，我们将进一步努力，争取把工作做得更好一些、更扎实一些。今年我们将筹备召开第五届广西民族医药协会会员代表大会，进行协会理事会的换届选举；同时筹备召开第二次全国壮医药学术大会暨民族医药经验交流会。为配合贯彻实施《广西壮族自治区发展中医药壮医药条例》和振兴壮瑶医药计划做好调研工作。作为参编单位之一，积极协助自治区食品药品监督管理局编撰《广西壮族自治区壮药质量标准（第二卷）》。继续关注、支持协会推荐的广西田东壮医医院、扶绥县积群壮医医院等民营医疗机构的筹建工作。继续关注和支持靖西县、玉林市举办新一届靖西药市和中国玉林中医药民族医药博览会。认真向主要部门推荐优秀民族民间医生报考壮医执业医师资格考试，支持和协助广西中医学院壮医药学院修订壮医药本科教材和编写瑶医药本科教材。鉴于目前痛风病发病率较高，而壮药对此病有较好的疗效，拟在今年上半年与崇左市有关部门共同主办一次壮医药治疗痛风病学术研讨会，以进一步总结推广壮医治疗痛风病的有效方药技法。为了加强与各级领导和基层会员的联系，今年协会将开始不定期地编印《广西民族医药通讯》内部交流刊物，并继续积极稳妥地发展个人会员和会员单位，根据形势需要和原有工作基础，今年协会将再成立2～3个下属专业委员会。

同志们，在辞旧岁、迎新春，喜看我国、我区民族医药事业发展形势越来越好的时候，我们更加怀念从中央到地方的许多老领导、老专家，是他们的亲切关怀和真心实意的支持，促成了广西壮医药、瑶医药等民族医药事业的快速发展，鼓舞着广大民族医药工作者克服困难，扫除障碍，不断开拓奋进。

我们忘不了，甘苦副委员长在担任自治区人民代表大会常务委员会主任期间，亲自出席了广西民族医药协会的成立大会，并指定当时的自治区人民代表大会副主任韦章平同志担任协会名誉会长。是他，拍板支持成立广西民族医药研究所并列为自治区成立30周年建设项目，专款投资，限期建成；是他，在百忙中亲自出席了广西民族医药研究所的年终总结大会，并把自己搜集到的宝贵壮医验方献给研究所。当年中共中央原总书记胡耀邦同志到南宁时，听说广西正在发掘整理壮族医药，他非常高兴，立即通过区卫生厅指定壮医药专家组成医疗组为他诊疗，并于返京前在西园饭店10号楼亲切接见和宴请医疗组全体成员，留下了宝贵的合影照片。自治区党委原书记、自治区政协原主席陈辉光同志高度关注广西民族医药研究所的创建工作，晚上在家里还接见研究所筹建负责人并亲自审阅研究所的设计图纸。自治区人民政府原主席韦纯束同志，积极支持把原南宁地区人民医院改建为广西民族医院，以加强广西民族医药的临床基地建设。自治区人民政府原主席、自治区政协原主席覃应机同志大年初一亲自驱车到广西民族医院研究所，给刚招收进所工作的10多位壮族、瑶族、苗族民族医务工作者拜年；自治区党委原副书记金宝生同志当年主管干部工作，亲自为广西民族医药研究所的筹建调兵遣将，就在逝世前七天，还亲临广西民族医药研究所检查指导工作……国家的3任卫生部部长崔月犁、陈敏章、张文康，国家民族事务委员会主任李德洙，副主任江家福、伍精华、赵延年等，在任期期间都曾莅临广西民族医药研究所视察和指导工作，并在所里召开座谈会，听取对发展民族医药事业的建议意见，并明确表态支持广西民族医药和发掘整理工作。自治区卫生厅原副厅长、老红军覃波同志，生前足迹遍及全区各县，亲自收集了数以千计的中草药、民族药品种资料，积极支持成立广西民族医药研究所和广西民族医药协会，并在民族医药事业发展遇到阻力和压力的艰难时刻，坚定地支持了广西民族医药研究所和广西民族医药协会的工作。

今年春节的前几天，中共中央委员、自治区人民政府原主席、现全国人民代表大会常委、民族委员会副主任陆兵同志，自治区党委原副书记潘琦同志，自治区人民政府原副主席张声震、韦继松、奉恒高同志，自治区人民代表大会原副主任韦家能同志，分别亲切接见广西民族医药协会的主要负责人，并在听取汇报时明确表示，将一如既往地积极支持民族医药事业，并希望广西民族医药在新的一年里获得更大的跨越式发展。

各级领导的关心和支持，是对我们巨大鼓励和有力鞭策。我们相信，广西民族医药协会的2000多名会员和广西的民族医药工作者，一定不辜负各级领导的殷切期望，在各自的岗位上加倍努力工作，在壮医药振兴计划的实施中再立新功，再创佳绩！

第四章　黄汉儒课题选录

第一节　壮医理论的发掘整理与临床实验研究

该课题为原广西壮族自治区卫生厅（现广西壮族自治区卫生和计划生育委员会）下达的课题，研究时间为 1991 年 10 月至 2001 年 12 月，项目负责人为黄汉儒、韦金育、庞声航，主要成员有吕琳、王柏灿、黄冬玲、陈永红、曾振东、钟鸣、韦英才、梁启成等。

该项目的研究成果主要包括以下几个方面：

（1）广泛搜集整理壮医的文献史籍资料，深入进行调查研究，开展大规模的壮医壮药普查，初步摸清了壮医药的历史和现状，建立了壮医的基础理论体系，在壮医文献研究上有所突破。其中，搜集整理 200 多种有关壮医药的史籍文献资料，明确壮医的历史。出版的《壮族医学史》首次将有关壮医药史的零散史料、民间口碑传说等进行系统化、理论化总结，较完整地勾画出了壮族医药的历史发展轨迹及相关内容，展示了壮医药发展的历史概貌、规律及特点，首次将壮医药史分为起源（远古至先秦）、知识的积累（春秋战国至宋代）、初步形成与发展（唐宋至民国）3 个阶段。出版的《中国壮医学》首次比较全面地阐述了壮医学术体系的基本内涵，并首次对壮医临床进行分科，首次将壮医理论贯穿到壮医的诊断、治疗、方药及临床各科，使壮医药组成一个完整的医学体系。该书填补了壮医药无自己的理论专著的空白，出版后，媒体及学术界给予高度的评价。

（2）采用传统和现代医学相结合，临床观察和实验研究相结合的方法，对壮医具有特色的重要治疗技法，进行系统的发掘整理研究提高，部分基础研究引进了生物化学、生理病理学、分子生物学、免疫学等技术，使壮医学从过去纯经验医学的模式向现代多学科实验研究迈开了可喜的一步，在壮医的研究方法上有所突破。

（3）在对壮医基础理论和医疗技法进行发掘整理研究提高的基础上，加强壮医区内外的学术交流，并积极参与国际国内学术交流，发表论文近百篇，参加国际国内学术会议 20 多次，接待美国、英国、日本、法国、泰国、越南等 10 多个国家的代表团参观访问，全国有 10 多个省（自治区、直辖市）的 300 多家医疗单位派人到广西学习壮医药技术，使壮医药的推广应用得到较快的实施。中央电视台、中国中医药报、广西日报、广西电视台等多家媒体对广西壮医药研究工作进行多次报道。

该项目历时 10 年，用丰富的资料、翔实的数据，论证了壮医药在历史上的客观存在及现实中的价值，并对多种壮医疗法进行了临床实验研究，出版了《壮族医学史》《中国壮医学》等壮医药专著，发表了上百篇壮医药学术论文，研究结果初步建立了较完整的壮医理论体系，奠定了壮医现代实验研究的初步基础，确立了壮医药的学术地位，有力地推动了壮医药的发展。项目成果对壮医医学、教育、研究、产业化开发有广泛的指导作用。

2002 年 2 月 2 日，该项目在南宁通过广西卫生厅、国家中医药管理局组织的专家鉴定。鉴定意见：该课题以比较确凿的文物、文献和实地调查、口碑资料，证实壮医药在历史上的客观存在，壮乡武鸣县（现武鸣区）出土的西周至战国时期的医用青铜浅刺针表明，壮医有悠久的历史，壮医曾经为民族的健康繁衍发挥了重要作用，并在创用针刺治疗，制造金属针具，应用毒药与解毒药，痧、瘴、蛊、毒、风、湿等病证的防治以及内病外治、导引按矫、目诊等方面达到了较高的医学水平。壮医在长期临床实践的基础上，借助古老而通行的本民族语言以及新壮文，加上壮汉文化交流等因素，已具备了上升为理论的必要条件。壮医的阴阳为本、三气同步、脏腑气血、三道两路、毒虚致病和调气、解毒、补虚治疗原则的确定，表明壮医的理论体系已基本形成。作为壮医理论体系主要载体的《壮族医学史》《中国壮医学》专著的出版，是壮医发展史上的里程碑。壮医从此可称之为"壮医学"。壮医理论体系的发掘整理和基本形成，符合辩证唯物主义认识论的发展规律，为我国一些尚未进行总结的少数民族医药做出了榜样。鉴定意见还对该课题的临床观察研究成果、实验研究成果给予了较高评价，认为壮医的许多独特诊疗方法，如目诊、药线点疗、药物竹筒拔罐、经筋疗法、刺血疗法、熨浴疗法、药物内服外用等，具有较好的疗效和广阔的应用前景。鉴定认为，该课题的开创性、艰巨性、科学性和实用性，达到了国内同类研究的领先水平。

2012 年，该课题成果获广西科学技术进步奖二等奖（当年一等奖空缺）。这对一个民族医药的课题来说，是很不容易的事情，该奖项也是广西民族医药研究所建所以来第一个获得广西科学技术进步奖的项目。

第二节　《续名医类案》（点校）

《续名医类案》（点校）项目是原国家卫生部（现国家卫生和计划生育委员会）下达的中医古籍整理出版第二批任务项目之一〔卫中字（83）第 19 号文件〕，整理者为黄汉儒等人。

《续名医类案》原书 60 卷，成书大约在清代，为魏之琇所著。该书主要集录明清著名医家的医案，兼收明代以前的部分医案，涉及内科、外科、妇科、儿科、五官科、伤寒、温病、针灸等科的内容，共 345 门、5254 条医案和医论，也有失败案例。既有内治、外治，也有针治、心治，或示人以法，或儆人以戒，内容丰富，各有特点，为后人提供经验，开拓思路，有重要的参考价值。但是，脱稿不久，魏氏去世，当时温病学家王孟英对书稿进行了审阅，认为该书有加以整理的必要。200 多年来，《续名医类案》几经传抄、翻刻、影印、校刊、铅印，据黄汉儒等所知，各种版本共有 70 种之多。对该书进行点校，是根据原国家卫生部关于中医古籍整理的要求进行的。黄汉儒等人在点校时，以对校、本校、他校为主，以理校为辅，四校合参，对该书进行了详细的点校。该书的点校整理工作，历时 3 年完成，取得了丰硕的成果。

1997 年 5 月，《续名医类案》（点校）由人民卫生出版社出版发行。该书内容提要中说到：本书是在广求版本、精选底本的基础上，通过精校细勘，改正了旧本的讹误之后排印的，为现存本书的最好版本，荣获广西高校科技进步奖。

下编

黄汉儒学术经验传承研究项目与论文

第一章 传承研究项目

第一节 黄汉儒医技医术的抢救性传承研究

一、任务来源

"黄汉儒医技医术的抢救性传承研究"是由北京藏医院承担的国家科技支撑计划课题"民族医药发展关键技术示范研究"子课题十六，编号为2007BAI48B09－16，研究时间为2008年1月至2010年12月，课题负责人为王柏灿。

二、任务指标

（一）研究目标

对黄汉儒医疗技术、临床经验、学术思想进行全面的研究，在深入分析，总结整理的基础上，出版《名老壮医黄汉儒医疗技术和学术思想》专著，把黄汉儒医疗技术和学术思想全面地继承下来，并通过对黄汉儒医疗技术和学术思想的研究与继承，探索壮医药传承方法、规律、模式、机制，分析影响壮医药人才成长的因素，为壮医药学术传承提供借鉴。

（二）考核指标

医疗技术：对黄汉儒运用壮医药线点灸技术加解毒补虚药物治疗疾病的技术专长进行全面整理总结。总结的内容包括技术原理、技术流程、取穴特点、用药特点、技术规范、实施条件、应用范围、注意事项等，整理过程中以文字、录音、照相、录像四种载体中适当的形式加以记录。形成《黄汉儒壮医药线点灸疗法加解毒补虚药物治疗疾病技术手册》及《黄汉儒壮医药线点灸疗法加解毒补虚药物治疗疾病技术指导》光盘。

医疗经验：对黄汉儒运用壮医药线点灸疗法及解毒补虚药物治疗疾病的经验进行系统整理，完成黄汉儒医案100份，其中回顾性医案40份，前瞻性医案60份。另外，继承人完成从师病例50份。

优势评价：对黄汉儒用壮医药线点灸疗法及解毒补虚药物治疗疾病的优势进行分析评价，形成《黄汉儒医疗技术临床优势研究报告》。

传承现状与对策：对黄汉儒医疗技术、医疗经验、学术思想传承现状进行总结，对壮医药未来传承工作提出对策。对黄汉儒学术思想进行整理。

三、执行情况

（1）完成黄汉儒既往诊疗资料的收集整理汇编，主要有《黄汉儒医案》（共3册），均为黄汉儒的原始手稿。黄汉儒（第一作者）与黄谨明合著的《壮医药线点灸临床治验录》，收录有大量壮医药线点灸疗法验案。

（2）完成《黄汉儒壮医药治疗痹病技术手册》，全面介绍了黄汉儒运用壮药及壮医技法治疗痹病的经验，可资临床应用参考，为进一步做好壮医药学术传承提供材料。

（3）完成《黄汉儒壮医药治疗痹病技术指导》光盘，可与《黄汉儒壮医药治疗痹病技术手册》配套使用。

（4）完成黄汉儒成才之路报告。

（5）完成学术继承人跟师报告。

（6）完成壮医临床常用术语集。

（7）完成学术继承人跟师医案50份。

（8）完成黄汉儒应用壮药治疗湿病（痹病）的临床优势评价研究病例60份。

（9）完成黄汉儒回顾性医案40份。

（10）完成黄汉儒治疗痹病医技医术临床优势研究报告。

（11）完成黄汉儒医技医术传承现状调查报告。

（12）完成壮医传统医技医术传承现状调查问卷与分析。

（13）完成黄汉儒临床经验与特色疗法研究报告。

（14）完成《桂派名老中医·学术卷·黄汉儒》（即黄汉儒学术思想与临床经验）书稿，已由中国中医药出版社出版。

该课题已通过国家中医药管理局组织的项目验收。

第二节　名老中医民族医药专家宣传工程（黄汉儒）

名老中医民族医宣传工程为广西壮族自治区卫生厅2010年下达的项目。

根据桂卫中〔2010〕5号文件《关于实施国医大师班秀文等老中医药民

族医药专家宣传工程的通知》的精神，为弘扬广西以国医大师班秀文教授为代表的老中医药民族医药专家全心全意为人民群众健康服务的精神，全面抢救和整理老专家们的临证医案，保存和研究他们独特的学术思想和宝贵的临床经验，大力营造名医辈出的良好氛围，调动广大中医药工作者的积极性，经研究，决定启动国医大师班秀文等老中医药民族医药宣传工程。宣传对象为国医大师班秀文教授、第一批至第四批全国老中医药专家学术经验继承工作指导老师（即全国名老中医）、著名民族医药专家，共 28 人，黄汉儒为列入该工程宣传对象的民族医药专家。

该工程的工作共有三项：一是为每一位专家拍摄纪录片短片一部，通过该短片直观地宣传老专家的学术思想、临床经验、医德风范。二是为每一位老专家撰写报告文学或传记并出版。三是对每一位老专家的学术思想、临床经验进行整理研究，形成研究专著出版。在此基础上，把 28 位老专家的经验精华合集出版，以期发扬光大。

该工程黄汉儒老专家的宣传工作内容，由广西民族医药研究院承担，具体由王柏灿负责。完成的工作如下：

（1）《桂派名老中医·学术卷·黄汉儒》，王柏灿主编，中国中医药出版社于 2011 年出版。该书既是黄汉儒宣传工程的工作内容，也是"黄汉儒医技医术的抢救性传承研究"课题的内容之一。该书的内容包括四个部分。首先是黄汉儒主任医师简介，简要介绍了黄汉儒的基本概况。其次为黄汉儒主要学术思想，包括有关壮族医学史的学术思想，有关壮医基础理论及临床诊疗理论的学术思想，有关壮族传统文化与壮医药、壮医药可持续发展的学术思想等。再次为黄汉儒主要临床经验，包括用药习惯和诊治痧、瘴、蛊、毒、风、湿及三道两路疾病的经验等。最后为附录，包括黄汉儒经验单方 200 条，典型医案 40 例，成才之路、有代表性的壮医药论文等。我们期望读者能通过此书，对黄汉儒学术思想及临床经验有更深入的了解，对壮医药的历史和现状有更深入的了解，对壮医药的未来有更坚定的信心。

（2）黄汉儒经验精华版，把黄汉儒经验进行高度浓缩概括，与其他 27 位老专家经验精华合集，由广西中医药大学汇总出版。

（3）完成《名老壮医黄汉儒》视频宣传片的制作。该宣传片是名老中医药民族医药宣传工程的重要内容之一，从直观的角度，反映了黄汉儒的学术思想、学术经验。

第三节　全国老中医药专家学术继承工作项目

全国老中医专家学术继承工作项目为国家中医药管理局下达的项目。根据《国家中医药管理局关于公布第五批全国老中医药专家学术经验继承工作指导老师及继承人名单的通知》（国中医药人教函〔2012〕123号）的精神，黄汉儒为指导教师，曾翠琼、谭俊为继承人。进岗时间不迟于2012年8月。

2012年7月，广西中医药管理局以桂中医〔2012〕35号文将国家中医药管理局的文件转发到相关单位。

2012年7月，国家中医药管理局以国中医药办人教发〔2012〕40号文件下达《国家中医药管理局办公室关于印发第五批全国老中医药专家学术经验继承工作实施方案的通知》，要求及时组织带教单位、指导老师和继承人认真学习，并结合本单位的实际情况，认真贯彻执行。该方案的主要内容如下：

（1）培养目标：通过3年的跟师学习，使继承人能够掌握、继承指导老师的学术思想、临床经验、技术专长，并有所创新，培养造就热爱中医药、医德高尚、理论功底扎实、实践能力较强的高层次中医临床骨干和中药技术骨干。

（2）工作周期：为连续3年，全国按统一时间进岗学习，具体时间不得迟于2012年8月进岗。

（3）教学方式：跟师学习、独立临床实践、理论学习的形式。

（4）教学任务：以跟指导老师实践和独立实践为主，全面系统地继承指导老师的学术思想、临床经验或技术专长。每年完成不少于60个半天的跟师学习笔记，2篇1000字以上的学习心得或临床经验整理（月记），20份指导老师临床医案总结。学习本民族医药学经典，每年撰写典籍学习心得4篇以上。指导老师每周带教时间不得少于1.5个工作日，并对继承人的跟师笔记、学习心得、临床医案总结进行批阅。批语要针对其中的问题予以指导，有针对性和指导性，能体现指导老师的学术和水平。

（5）预期成效：继承人理论功底更加扎实，中国传统文化知识进一步加强。基本掌握指导老师的学术经验和技术专长，中医临床诊疗水平、临床疗效或技能技艺水平在原有基础上有较大提高。按照中医药学术特点和发展规律，结合指导老师的学术经验，对本学科领域的某一方面能提出新的见解和新的观点。学习期间在国内外公开发行的期刊发表 1 篇以上继承、总结指导老师学术思想和技术专长的论文。提交 1 篇能体现指导老师学术思想和临床经验、具有创新观点、一定学术价值和临床意义的结业论文。结业论文 2 万字以上并附有 2000 字的论文摘要。符合相关条件的可申请专业学位。

黄汉儒作为指导老师，按国家中医药管理局的要求与其继承人曾翠琼、谭俊签订了教学协议书，并认真按照协议内容及国家中医药管理局实施方案进行了教学工作，继承人的学习正按计划推进，取得了预期成效。

根据《国家中医药管理局第五批全国老中医药专家学术经验继承工作实施方案》的精神，黄汉儒被广州中医药大学聘为中医师承博士生导师，指导其继承人曾翠琼攻读博士学位，聘期为 2013 年 3 月至 2016 年 3 月。

第四节　黄汉儒工作室建设项目

广西中医药管理局给予专项支持，鉴于黄汉儒为全国第五批老中医药专家学术经验继承指导老师，要求成立工作室，并参照国家中医药管理局《中医学术流派传承工作室建设项目实施方案》进行建设和管理。

为积极推进黄汉儒工作室的建设，广西民族医药研究院专门下发了《关于黄汉儒工作室管理及人员组成的通知》，具体如下。

黄汉儒工作室是经广西壮族自治区中医药管理局批准成立的工作室，目的是做好全国老中医药专家学术继承工作名师、桂派中医大师、著名壮医专家黄汉儒主任医师的学术思想、临床经验、医德医风、治学之道等的传承工作，更好地促进壮医药事业的发展。为按要求完成工作室的工作任务，制定工作室的管理及人员组成方案如下。

一、成立黄汉儒工作室工作领导小组

组　　　长：陈小刚　韦英才

副　组　长：王小平　赵文青

成　　员：王柏灿　容小翔　谭　俊

业务总指导：黄汉儒

领导小组下设办公室，挂靠在基础理论研究所，容小翔兼任主任。

二、明确黄汉儒工作室管理机制

黄汉儒工作室由基础理论研究所负责管理，由容小翔任主任、梁江洪任副主任。基础理论研究所负责在黄汉儒的指导下协调工作室的具体工作，落实工作任务指标，安排使用和管理好工作室的专项建设经费，迎接对工作室工作完成情况的考评。黄汉儒工作室同时是研究院医史文献研究室，其工作列入基础理论研究所的工作量，视同专项课题任务。

三、充实黄汉儒工作室专职和兼职人才队伍

根据建设工作的要求，需充实工作室的人才队伍。基础理论研究所的全部人员作为专职工作人员，根据黄汉儒主任医师的提议，从我院相关部门遴选部分专家及人员作为兼职工作人员，协助工作室的工作。具体名单如下：

容小翔　梁江洪　曾翠琼　李　琼　卓秋玉

谭　俊　李　珪　王柏灿　滕红丽　李凤珍

牙廷艺　冯　桥　陈永红　朱红梅　付小珍

覃文波　李　婕　吴小红　蒋桂江　柏春晖

目前，黄汉儒工作室正在按相关实施方案的要求积极地开展工作，在开展黄汉儒学术经验传承研究方面取得了积极的进展。

第二章 传承研究论文

第一节 借鉴名医之路，学习大师风范
——黄汉儒成才之路概述

壮族是我国人口数量最多的少数民族（1800多万），也是世界上人口超过千万的60多个民族之一，有着悠久的历史和灿烂的文化。在长期的生产生活实践和与疾病斗争的过程中，壮族及其先民创造了自己丰富多彩的民族传统医药——壮医药，有效地保障了民族的健康繁衍。据专家考证，举凡草药内服、外洗、熏蒸、敷贴、佩挂药、药刮、角疗、灸法、挑针、陶针及金针等多种壮医医疗技法，于先秦时期草创萌芽，经汉魏六朝的发展，约略于唐宋之际已基本齐备。然而由于历史的原因，主要是因为壮族历史上未能形成本民族统一、规范、通行的民族文字，因而壮医药丰富的诊疗技法、方药主要以口耳相传的形式在民间流传，并散见于文物资料和中文资料中。直至20世纪80年代以前，壮医药总体上仍然处于经验积累的阶段，尚未形成自己独特的理论体系，未进入国家医教研序列。

在各级党委和人民政府的领导和支持下，经过改革开放以来近30年的全面系统的发掘整理研究，古老的壮医药焕发勃勃生机，迎来了发展的春天，在机构建设、医史研究、理论研究、临床研究和推广应用等方面，都取得了历史性的突破。2002年2月2日，"壮医理论的发掘整理与临床实验研究"科研成果在国家相关主管部门主持的鉴定会上，通过了由包括著名藏医药、蒙医药、傣医药以及中西医药专家组成的鉴定委员会的鉴定。鉴定结论写道："壮医在长期临床实践的基础上，借助于古老而通行的本民族语言以及新壮文，加上壮汉文化交流等因素，已具备了上升为理论的必要条件。壮医的阴阳为本，三气同步、脏腑气血、三道两路、毒虚致病学说和调气、解毒、补虚治疗原则的确定，表明壮医的理论体系已基本形成。作为壮医理论主要载体的《壮族医学史》《中国壮医学》专著的出版，是壮医发展史上的里程碑。壮医从此可称之为'壮医学'。壮医理论体系的发掘整理和基本形成，符合辩证唯物主义认识论的发展规律，为我国一些尚未进行总结的少数民族医药做

出了榜样，具有示范作用。"在壮医理论体系基本形成的基础上，壮医作为一门学科招收了研究生和本科生，成立了省区级的壮医医院和壮医药学院。广西壮族自治区人民代表大会颁布了《广西壮族自治区发展中医药壮医药条例》，广西药监局颁布了《广西壮族自治区壮药质量标准》，有关部门制定并实施《中国·广西壮瑶医药振兴计划规划纲要》。特别是2008年3月，经国家卫生部批准、壮医药首次开展执业医师资格考试（试点），成为目前我国已开展执业医师资格考试的6个民族医药体系之一。壮医药正逐步进入发展的快车道。

壮医药的发掘整理、研究提高和推广应用，凝聚着各级领导及广大壮医药工作者的辛劳和心血。《壮族医学史》《中国壮医学》这两部壮医奠基性专著的第一作者和主编，《壮医理论的发掘整理与临床实验研究》科研课题的主要负责人和实施者，广西民族医药研究所（现广西民族医药研究院）、广西民族医药协会和《民族医药报》的主要创始人——黄汉儒主任医师，就是壮医药工作者队伍中的杰出一员。作为在我国知名度较高、在国外也有一定影响的民族医药专家，黄汉儒主任医师的成才之路，与壮医药的振兴紧密相连。他数十年来为振兴壮医药执着奉献的经历和精神，激励着广大民族医药工作者，特别是壮医药工作者，成为我们宝贵的精神财富。下面，我们一路追踪黄汉儒的成才之路。

一、求学——辞别壮乡赴京城

1943年1月31日，黄汉儒出生于广西忻城县遂意乡堡流村一个壮族农民家庭。他6岁进"初小"（一至三年级阶段的低年级小学），10岁就自己挑着柴火和干玉米翻过几个山坳到离家10多千米以外的古蓬镇读"高小"（五年级、六年级阶段的高年级小学），并在那里继续读完初中和高中。幼年丧父和家庭巨变，使他饱尝人生艰辛，同时也激发了他的进取精神。1961年，他在忻城县古蓬中学高中毕业后，考取了当时位于首府南宁的广西中医学院（现广西中医药大学），从此踏上了从医之路。

广西中医学院当时聚集了一批广西有名的中医教师和医师。在四年的大学时光里，黄汉儒如饥似渴地学习中西医知识，有幸直接聆听韦来庠、庞仲越、林沛湘、班秀文、秦家泰、梁锡恩、梁鹏万、徐守中等老一辈中西医专家的教导，打下了坚实的中西医理论基础。值得一提的是，1964～1965年他在自治区中医院实习时，直接师从广西著名中医内科专家、中医教育家韦来庠副院长，侍诊数月。临别时，韦老亲笔赠书："从辨证到辨病，从辨病到辨证，不断学习，不断提高。书此与黄汉儒同学共勉。"韦来庠先生早在1945年就创办了广西南宁高级中医职业学校并担任校长，学贯中西，德高望重。老前辈语重心长的教诲，更加坚定了黄汉儒攀登中医学高峰的信心和决心。

毕业在即，黄汉儒主动要求到比较艰苦的地方去工作。因为他知道那里最需要医生，最缺乏医药。就这样，他被分配到九万大山下仫佬族聚居地的罗城仫佬族自治县人民医院中医科，在那里一干就是13年。当时中医科只有一间门诊室，没有中医病房，诊疗条件甚差。当他看到基层中医由于条件太差而无法开展许多业务时，便主动向县政府、县卫生局和县医院领导提出创办中医病房和在乡镇卫生院建立中医门诊的建议。在得到领导的支持后，他克服重重困难，和同事一道亲手创办了县医院25张床位的中医住院病区和该县龙岸中心卫生院的中医科。1977年下半年，为了摸清全县的民族民间医药情况，他受县卫生局的委托，带领一个3人调查组，在几个月的时间里，走遍了罗城县100多个村屯，采访并造册登记了该县的100多名民族民间医生，收集验方、秘方近千条，受到地、县卫生局的表扬并在《广西日报》宣传报道。从1969年12月至1974年5月，黄汉儒作为三线建设医疗队成员和团部卫生所负责人，参加广西6927工程铁路建设，奋战在桂黔交界的荒坡野岭和深山老林之中。工地的艰苦生活磨炼了他的意志，也增长了他的才干，特别是造就了他使用中草药防病治病的实际本领。他经常亲自带领各营连的医务人员上山采药，加工并配方使用，有效地防治了流脑、乙脑、流感等传染病和一般常见病，他曾创造了所在团队数千民工每人每月只花8分钱医药费而能保障健康的纪录。而他也从原来在学校只认识一两百种草药，增加到能认识和使用三四百种草药，并取得了许多新的临床经验。

四年半艰苦的野外生活，黄汉儒并不认为这是对他的"惩罚"，而是当作一个难得的锻炼和学习机会。除履行医生职责、保障民工健康外，他利用一切可以利用的时间，阅读了马克思的《资本论》，恩格斯的《自然辩证法》《反杜林论》，列宁的《唯物主义与经验批判主义》以及毛泽东的《矛盾论》《实践论》等重要著作，努力用辩证唯物主义和历史唯物主义的哲学思想充实和武装自己，指导自己的行动和实践。他甚至还涉猎了不少经济学著作、历史著作和文学著作。1977 年 3 月，他在《广西日报》理论版发表的《社会主义劳动竞赛好——学习列宁〈怎样组织竞赛〉一文的体会》，被罗城仫佬族自治县有关部门作为学习资料印发给全县各厂矿企业。扎实的专业基础和宽广的知识领域，为黄汉儒主任医师未来的深造和事业发展创造了有利条件。

经过长期的艰苦生活和工作考验，1978 年 12 月，在党的十一届三中全会刚刚结束之际，黄汉儒被中共罗城仫佬族自治县委批准为中共预备党员，实现了他多年的入党愿望。在人生道路上，他有了更加明确的奋斗目标，对知识的追求和对事业的期盼也更加强烈。1979 年 4 月，在我国"文化大革命"后恢复研究生考试的第二年，黄汉儒报考了中国中医研究院医史文献专业硕士研究生并被正式录取，成为广西第一个中医硕士研究生，并荣幸得以师从我国著名医史文献专家马继兴教授和余瀛鳌教授。从壮乡到北京，对于黄汉儒来说，这条求学之路是越走越宽广。

作为医史文献大专家，马继兴、余瀛鳌两位导师知识渊博，学问精深，学风正派、德高望重，对学生的要求也十分严格。在这里，黄汉儒得到了比较全面系统的医史文献研究方面的科学训练。导师为他和另外 2 位中医文献专业的研究生安排了 1 年的基础理论再学习，并特许他们到中医研究院和北京中医学院图书馆进库看书 1 个月，还亲自带着他们到上海图书馆查阅了 1 个月的资料，要求他们每人要浏览专业书 40 种以上。对《中医图书联合目录》以及其他重要工具书要能够熟练使用。与此同时，还要协助导师实施文献整理研究方面的科研课题。医史文献研究所还设有民族医史研究室，由著名医史专家蔡景峰教授担任室主任，并向研究生讲授少数民族医药发展史。大量的阅读加上导师的指点，使黄汉儒加深了对中医药和各民族医药的历史和现状的了解。

在倾听导师讲授民族医药发展史、感受民族医药这个伟大宝库的同时，黄汉儒心里有一阵莫名的隐痛：在中国，只要提起藏医药、蒙医药、维吾尔医药、傣医药等，许多人都知道，但要提起壮医药，却鲜有人知。壮族作为中国人口最多的少数民族，广西是壮族聚居的省级民族区域自治区，壮医药的学术地位和社会地位实在与壮族的悠久历史、灿烂文化、众多人口和发展水平很不相称。而造成这种状况的主要原因，就是因为壮医药从未得到过全面系统的发掘整理，未能形成具有民族特色、地方特色和文化特色的理论体系。作为壮族有文化的后代，作为广西第一个中医硕士研究生，一种强烈的责任感涌上了黄汉儒的心头。他暗下决心，研究生毕业后，一定要回广西牵头搞壮医药的发掘整理研究工作，使古老的壮医药尽快从经验上升为理论，使丰富多彩的壮医诊疗技术和方药，经过标准化、规范化而得到大范围的推广应用，造福人类。要为民族争气，为祖国争光，为壮医药屹立于民族传统医药之林做出应有的贡献。

二、立业——离开首都返家乡

1982 年 10 月，黄汉儒在中国中医研究院研究生毕业并获得医学硕士学位。当时，他这个专业毕业的研究生全国只有 3 个人，不仅导师和院领导希望他们留在北京，而且上海、广州一些院校和大单位也想把他们"挖走"。由于黄汉儒在研究生就读期间，曾连续在《健康报》发表《为近代医家立传》《应当重视卫生经济史的研究》等倡议性文章，也引起了当时卫生部政策研究室的关注。有关领导明确表示，希望他先留在研究院，然后调卫生部工作。然而所有这些可能有灿烂前景的去向，都改变不了黄汉儒主动要求回广西搞壮医药研究的决心和选择。广西中医学院和有关部门也十分希望他回家乡工作。就这样，他告别了导师和研究院，回到了他的大学母校——广西中医学院，并被安排在科研生产处工作。

搞壮医研究不能没有基地和必要的物质条件。根据黄汉儒的建议，广西中医学院决定立即成立医史文献研究室和壮族医药研究室，由国医大师班秀文教授任室主任，黄汉儒被任命为这两个研究室的专职副主任，牵头承担广西卫生厅下达的"壮医研究"科研课题。从 1983 年到 1984 年，黄汉儒和他的课题组全力以赴地投入文献搜集、文物考察和实地调查采访的研究工作，并陆续发表了《靖西县壮族民间医药情况考察报告》《关于壮族医学史的初步探讨》《岭南地理环境与壮医学》等多篇论文。壮医药在历史上的客观存在，开始被人们逐步认识。然而黄汉儒很快就意识到，壮医药如果不加快研究步伐，没有一个跨越式的发展，就很难适应形势的需要，也难以和其他兄弟民族医药并驾齐驱。而所有这些，都必须有一个更大的、自主权更多的研究机构才能实现。经过再三考虑，他决定向自治区卫生厅、自治区民族事务委员会和自治区人民政府建议，成立一个独立的民族医药科研机构——广西民族医药研究所。这个建议一提出，一些好心的同志便提醒他："你要慎重再慎重！办一个省级科研所不是简单的事情，搞不好没有回头路走的！"黄汉儒这时已被任命为学院科研生产处副处长兼党总支书记，只要按部就班地走下去，仕途应是十分好的。然而黄汉儒为了实现自己的理想，他看重的不是做官，而是做事。在前期工作的基础上，他义无反顾地决心背水一战——去建立这个未知数甚多的以壮瑶医药为主要研究方向的独立民族医药科研机构——广西民族医药研究所。

令人欣慰的是，黄汉儒关于建立广西民族医药研究所的倡议，得到了时任自治区主要领导的陈辉光、韦纯束、覃应机、甘苦、金宝生等同志以及自治区卫生厅、自治区民委领导的赞同和支持。主管干部工作的时任自治区党委副书记金宝生做出批示，黄汉儒被调到自治区卫生厅负责广西民族医药研究所的筹备工作。

根据 1984 年第一次全国民族医药工作会议的部署和《国务院关于加强全国民族医药工作的几点意见》（国办发〔1984〕102 号），以及自治区领导的指示，黄汉儒带领筹备组的几位同志，以"只争朝夕"的精神，夜以继日地工作，在不到半年的时间里，就完成了研究所的申报、审批、选址等基建前期准备工作。他亲自到北京向国家科委汇报，回答项目审批论证专家们的提问和质疑，促成国家科学技术委员会于 1985 年 5 月 31 日批复同意成立广西民族医药研究所，并被自治区人民政府列为庆祝自治区成立 30 周年重点建设项目，专款投资，于 1988 年 12 月建成。研究所一边上基建，一边开展科研医疗业务，人员编制从建所时的 30 人，在 2 年内就增加到 100 人，成为全国规模较大的专业民族医药研究机构之一。1993 年 2 月，中国中医研究院决定将广西民族医药研究所定为该院的民族医药研究基地，加挂"中国中医研究院广西民族医药研究所"的牌子。研究所至今已承担和完成 200 多项各级各类民族医药科研课题，并取得数十项科研成果，获得多项省部级以上科技进步奖。国家卫生部崔月犁部长、陈敏章部长、张文康部长，国家民族事务委员会李德洙主任等部委主要领导以及全国人大甘苦副委员长等，都曾莅临研究所视察指导工作。黄汉儒作为研究所的主要创始人，首任、连任研究所所长达 16 年。黄汉儒的名字和广西民族医药研究所、壮医药的振兴紧密相连。2009 年，经自治区人民政府批准，广西民族医药研究所更名为"广西民族医药研究院"，其升级扩建项目得到国家发展改革委和自治区人民政府的大力支持，已列入了《中国·广西壮瑶医药振兴计划规划纲要》。

在成功创建广西民族医药研究所的同时，黄汉儒以高瞻远瞩的战略眼光撰写了《壮医研究的现状及 2000 年设想》（见中国科协《2000 年的中国研究资料》第 60 集），提出了广西壮医药 1985～2000 年的发展规划。他倡议成立广西民族医药协会并亲自担任法人代表，创办全国独家全国发行的《民族医药报》并兼任社长（法人代表）。从 1986 年到 1992 年，广西开展大规模的民族医药古籍普查整理工作，黄汉儒作为自治区卫生厅民族医药古籍普查整理领导小组办公室主任，直接组织和具体指导了这次普查整理工作，基本上摸清了广西民族医药的历史和现状、特色和优势，为壮医药、瑶医药和其他民族医药的进一步发展奠定了坚实基础，广西的大部分县市都留下了他的调研足迹。作为这次普查成果之一的百万字著作《广西民族医药验方汇编》由他主编出版；广西民族医药陈列室、广西民族医药标本室也陆续建立。国家中医药管理局原副局长、中国民族医药学会会长诸国本教授在谈到广西民族医药事业时指出：广西的壮医药之所以能得到较快的持续发展，原因当然很多，但一开始就成立广西民族医药研究所、广西民族医药协会、民族医药报社等一批民族医药专业机构，获得事业编制和事业经费的稳定支持，有自己的宣传舆论工具，肯定是一个成功的经验。黄汉儒关于发展壮医药事业的设想、构思和实践，随着时间的推移，越来越展现出活力，为事业的发展赢得了主动权。

三、建树——矢志不渝为壮医

黄汉儒主任医师是广西的第一位中医硕士研究生，而且具有多年的中医临床实践经验，得到过广西和北京多位名医、名师的指点，在中医理论和临床方面，都有较高的造诣。在广西罗城仫佬族自治县工作期间，他亲自创建的县医院中医病房，曾收治过不少疑难重病患者，并取得较好疗效。他直接创建的罗城仫佬族自治县龙岸中心卫生院中医科，日门诊量经常达百人以上。他还和西医同道们合作，成功抢救治愈烧伤总面积达 95％、三度烧伤面积达 33％的特重瓦斯爆炸烧伤病人（见《广西中医药》1978 年第 4 期《中西医结合治愈大面积烧伤病人 9 例的体会》），这在广西开创了中西医结合治疗大面积烧伤的新纪录。

作为中医医史文献专业毕业的硕士研究生，他为广西中医学院的本科生和研究生讲授过《中国医学史》和《中医各家学说》等课程，并以第一点校人的身份，完成了国家卫生部下达的中医古籍整理科研项目——我国最大部头的中医古医案专著《续名医类案》（110 多万字）的点校注释整理任务。该书经点校整理后已由人民卫生出版社于 1997 年 5 月出版，并获得广西高校科学技术成果奖三等奖。

黄汉儒主任医师在学术上的建树，更多的是体现在壮医药的发掘整理、研究提高和推广应用方面。

（一）壮医史研究的突破

任何事物的产生和发展，都是一个历史的过程，壮医药也是如此；任何科学研究，都不能割断历史，壮医药研究更不能例外。为了确证壮医药在历史上的客观存在、发展水平和重大贡献，为了探寻壮医药的发展轨迹和发展规律，黄汉儒以医史文献专业科技工作者的学识和敏感，在壮医药发掘整理的起步阶段，就把医史研究作为最重要的科研任务来抓，务必要有所突破。他带领自治区卫生厅民族医药古籍整理办公室的同志以及广西中医学院、广西民族医药研究所医史文献研究室的科研人员，通过查阅数以百计的历史资料、广泛深入的实地调查，先后发表了《靖西县壮族民间医药情况考察报告》《关于壮族医学史的初步探讨》《壮医源流初探》《壮药源流初探》《土司制度下的广西民族医药》等多篇医史论文，以大量比较确凿的文献、文物以及实地调查资料，证明了壮医药的悠久历史，并证明了壮医在针刺治病、使用和制造金属针具、应用毒药和解毒药，在痧、瘴、蛊、毒、风、湿等多种常见病证的防治方面，曾经达到较高的发展水平。1999 年 11 月，以黄汉儒主任医师为第一作者的《壮族医学史》一书由广西科学技术出版社公开出版，并荣获桂版图书特别奖、中国民族图书奖一等奖和国家图书奖提名奖，被同行专家誉为"壮医发展史上的里程碑"。医史研究的突破，使人们进一步认识到，壮医药事业的发展，是一种不可逆转的历史趋势，为壮医药的推广应用扫除了学术上的偏见和障碍。

（二）壮医基础理论研究的突破

经过 20 多年的发掘整理和研究提高，由黄汉儒主任医师主编的《中国壮医学》一书于 2000 年 12 月公开出版。在此之前，黄汉儒主任医师首次在1995 年 5 月国家中医药管理局批准召开的全国民族医药学术交流会上，宣读了长篇论文《壮医理论体系初探》，提出壮医的基本理论框架。随后，他于1996年6月在《中国中医药报》和《中国中医基础医学杂志》（第6期）上，全文发表了系统阐述壮医理论体系的万字论文《壮医理论体系概述》。2002年2月2日，以黄汉儒主任医师为主要负责人的"壮医理论的发掘整理与临床实验研究"科研成果在南宁通过了专家鉴定，并在当年获得广西科学技术进步奖二等奖和中华中医药学会科学技术奖。壮医理论体系得到了同行专家和国家主管部门的认可，实现了壮医药从经验上升为理论的历史性飞跃。

壮医理论体系的形成，把壮医药引进了当代高等教育，为壮医本科教材的编写提供了理论支持。壮医理论体系的形成，促成了全国首家省级壮医医院——广西壮医医院的诞生，并被列为全国重点建设的10家民族医医院之一。壮医理论体系的形成，促成了国家卫生部正式批准壮医开展执业医师资格考试，促进了《广西壮族自治区壮药质量标准》《广西壮族自治区发展中医药壮医药条例》的颁布实施。对壮医药科研和诊疗规范化、标准化以及壮药的产业开发，也有重要的指导和推动作用。

（三）壮医药线点灸疗法发掘整理和推广应用的突破

壮医独特的一种诊疗技法——壮医药线点灸疗法，原来只流传于广西柳江县民间龙氏家族，难以推广应用。1985年初，主任医师黄汉儒和广西中医学院教授黄瑾明等为了发掘这种简便廉验的壮医治疗方法，不惜花了几个月时间，多次前往柳州市和柳江县向该疗法的主要传人——时任柳州地区卫生局副局长、后来任柳州地区民族医药研究所所长的龙玉乾同志学习，对该疗法进行全面系统的整理，并于1986年3月由广西人民出版社公开出版了《壮医药线点灸疗法》一书，随后在广西中医学院壮医门诊部推广应用和培训技术人员。经过几年的临床实践检验，于1990年1月又出版了《壮医药线点灸临床治验录》一书，同时组织科研人员进行有关作用机理的研究。1992年，由广西中医学院和广西民族医药研究所共同承担的"壮医药线点灸疗法发掘整理及疗效验证研究"项目通过专家鉴定，并获广西医药卫生科学技术进步奖一等奖和国家中医药管理局科学技术进步奖二等奖。如今这种壮医疗法已在国内数百家医疗机构推广应用，还流传到国外的一些国家和地区，被国家中医药管理局定为在全国推广的实用诊疗技术，成为我国民族医实用诊疗技法发掘整理和推广应用的成功范例。

四、情怀——倾注社情和民意

黄汉儒主任医师是为数不多的既当过人大代表，又当过政协委员的科技人员。1988～2002年，他曾担任广西壮族自治区第六届、第八届区政协委员和第八届全国人大代表。他把这个参政议政的机会，看作是党和政府对民族医药事业的重视和关怀，是人民群众对自己的信任和嘱托。因而一定要认真履行职责，关注社情民意，特别是关注广大人民群众对发展民族医药事业方面的要求、愿望和建议。在每年的人大代表、政协委员视察活动中，他总是选择医药卫生状况较差的少数民族地区，深入调查研究，经过认真思考分析，写成调查报告或政协提案和人大建议案，然后郑重地向政协、人大提出。他提出的关于加强民族医药工作的建议，关于在农村和城市社区推广民族医药适用诊疗技术的建议，关于加强民族医药人才培养、创办民族医药大学的建议以及加强民族医药立法工作，保护民族药材资源、实现可持续发展的建议等，受到了自治区有关部门和国家有关部委的重视。他曾多次以人大代表或政协委员的身份，深入壮族聚居的百色市各县进行调研，倾听当地群众对发展民族医药特别是壮医药的建议。当他了解到百色地区的500多名民间壮医，每年为群众看病60多万人次，相当于3个中等县医院的门诊量时，立即不失时机地向自治区人大、自治区政协反映，希望加强对民族医药的扶持与保护，为民族民间医生的合法执业"开绿灯"，以期从根本上解决人民群众"看病贵""看病难"的问题。自治区人大在制定和通过《广西壮族自治区发展中医药壮医药条例》时，曾几次征询过黄汉儒主任医师的意见，并请他列席自治区人大常委会会议。他经常说："人大代表和政协委员不是官，是民意代表。不关注社情民意，不倾听人民群众的呼声，没有强烈的责任感和深入实际的精神，就当不好人大代表和政协委员，就会辜负人民群众的厚望和重托。"他是这么说，也是这样做的。

五、风范——淡泊功名启后人

黄汉儒主任医师早在1984年就是广西中医学院科研生产处的副处长，曾多次被评为广西优秀医药卫生科技工作者和卫生系统优秀共产党员，但到2003年退休时他仍然是一个副处级干部，有人戏说是"二十年一贯制"。他却十分认真地说："人贵有自知之明，我不是做官的料子，能当好这个所长就不错了。"他从不为这方面的"进步慢"而后悔、埋怨或发牢骚。接触过他或到过他办公室的人都有一种感觉：他是一位朴实的学者。虽然他兼任了中国民族医药协会副会长、中国民族医药学会副会长、广西中医药学会副会长等一大堆社会职务和学术职务，但是他从来不把这些当作"光环"，而是作为实实在在的社会责任，一丝不苟地切实履行。广西民族医药协会副会长、会长是他担任时间最长的社会职务，至今已有23年（副会长兼秘书长、法人代表11年；会长、法人代表12年），区内的许多民族民间医生都乐于接触他，愿意向他反映民族医药的情况和问题，把他当作可以交心的朋友和兄长。2008年3月，国家卫生部批准开展壮医执业医师资格考试，自治区卫生厅让他出任专家组长和首席考官，来找他反映情况和提出问题的人更多了。但不管多忙，他总是不厌其烦地耐心回答民族医们提出的问题，负责任地向有关部门反映他们的困难和要求，并尽可能地协助解决。黄汉儒主任医师曾连续10多年担任自治区卫生系列高级职称评审委员会委员和民族医药学科组组长。对于各地上报的评审材料，他总是十分认真细致地审阅，从实际出发，做出客观公正的评价，把符合晋升条件的专业人员及时推到高一级职称上。他47岁获得正高职称，而在他担任研究所所长和高级职称评审委员会委员期间，有好几位本所和广西中医学院的优秀年轻人才，三十几岁就获得正高职称。他把发展民族医药事业的希望寄托在新一代年轻人的身上。

2001年8月，黄汉儒主任医师从研究所所长岗位上退居二线，担任学术顾问和名誉所长。2003年1月，他办理了退休手续。然而所里的同事们都看到，他是退而不休，仍然在为民族医药特别是壮医药事业的发展而奔波操劳。例如2007年，他一年中10次奔赴北京，或陪新班子主要领导到国家中医药管理局和中国中医研究院汇报工作，或出席有关部门召开的会议，或作为评审委员参加全国重点民族医院、重点专科、重点项目的评审活动。他还作为主要讲演者，出席在南宁召开的第九届国际传统药物大会，在会上作了"壮药的开发利用"的专题发言。近两年来，他先后获得国家中医药管理局、国家民委授予的"全国民族医药先进个人"称号和中国民族卫生协会授予的"中国民族卫生医药发展贡献奖"。对此，他只是淡然地说："我不过做了一些应该做的事情，而且并没有做得那么好，我是愧对这些荣誉呵！人老了也还要不断学习、学习、再学习，否则就真的落后了！"

黄汉儒主任医师如今已年近古稀。他的成才之路，对于后学者来说，是引导，是借鉴，也是启迪。作为他的学术继承人，我深感肩上责任重大，只有加倍努力工作，虚心向老师学习，以老师的成才之路激励和鞭策自己，力争较好地完成课题研究任务，让老师所创造的精神财富代代传承，才不致辜负老师的多年培养和谆谆教诲。

（该文为"黄汉儒医技医术的抢救性传承研究"项目论文）

（王柏灿）

第二节　黄汉儒主要学术思想及临床经验概述
——"名老中医民族医药专家宣传工程"（黄汉儒）精华版

本文为"名老中医民族医药专家宣传工程"（黄汉儒）精华版的内容，是把黄汉儒经验进行高度浓缩概括，与其他27位老专家经验精华合集，由广西中医药大学汇总出版。

一、系统研究壮族医药发展史

首次对壮族医药的起源、形成和发展进行了系统的研究，在一系列论文和专著中，论证了壮医药在历史上的存在、其历史上达到的成就及为保障壮族的生息繁衍所起的作用，提出了以下有关壮族医药史的独特学术思想。

从远古至先秦已有壮医药的萌芽，就时间而言，壮族医药起源很早，大约在远古的新旧石器时代，已经有壮族医药的萌芽，壮医与中医的起源几乎是同步的。

从考古角度来看，在壮族地区原始时代的文化遗存中，考古工作者发现了不少尖利的石器、石片，在桂林甑皮岩遗址、南宁贝丘遗址、柳州白莲洞遗址、广西宁明花山和珠山附近的岩洞里，还发现有骨针实物，这些尖利的石器、石片、骨针等，为壮族先民的针刺用具，壮族先民是针刺疗法的创用者之一。武鸣出土的青铜浅刺针实物，说明了壮族先民在金属针具的制造及针刺疗法的应用等方面，曾经达到较高的水平。

花山崖壁画为春秋战国时期壮族先民的艺术杰作，对于这些壁画蕴含的内涵，有多种不同的学术观点，从医学的角度来看，认为花山壁画蕴含丰富的壮医药内涵，为壮医却病健身的功夫动作图。

岭南环境与壮医药息息相关，壮族先民自古以来就生息在岭南，特别是在广西地区，岭南环境与壮医药有密不可分的联系，与壮医药特色的形成密切相关。如广西壮族地区地处亚热带，药物资源十分丰富，为壮药学的发展提供了得天独厚的条件。历史上不乏有关壮药的文献记载，历代壮医积累了丰富的药物方剂知识，并用于防病治病。

壮医对痧瘴等地方多发病有丰富的防治经验。在元代以前，壮医对痧病已有认识。痧病，一般指热性疫病，或暑热病症，其病因病机为机体内虚，痧毒内侵。痧病的临床表现多种多样，如红毛痧、标蛇痧、绞肠痧、夹色痧、黑脚痧等，民间对痧病的划分有上百种之多。对于痧病的治疗，可视病情轻重而定，病情较轻的，可选用徒手捏痧；较重的，可选用刺痧、刮痧、割痧、挑痧、点痧、绞痧、药物熏蒸等，还可配合壮药内服，疗效更佳。"瘴"是指由于感受瘴毒而发的一类疾病，统称为"瘴气"，为古代岭南地区的常见病和多发病。

医巫结合是壮医历史上曾经的存在形式。医巫同源、医巫并存是壮族地区的文化发展特点，对壮医药产生了重大影响。由于受巫文化的影响，医巫结合成为壮医在历史上曾经的存在形式，对某些疾病，壮医确有较好的治疗效果，却往往以巫医的形式出现，在中华人民共和国成立前的闭塞边远的壮族乡村更是如此。

壮医有独特的预防疫病方法。如佩挂药法，每年炎热的雨季到来之际（多为端午），家家户户把自采的壮药或上年采集的草根香药扎成药把，挂于门旁或置于房中，或做成药囊，佩挂于身上，辟秽除瘴；隔离更衣法，当有痧瘴疫疠等流行时，壮族各邻村之间暂停交往，各户谢绝串门，若有本村人从远方归来，则嘱其先止于村舍外，家人提篮装衣迎候，先更换家人送的衣物，再进村，其换下的衣物，则予以蒸煮，高温消毒，以防疫病传染。

壮乡药市是独特的文化习俗，在壮族聚居的广西靖西县（现靖西市）、德保县、忻城县、贵港市等地，有一种奇特的端午药市习俗，每年农历五月初五，草医药农、普通群众纷纷将自采的各种壮药送到圩镇上摆摊。就规模而言，以靖西端午药市最为典型。黄汉儒几乎每年端午都到靖西去，对端午药市进行考察，他认为壮乡药市是独特的文化习俗，对促进壮医药知识的传播有重要的作用。

在对壮族医学史的分期上，黄汉儒采用了我国历史上封建王朝发展史与壮医药自身发展的特点相结合的方法，分成起源（远古至先秦）、知识的积累（春秋战国至宋）、初步形成与发展（唐宋至民国）三个阶段。

对壮族医药史的科学评价，黄汉儒认为历史上壮族医药的存在是客观的事实，大量文物、文献、口碑、传说等资料提供了有力的证据。在极端恶劣的自然条件下生存繁衍，壮族能成为今天人口数量达 1800 多万的民族，壮医药发挥了重要的作用。壮族医药在历史上有过较高的成就，壮医草药内服、外洗、熏蒸、敷贴、佩挂药、刮疗、角疗、灸法、挑针、陶针等 10 多种疗法，于先秦时期开始萌芽草创，经汉魏六朝的发展，于唐宋时已基本备齐，有效地保障了本民族的健康繁衍。20 世纪 80 年代以来，在各级党委、人民政府的重视和支持下，在民族医药工作者的共同努力下，经过大规模的发掘整理，壮医药的发展步入了一个新的时期，正在为人民卫生事业做出新的更大的贡献。

二、发掘创新壮医基础理论

把壮医理论体系的核心归纳为阴阳为本、三气同步、三道两路、脏腑气血骨肉、毒虚致病、调气解毒补虚等学说。

1. 阴阳为本

阴阳是对事物及事物属性的归类。阴阳为本，其基本内涵：认为天地万物的变化，都由阴阳运动变化引起，阴阳运动变化是天地万物变化的源泉。阴阳对立、阴阳互根、阴阳消长、阴阳平衡、阴阳转化是阴阳运动变化的基本形式。阴阳总是相互对立、相互依存，处在阴消阳长、阳消阴长的运动变化中，在一定条件下，阴阳可以相互转化，阴转化为阳，阳转化为阴。阴阳总是处在运动变化之中，即便阴阳平衡，也是相对的。在壮医学上，阴阳为本主要用于说明人体生理、病理、归纳病证、确立治则等，认为健康是人体内部阴阳协调的结果，疾病的发生是由于人体内部阴阳协调被打破，调整阴阳是壮医治则之一。

2. 三气同步

"三气"指天、地、人三气，同步指保持协调平衡。壮医认为，人禀天地之气而生，为万物之灵，人的生命周期受天地之气的涵养与制约，人气与地气相通，人要适应天地之气的变化，不能适应就会受到伤害或生病。人本身也是一个小天地，也可以分为天、地、人三部。上部"天"（壮语称为"巧"），包括外延；下部"地"（壮语称为"胴"），包括内景；中部"人"（壮语称为"廊"）。人体三部也要保持同步运行，制约化生，才能生生不息，总体上说，天气主降，地气主升，人气主和。升降适宜，中和涵养，则气血调和，阴阳平衡，脏腑自安，并能适应大宇宙的变化，人体结构与功能的统一，先天与后天之气的协调，使人体具有一定的适应与防卫能力，从而达到天、地、人三气同步的健康境界。在壮医学上，三气同步主要用于说明人体生理、病理、指导疾病治疗，认为健康是人与天地保持同步，人体内部各部分保持同步的结果，疾病的发生是三气同步被打破，三气不同步的结果，一切疾病的治疗，归根到底，就是为了恢复天、地、人三气的同步平衡，如果天、地、人三气的同步平衡不能恢复，人就会死亡。

3. 脏腑、气血、骨肉

脏腑、气血、骨肉是构成人体的物质基础。①脏腑，即位于颅内、胸腔、腹腔内相对独立的实体，壮医没有很明确的"脏""腑"区分概念。颅内容物壮语称为"坞"，含有统筹、思考和主宰精神活动的意思，如出现精神症状，壮医称为"巧坞乱"或"坞乱"，即总指挥紊乱之意。在壮语中，心脏称为"咪心头"，有脏腑之首之意；肺脏称为"咪钵"；肝脏称为"咪叠"，胆称为"咪背"；肾称为"咪腰"；胰称为"咪曼"；脾称为"咪隆"（意译为被遗忘的器官）；胃称为"咪胴"；肠称为"咪虽"；膀胱称为"咪小肚"；妇女胞宫称为"咪花肠"。这些脏腑各有自己的功能，共同维持人体的生理状态，但壮医没有表里之分，也没有相互络属关系及五行配五脏理论。当内脏实体受损或由于其他原因引起功能失调时，就会引起疾病，但疾病传变没有必然的生克传变模式。②气血，壮医称气为"嘘"，指人体之气。壮医认为气是功能，是动力，是生命活力的表现。气虽然看不到，但是可以感觉到，活人一呼一吸，进出都是气，有气无气是生死界限之一。壮医称血为"勒"，认为血是营养全身脏腑骨肉、四肢百骸的重要物质，血得天地之气而生，赖天地之气而行。血的颜色、质量和数量均有一定常度，血的变化可以反映人体很多生理病理变化，查验血液颜色和黏度的变化是一些老壮医判断疾病性质和预后的重要依据。刺血、放血、补血是壮医治疗疾病的重要方法。③骨肉，壮医称骨为"夺"，肉为"诺"，认为骨肉构成人体框架和外形，是人体运动器官，保护内脏器官不受伤害，人体的重要通道——谷道、气道、水道、龙路、火路等运行于其内，骨肉损伤，可导致人体重要通道的损伤而引发其他疾病。

4. 谷道、气道、水道

谷道、水道、气道是极其重要的人体通道。①谷道：壮医把食物进入体内得以消化吸收的通道称为"谷道"，壮语称为"条根埃"，主要指食道和胃肠，化生的枢纽脏腑在肝、胆、胰，主要功能为消化吸收食物。壮族是典型的稻作民族，是最早种植水稻的民族之一，通过长期的实践认识到，五谷禀天地之气以生长，赖天地之气以收藏，得天地之气以养人体，因而把具有消化吸收功能的通道称为"谷道"。②水道：水为生命之源，壮医把人体水液运行的通道称为"水道"，壮语称"条啰林"。水道与谷道同源而分流，人体在吸收水谷精微物质之后，从谷道排出粪便，从水道排出尿液，水道的调节枢纽在肾与膀胱。③气道：壮医把人体与大自然之气相互交换的通道称为"气道"，壮语称"条啰嘿"。气道进出于口鼻，交换的枢纽在肺。三道理论是壮医理论的核心内容之一。三道重在通，调节有度，人与天、地就能保持同步平衡，人就能保持健康状态，若三道不通或调节失度，天、人、地三气不能同步，就会发生疾病。

5. 龙路、火路

龙路、火路是壮医对人体内虽未直接与大自然相通，但对维持人体生机和反映疾病动态有重要作用的两条内封闭通路的命名。龙路在人体内即是血液传输的通路（部分壮医又称之为血脉、龙脉），其主要功能是为脏腑骨肉输送营养。火路为人体内传感之道，用现代语言来说为"信息通道"，其中枢在"巧坞"。火路同龙路一样，有干线与网络，遍布全身，使正常人在极短时间内，能感知外界的各种信息和刺激，并经中枢"巧坞"的处理，迅速做出反应，从而使人体适应外界的各种变化，保持天、人、地三气的同步平衡。

三、阐发壮医临床治疗理论

1. 病因病机

在病因病机方面，壮医认为毒虚致百病。毒有痧毒、瘴毒、蛊毒、风毒、湿毒等；虚有气虚、血虚、阴虚、阳虚等。毒和虚是导致疾病发生的主要原因，毒和虚使人体失去常度而表现为病态，如果这种病态得到适当的治疗，或人的自我防卫、自我修复能力能够战胜邪毒，则人体常度逐步恢复，疾病趋于好转而痊愈，否则终因三气不能同步，导致人体气脱、气竭而死亡。

2. 诊断特色

重视目诊、甲诊、询诊等壮医特色诊法的运用，尤其强调目诊。壮医认为目诊是最具特色的壮医诊法，眼睛是天地赋予人体的窗口，是光明的使者，是天、地、人三气的精华之所在，人体三道两路之精气皆上注于目，目得天、地、人三气之养而能现在正常的生理状态下，目能包含一切，洞察一切。在病理状态下，目也能反映百病，即许多疾病都可以通过观察目的变化诊断出来。在疾病分类上，强调壮医理论的指导作用，按痧、瘴、蛊、毒、风、湿及三道两路病对疾病进行归类。

3. 辨证辨病

辨证即辨别疾病的类型，壮医一般分为两种，即阴证和阳证，是指疾病过程中的两种状态。阴证壮医症候的一种，表现为神疲乏力、倦怠、畏寒肢冷、面色及指甲苍白，脏腑气血骨肉、三道两路功能衰退等。阳证为壮医症候的另一种，表现为面色红、发热、肌肤灼热、烦躁不安、呼吸气粗，甚者神昏谵语、打人骂人、小便黄赤、舌红，目诊见"勒答"红丝明显，甲诊见甲面红紫或青紫等。阴证和阳证是壮医对疾病证型的概括，主要指疾病过程中阴盛阳衰和阳盛阴衰两种情况。每一种疾病在不同的时期、不同的患者身上，都可以表现为阴证或阳证，或经治疗后由阴证转为阳证，或由阳证转为阴证。一般而言，正虚毒轻者，或疾病的后期，多表现为阴证，而正盛毒重者，或疾病的初期，多表现为阳证。壮医认为，从证的变化，可以判断疾病的转归，由阴转阳，多表示疾病向好的方面转化，由阳转阴，则表示疾病加重，甚至预后不良。辨病即辨别疾病的病因、病位、病性。壮医从长期的临床实践中认识到，虽然许多疾病都会有些共同症状，但是每一种疾病都会有一两种特征性的临床表现，成为与其他疾病区别的依据。这种特征性表现，在临床上相对固定而且比较典型，并能从其他患者身上重复出现，是为主症。壮医主要通过主症和其他体征进行辨病。

4. 治疗特色

把壮医治疗的总原则归纳为调气、解毒、补虚，治疗上的基本特点为重视祛邪解毒，强调早治与调气，用药简便而功专，补虚多用血肉有情之品。在具体的治疗方法上，注重壮医药线点灸、针挑、刮痧、药物竹筒拔罐、壮

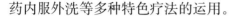

药内服外洗等多种特色疗法的运用。

四、强调壮医药的可持续发展

对壮医药的可持续生发展，黄汉儒提出了独到的学术见解，认为民族医药可作为广西新兴的战略产业，可成为我区医药产业进一步发展的突破口和切入点。其理由是广西有丰富的民族医药资源，有良好的民族医药产业基础，有难得的民族医药发展机遇。但是，民族医药未来的发展，必须解决一些瓶颈问题，如人才问题、执业资格问题、服务能力建设问题、壮医药立法问题、壮医药标准问题、发展模式问题，等等。为解决这些问题，近年来，黄汉儒以人大代表、政协委员和壮医药学科带头人的身份，着力推进并参与了以下几件事：

（1）把壮医药纳入高等教育，培养壮医高级人才。2002 年起，广西中医学院（现广西中医药大学）成立壮医药学院，招收壮医方向本科生。

（2）开展壮医执业医师资格考试，解决壮医合法执业问题。2008 年起，经国家卫生部、国家中医药管理局批准，广西开展了壮医医师资格考试试点工作。2008 年，470 多名具有规定学历的考生参加考试，有 129 名考生通过考试，取得合法的执业资格。2009 年的考试，109 名考生获得相应的执业资格。

（3）把壮医药的发展纳入地方法规。2009 年 3 月，《广西壮族自治区发展中医药壮医药条例》正式颁布实施，壮医药的发展从此有法可依。

（4）制定壮药质量标准。2008 年，广西药品食品监督管理局组织制定了《广西壮族自治区壮药质量标准（第一卷）》，共收录了 160 多种壮药，为壮药的研发提供了依据。

（5）探索新的发展模式。黄汉儒认为壮医药的发展，不能仅仅依靠国家投资，还应走政府主导、社会参与、多方筹资的道路，走国家、地方、社会共同参与的新的发展模式。

在发展我区中医药民族医药产业的过程中，要高度重视环境保护、生态平衡和可持续发展的问题。广西的中医民族药材资源虽然比较丰富，但是并非取之不尽，用之不竭，如果只知道开采挖掘，用不了多久，就会出现资源枯竭的严重局面。对于一些广西主产、特产药材，要结合广西区域经济发展规划，有计划地引种栽培；对于一些濒危的药用动植物，要根据国家有关法规，制定必要的保护措施，切不可为了一时的经济利益而做出遗恨子孙后代

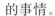
的事情。

五、主要临床经验

（一）痧病

痧病，又名发痧、痧气、痧麻等，壮族民间历来有"万病从痧起"之说。民间对痧病的分类也十分繁杂，达上百种之多，涉及内科、外科、妇科、儿科等各科。痧病多由体弱气虚者，外感痧毒、热毒、暑毒等，邪毒内阻三道两路气机，或饮食不当，内伤谷道，邪毒留滞于肌肉之间，毒正交迫，发为痧病。其诱因有受热，如高温作业、阳光暴晒、天气炎热而穿衣过厚、常食煎炒油炸之品等；受寒，如淋雨、吹风、浸水、天气寒冷而穿衣过少等；劳累过度，如身体抵抗力低而长途步行，劳累出汗过多，疲劳同房、冲红、受寒，过食刺激性食物等。以上这些都可以导致痧毒内侵，阻滞三道两路气机而发为痧病。临床上，痧病一般都有全身酸累、胸腹烦闷、速发痧点等症状及体征；部分有恶心呕吐，重者有昏迷、四肢厥冷，或发寒发热、唇甲青紫等。但不同类型的痧病其表现不尽相同。痧病的治疗原则为解毒除痧、宣通气机。内服常用药物有山芝麻、贯众、金银花、忍冬藤、马缨丹、南蛇簕、路边菊、黄荆叶、紫苏、生姜、土荆芥、青蒿、大青叶、黄皮叶、两面针、穿心莲、山豆根、救必应、葫芦茶、大金花草、鸭跖草、草鞋根、磨盘草、十大功劳、金果榄、百解藤、萝芙木、虾蚶草等。还可采用熏蒸、捏痧、挑痧、刮痧、割治、点痧、绞痧、拖烫、拔罐、药线点灸等方法治疗。

验方举例：南蛇簕、马莲鞍、荆芥、藤黄连、两面针、防风、金钮扣、生姜各 10～15 克，水煎服，每日 1 剂；山芝麻、草鞋根、两面针、古羊藤、南蛇簕各 15 克，水煎服，每日 1 剂。

（二）瘴病

瘴病是由于感受瘴毒而发的一类疾病，统称为"瘴气"。疟疾、流行性感冒等传染性疾病属此范畴。瘴病多由于气候炎热多雨，各种植物落叶、败草、动物尸体等腐烂而产生瘴毒，瘴毒入侵人体，使三道两路不通，气机不畅，阴阳失调而成。其主症有发冷、发抖、高热、汗出、休作有时等。治疗原则为解毒除瘴，调理气机。常用药物有假茶辣、罗芙木、土柴胡、夜香牛、马鞭草、常山、青蒿、槟榔、薏苡仁、苍术、艾叶、高良姜、山柰、楮叶、苦瓜、辣椒、大蒜、锦地罗、阳桃、白花藤、姜黄、半夏、乌梅、红花茶、杜荃山、檀香、菖蒲、佩兰、盐肤子、姜叶等，还可采用佩药、药线点灸、刮疗、针刺、拔罐等治疗。

验方举例：马鞭草 30～60 克，水煎取汁，分 2 次服，于瘴病发作前 2 小时、4 小时各服 1 次；症状消失后再连服 3 日，每日 1 剂。青蒿 30 克，水煎取汁，于发作前 2 小时服，每日 1 剂，连服 3 日。

（三）蛊病

蛊病（水蛊）是以腹部胀大、脉络暴露为特征的一类疾病。现代医学中的急性血吸虫病、慢性血吸虫病、虫侵入人体、重症肝炎、肝硬化、重症菌痢等属此范畴。该病主要由于饮食不节，或情志所伤，或血吸虫所伤，水道不通，气机不畅所致。其主症有腹部胀大，或按之如囊裹水，或按之稍坚，或按之坚满，皮色苍黄，脉络暴露等。其治疗原则为驱毒杀虫，宣畅气机，疏通水道。常用药物有甘草、大蒜、蜘蛛香、大荨茅、郁金、排钱草、黄藤、都淋藤、玳瑁、金钗股、薏苡仁、雄黄、山姜汁、七叶一枝花等。

验方举例：红吹风 10 克，地桃花 15 克，古羊藤 10 克，小拦路 10 克，南蛇簕 10 克，白及 15 克，生地 15 克，水田七 15 克，水煎服，每日 1 剂。紫背金牛 10 克，白花蛇舌草 10 克，半边莲 10 克，岩黄连 10 克，水榕树根 15 克，了刁竹 6 克，水煎服，每日 1 剂。

（四）毒病

毒病的范围很广，毒的性质不同，致病的表现也不一样，如药物中毒、食物中毒、农药中毒等。其病急危，致死率高，除采用壮医方法外，建议结合现代医药及中医药的方法急救，提高救治成功率。对于一般热毒致病，症见发热、口渴、尿黄，或痈疮红肿热痛等，可采用绞股蓝、火炭母、鸡骨草、三叉苦、雷公根、半枝莲、路边菊、路边青、粪箕笃等治疗。对毒虫咬伤、蜂蜇伤、蜈蚣咬伤、蜘蛛咬伤等，宜排毒解毒，可采用雷公根、冰糖、绿豆、慈姑、鲜天名精、雄黄、鬼针草、野荞麦、老虎芋头、鲜鸡矢藤叶、鲜芝麻叶、烟筒尿、半边旗叶、海金沙、七叶一枝花、凤尾草、螺蛳（田螺）、野芋头、马莲鞍、丝瓜叶、陈皮、田基黄、柑子木叶及苗、黄枝叶及苗、苍耳草叶、黄毛耳草、聚龙过路黄、夏枯草、鲫鱼胆、草鞋根等治疗。

验方举例（解热毒）：金银花、板蓝根各 12 克，地丁、苏叶、木黄连、苍耳根、茅根、大青叶、藤黄连、刺苋菜各 10 克，水煎服，每日 1 剂。金银花、野菊花、鲜车前草、鲜马齿苋各 50 克，水煎服，每日 1 剂。

（五）风病

风病为风毒侵犯而引起的疾病，包括风疹、痄腮、起风等。由风毒入侵人体肌肤，游走不定或结于体内某一部位，气机不畅，阻滞龙路、火路及其网络所致。若风毒入侵肌肤，游走不定，阻塞两路，则发生风疹；风毒入侵人体，结于头部，阻滞两路，则发生痄腮；风毒入侵人体后，结聚于胸腹部，阻滞两路，则发生起风。风疹遇冷或风吹而发，皮肤出现白色或红色斑块，形状不规则，边界清楚，稍高于皮肤，瘙痒难忍，此起彼伏，迅速发生，消退亦快，部分患者可伴头晕、发热、想吐、呕吐、纳食减少、腹痛、腹泻、呼吸困难等。痄腮冬春季多发，好发于青少年。症见腮腺部肿胀疼痛，咀嚼困难，一侧或双侧受病，伴突然发抖、高热，男性患者可伴有睾丸肿痛。起风症见突然肚胀，皮肤绷紧如鼓皮，按之不凹，呼吸喘急，俯首闭目，病情危重。风病的治疗原则为排毒祛风，常用药物有五味藤、黄荆、七叶莲、走马胎、防风草、铜钻、葫芦茶、木黄连、金银花、夏枯草、银花藤、薄荷、生葱白、防风、白术、丹皮、浮萍、生地、麦冬、甘草、茶油、花生油、厚朴、番泻叶、桃仁、乌药、郁李仁、莱菔子、青皮、火麻仁、木香、香附等，还可采用药线点灸治疗。

验方举例（治风疹）：防风 10 克，丹皮 10 克，浮萍 20 克，麦冬 15 克，生地 20 克，甘草 6 克，水煎服，每日 1 剂。白花蛇舌草鲜叶 200～300 克，捣烂取汁外擦患处。

（六）湿病

湿病指由湿毒引起的疾病，主要包括发旺（痹病）、能蚌（黄疸）等。

1. 发旺（痹病）

壮医又称为风湿骨痛、风手风脚，是以筋骨肌肉关节酸痛、麻木、重着、伸屈不利、肿大，甚则关节变形、行走困难为主症的一类疾病，风湿性关节炎、类风湿性关节炎属此范畴。主要由于湿毒等毒邪内侵，留滞于筋骨肌肉关节，气血运行不畅而成。毒的性质不同，侵犯的主要部位有别，作用的机制各异以及人体对毒的抗争程度不同，在临床上表现出各种不同的症状和体征，如风毒致病，多是游走性关节肌肉疼痛。湿毒致病，关节肌肉多重着、麻木等。若邪毒侵犯肢体日久，可致四肢关节肌肉两路不通，亦可致关节变形等。临床上，其主要症状有筋骨肌肉关节酸痛、麻木、重着、伸屈不利、肿大，或有定处。或游走不定，或遇冷加剧，得热减轻，或遇热加剧，得冷减轻，甚则关节变形，行走困难等。治疗上，以除湿解毒、宣痹止痛为原则，常用药物有苍术、黄柏、薏苡仁、金银花、车前草、茅根、十八症、白藤、吹风藤、金刚藤、半枫荷、牛膝、千斤拔、牛大力、杜仲藤、九龙藤、马缨丹、九节风、八角枫、透骨消、过江龙、大罗伞、小罗伞、走马胎、丢了棒、通城虎、七叶莲、五加皮、宽筋藤、救必应、红吹风、臭牡丹根、过岗龙根、枫寄生、海风藤、红鱼眼等。

验方举例：

内服：藤当归15克，藤杜仲15克，桑寄生15克，续断15克，五加皮15克，黄根15克，中灵草20克，白术10克，甘草6克，青风藤15克，海风藤15克，水煎服，每日1剂。

外洗加药熨：三钱三50克，藤当归50克，藤杜仲50克，大钻50克，九节风50克，宽筋藤50克，两面针50克，伸筋草50克，每日1剂。

2. 能蚌（黄疸）

现代医学的黄疸性肝炎、肝硬化、寄生虫病、部分血液性疾病、部分感染性疾病及一些药物中毒、肿瘤等均可出现的黄疸属此范畴。其病因病机主要由于湿毒外侵或饮食所伤，湿毒内生，谷道不运，气机不畅，湿郁而发黄。临床上，主要表现为头面、眼睛、全身皮肤皆黄，黄色鲜明或晦暗，或如烟熏，或如金色，小便黄如浓茶。还可兼见发热口渴、心中烦闷、肚子胀痛、口干而苦、想吐、小便黄少、大便难结；或头重身困、胸腹痞满、食欲减退、厌油腻、呕吐、腹胀、大便溏烂；或胁痛腹满、神志不清、乱语；或不思饮食、肚胀、大便不成行、神疲发冷、口淡不渴。舌质红，苔黄腻或黄、干，口唇绛红、干，舌下脉络粗胀、色青紫。目诊为"勒答"白睛黄色，脉络弯曲多，颜色呈红色，"勒答"上龙路脉络边界浸润，混浊、模糊不清。在治疗上，以解毒、利湿、退黄为原则，常用药物有小飞扬草、水杨梅、白马骨、鸡骨草、青箭、苦地胆、狗肝菜、拔脓草、铁苋菜、酢浆草、红背叶、山芝麻、鬼针草、密蒙花、白背风、三叶人字草、虎杖根、黄鳝藤根、地桃花、红臭牡丹叶、十大功劳、大田基黄、小田基黄、阴行草、白花蛇舌草、黄饭花根、粽粑叶根、柳树二层皮、阴阳莲、栀子根、土茵陈、竹叶菜、金针根、黄竹、枇杷树根、苦李根、黄花菜、一枝香、三姐妹、马连鞍、鲤鱼尾、八角莲、土甘草、九龙胆（金果榄）、百解、路边菊、山黄连（南天竹）、山豆根、三月泡、犁头草、灯盏菜、马鞭草、叶下珠、黄毛耳草。

（王柏灿）

第三节　黄汉儒重要学术成就和主要医疗经验概述
——"黄汉儒医技医术的抢救性传承研究"课题材料

一、重要学术成就
（一）精研壮医药史

1998年12月，黄汉儒出版了《壮族医学史》，这部专著集中体现了黄汉儒精研壮医药史的成就。

《壮族医学史》是第一本公开出版发行的壮族医学史专著，填补了壮族医学史上的空白。壮族医学的起源、形成与发展，经历了漫长的数千年，而对壮族医药的系统总结，数千年来这还是第一次。因此，我国医史界权威人士蔡景峰教授在本书序言中说："《壮族医学史》，在壮医药的发展史上，它是一块里程碑。就整个中国民族医药学发展史而言，它的地位也是举足轻重的，它的重要性是不容忽视的。"

《壮族医学史》的出版，不仅结束了壮族医学无本民族医学史专著的历史，而且也结束了壮族医学无自己系统的医药专著的历史。《壮族医学史》一书的出版，在民族医学发展史上具有十分重大的意义。

1.《壮族医学史》对奠定壮医药的学术地位具有举足轻重的作用

壮族尽管是个具有悠久历史的民族，但由于种种历史的原因，壮族一直未能形成自己规范、统一的文字，因而壮族社会历史的发展有其特殊性，壮族医药的发展也具有其特殊性，壮族医药不像其他一些兄弟民族医药一样，遗留有较多的民族医药文献。壮族医药资料，大部分散见于地方志、正史、野史及其他一些汉文史料中，更多的是靠在民间口耳相传而流传下来的。人们从这些零散、不完整的资料及民间口碑资料很难对整个壮族医药有一个客观、全面的认识，很难对壮族医药的学术地位有一个客观、公正的评价。如在一些历史文献中，经常会看到认为壮族"病不服药，惟事祭赛"或"信巫鬼，重淫祀，从古然也"之类的论调，由于缺乏对壮族医药的正确理解，在过去很长一段时间内，甚至现在，仍有相当一部分人对壮医在历史上是否客观存在持怀疑态度，或对壮医药能否形成自己独特的医学理论体系持怀疑态度。而《壮族医学史》的出版发行，为我们提供了一套迄今为止有关壮族医药史的最完整、系统的资料。该书以翔实、丰富的文献资料、文物资料、实地调查所得及民间口碑资料为依据，全面地展示了壮族医药的起源、形成和发展过程及其规律和特点。诚如本书作者黄汉儒在后记中所说："《壮族医学史》的出版，不仅在于证实壮医药在历史上的客观存在和贡献，更重要的是进一步说明，一个在历史上即使没有形成本民族规范通行文字的民族，通过与汉族文化的长期交流和依靠本民族语言的口耳相传，也是可以将自己的民族文化包括民族医药流传下来的。"笔者认为，《壮族医学史》的出版，对消除部分人对壮族医学的误解或偏见，对帮助人们了解壮族医学的过去、现状与未来，对确立壮族医药的学术地位都具有举足轻重的作用。

2.《壮族医学史》有诸多创新之处

一是首次对壮族医药史进行系统化、理论化总结。《壮族医学史》首次将有关壮族医药史的零散史料、民间口碑传说等加以系统化、理论化，较完整地勾画出壮族医药的历史发展轨迹及相关内容，人们只要读了该书，即可对壮族医药史有一个较全面的了解。二是解决了若干重大的理论问题。恰如蔡景峰教授在该书序言中所说："《壮族医学史》的著成，在民族医学史研究中，为我们解决了一个重大的理论问题。这就是，作为一个没有本民族规范文字的少数民族，究竟有没有自己的医药。《壮族医学史》理直气壮地做出了肯定的回答。"《壮族医学史》告诉我们，像壮族这样一个拥有1800多万人口的民族，不仅有其本民族的医药，而且其医药也是源远流长；不仅在历史上为本民族的健康繁衍做出了重要贡献，而且至今仍是广大群众赖以防病治病的有效手段和方法之一。从《壮族医学史》一书中我们还可以看出经过整理提高，壮医药已逐步形成了自己独特的理论体系框架和雏形。《壮族医学史》回答了这样一个问题：一部分民族，尽管过去没有形成本民族规范、统一的文字，尽管其历史上没有留下多少医学文献，但这些民族确实有其独特的医药，而且经过长期、反复实践以及和汉文化的交流是可以形成本民族医学理论体系的。三是开辟了一部分壮医研究的新领域。在《壮族医学史》一书中，黄汉儒对一些壮医研究的新领域进行了深入的探讨。例如，壮族巫文化与壮医药的关系、壮族文化发展特点与壮医药的关系、壮族民俗特色与壮医的关系、壮医药与中医药及其他民族医药的比较等，这些都是以前无人涉足或很少有人涉足的领域，黄汉儒都提出了其独到见解。如就文化与医药的关系而言，医药作为文化的一部分，任何医药在其起源、形成和发展的过程中，无不深深地打上文化的烙印，壮族医药也不例外。从《壮族医学史》中，我们了解到："壮族文化具有极强的个性，后来虽受汉文化的强大影响，但仍在某种程度上保持其个性，这和壮医的产生和发展有密切的关系"。在壮族的历史上，曾经有过发达的陶瓷文化和青铜文化，壮医陶针和金属医针的出现，就是壮族陶瓷文化和青铜文化高度发展的产物。从文化比较的角度来看，先秦以前壮族地区社会文化的发展并不比我国其他一些地区落后，医学亦然，从武鸣马头西周古墓出土的青铜针、贵县罗泊湾汉墓出土的银针来看，确实如此。因此，《壮族医学史》通过对壮族文化发展特点与壮医药的关系进行探讨，得出诸如"马头青铜针反映了古代壮族医药的成就，亦表明了壮族先民的针刺疗法乃至整体水平在当时系处于先进行列"等结论，是非常正确的。总之，《壮族医学史》一书，涉足一些全新的壮医研究领域，对这些领域，作者进行了深入的探讨，得出了一些全新的结论，这也为我们对壮医药进行进一步的发掘整理拓宽了思路，这也是本书的创新之一。四是展示了壮族医药的发展概貌、规律及特点。以前也有过一些有关壮族医药史的资料和论文，但这些资料和论文，由于篇幅所限等原因，都无法从总体的角度展示壮族医药的起源、形成和发展的漫长过程以及壮族医药发展的规律及特点。而从《壮族医学史》一书中，我们则可以详细地了解到这些内容。从本书中，我们知道壮族医药的起源很早，大约在远古新石器时代、旧石器时代，已经有壮族医药的萌芽，以时间而论，壮医与中医的起源几乎是同步的，但是壮族医药的初步形成与发展却相对较晚（自唐宋至民国），而壮医理论体系的初步形成则更晚，这几乎已经是 20 世纪 90 年代的事了。对这种格局的形成，本书首次较全面地进行了深入的研究。尽管《壮族医学史》是医学史的一部专著，但也勾画出壮医学总体上的一些特点，如在理论上，以阴阳为本、三气同步、三道两路为核心；在致病因素上，强调毒虚致百病；在诊断上强调数诊合参，重视目诊；在治疗原则上强调调气、解毒、补虚；在具体的治疗方法上，偏重祛毒，善用毒药和解毒药等。对壮医药的这些特点是如何形成的，为什么会形成这样的特点，读者不难从《壮族医学史》中找到答案。总之，《壮族医学史》首次较全面地展示了壮族医学发展的概貌、规律及特点，这也是《壮族医学史》的创新之处。

3.《壮族医学史》的独到之处

一是资料翔实、内容丰富、图文并茂。《壮族医学史》引用的资料来自多个方面，书后所附的参考文献达 30 多种。事实上，据笔者了解，作者参阅过的资料远不止这 30 多种。该书资料的来源，包括文物资料，历代广西各地地方志、正史、野史、博物志，以及有关中医药典籍、民间手抄本、民间口碑传说等。10 多年来，广西壮族自治区卫生厅民族医药古籍办在广西全区范围内进行了 3 次大规模的民族医药普查，普查的范围包括广西 70 多个市、县，分别从文献搜集、文物考察和实地调查 3 个方面，收集了大量有关壮族医药的历史和现实的资料，《壮族医学史》正是在此基础上编撰而成的。由于作者广泛涉猎，详细考证，甄别真伪，因此该书的资料是翔实可靠的，其有关结论和论断是有充分依据的，真实地再现了壮族医药发展历史的概貌。该书的内容十分丰富，从大的方面来说，包含了壮族医药的起源、形成、发展、研究现状、未来发展趋势、壮族医药的特点以及与壮族医药密切相关的社会背景、社会政治、经济、文化、地理气候环境对壮族医药的影响，壮族医药能够存在、发展的种种原因等。《壮族医学史》一书在注重文字描述的同时，附上大量的插图，可谓图文并茂，生动活泼，可读性很强。二是壮文、中文并用，有利于壮医药的传播。《壮族医学史》一书采用壮文、中文两种文字编写，这是该书的一大特点。我国目前已出版的有关医学史专著，绝大部分都是单用中文或少数民族文字出版，不管怎么说，其影响面都是相对较小的。《壮族医学史》一书注意到了这种情况，采用壮文、中文两种文字出版，有利于壮族医药的传播，有利于扩大壮族医药的影响。《壮族医学史》同时用中文出版，既照顾到壮文读者，也照顾到中文读者，这样既有利于壮族医药在壮乡深入人心，也有利于壮族医药走出壮乡深闺，走向全国，迈向世界。三是雅俗共赏，兼顾学术性和实用性。对专门从事壮族医药研究的专家、学者来说，必定能从《壮族医学史》一书中获益匪浅，即使是一般的读者，也能读得懂，可谓雅俗共赏。因为，黄汉儒对一些专业性很强或壮医特殊的名词、术语、概念、疗法等都做了详细的论述和解释，既照顾到专业性读者，也照顾到业余读者。此外，许多医学史著作，都是为写史而写史，其学术性较强，但实用性不足，而《壮族医学史》一书却兼顾了学术性和实用性。本书的另一大特点就是不光为写史而写史，除全面介绍壮族医药史外，还较详细地介绍了200多味常用壮药的功用、一大批行之有效的壮医诊疗技法，如目诊、询诊、望诊、腹诊、甲诊、火针疗法、挑针疗法、陶针疗法、挑痧疗法、神针疗法、麝香针法、刺血疗法、药线点灸疗法、火功疗法、灯花灸疗法、鲜花叶透穴疗法等疗法。这些读者都能通过《壮族医学史》一书学得到，在临床上用得上。由于本书收入大量这方面的内容，增加了该书的实用性，也大大增加了该书的吸引力，从而使该书更好地适应市场，增加了社会效益和经济效益。四是对壮族医药史的分期。《壮族医学史》在正式介绍壮族医药的起源、形成和发展以前，用了较长的篇幅介绍壮族的来源，壮族的总体概况，壮族社会历史概况，壮族社会历史特点，壮族地区地理、文化、民俗与壮医药的关系等。因为壮族社会历史的发展有其很大的特殊性，而且对壮族医药的起源、形成和发展有着深远的影响，故让读者先详细地了解一些壮族社会历史的概况及特点，对帮助读者更全面、深刻、正确地把握整个壮族医药的历史是非常有益的。另外，在对壮族医学史的分期上，如本书序言所说："它采用了我国历史上封建王朝发展史与壮医药自身发展的特点相结合的方法，分成起源（远古至先秦）、知识的积累（春秋战国至宋）、初步形成与发展（唐宋至民国）三个阶段。"这个分期充分反映了壮医药起源很早，历代均有积累和发展，但其形成（尤其是理论体系的形成）较晚的特点。"这个分期既照顾到壮族社会在历史上未形成独立的统一政权，又考虑到壮医在长期发展过程中的特点是有其充分的客观依据的。"

《壮族医学史》一书，获得中国民族图书奖一等奖和国家图书奖提名奖。

二、构建壮医理论

壮族医药具有悠久的历史和丰富的内涵，但长期以来未得到文字上的总结和整理，未形成完整、系统的理论体系。黄汉儒教授长期致力于壮医理论及壮医医史文献的发掘整理研究。1995年，在全国民族医药学术交流会上，黄汉儒教授首次发表了《壮医理论体系概述》一文，提出了阴阳为本，三气同步，脏腑气血骨肉，谷道、气道、水道，龙路、火路，毒虚致百病，调气解毒补虚等壮医基本理论。1998年，出版了《壮族医学史》一书，全面地阐述了壮族医药的起源、形成和发展过程及其规律和特点，被同行专家誉为"壮族医药史上的里程碑"。2000年，出版了《中国壮医学》一书，奠定了壮医理论体系基本框架。2002年，黄汉儒教授主持的"壮医理论的发掘整理与临床实验研究"项目通过了包括由国内知名的藏医药、蒙医药、傣医药以及中西医药权威专家组成的鉴定委员会的鉴定，并获2002年度广西科学技术进步奖二等奖。黄汉儒教授为构建壮医理论体系做出了杰出的贡献。

由黄汉儒构建的壮医理论体系核心内容如下。

1. 阴阳为本，三气同步

"阴阳为本，三气同步"是壮医的天人自然观。阴阳是对事物及事物属性的归类。天地万物，可分阴阳。如天为阳，地为阴；白天为阳，黑夜为阴；火为阳，水为阴。人体内部，可分阴阳，如背为阳，腹为阴；腑为阳，脏为阴；外为阳，内为阴。壮医认为，大自然的一切变化都是阴阳变化的结果，人体一切生理病理变化、疾病转归都是阴阳变化的结果。

据专家考证，由于壮族先民所处的特殊地域环境，虽然年平均气温较高，但是四季仍较分明，日月穿梭，昼夜更替，寒暑消长，冬去春来，事物两分的性质十分明显，于是壮族先民很早就产生了阴阳概念，加上受中原汉文化影响，壮族先民在生产生活中广泛使用阴阳解释天人关系，说明人体生理病理。明代《广西通志》就有壮族民间"笃信阴阳"之说。

阴阳为本的基本内涵：①天地万物的变化，都是由阴阳运动变化引起的，阴阳运动变化是天地万物变化的源泉。②阴阳对立、阴阳互根、阴阳消长、阴阳平衡、阴阳转化是阴阳运动变化的基本形式。阴阳总是相互对立、相互依存，处在阴消阳长、阳消阴长的运动变化中。在一定条件下，阴阳可以相互转化，阴转化为阳，阳转化为阴。阴阳总是处在运动变化之中，即便阴阳平衡，也是相对的。

阴阳为本的应用：①说明人体生理，认为人体在生理状态下，健康是人体内部阴阳协调，人与自然保持协调的结果。②说明人体病理，认为人体在病理状态下，疾病的发生是由于人体内部阴阳协调被打破，人与自然不能保持协调的结果。③对病证归类，壮医把证候分为阴证和阳证，如已故著名壮医罗家安把痧病分为阴盛阳衰、阳盛阴衰、阴盛阳盛三类。④确立治则，调整阴阳是壮医治则之一。

"三气"指天、地、人三气，同步指保持协调平衡。三气同步，即天、地、人三者协调平衡的状态。壮医三气同步概念最早是由老壮医覃保霖先生总结、由黄汉儒整理完善而来，经对民间壮医实地调查，证实确有此说，它是根据壮语"人不得逆天地"或"人必须顺天地"意译而来。

三气同步的基本内涵：①人禀天地之气而生，为万物之灵。②人的生命周期受天地之气的涵养与制约，人气与地气相通。③人要适应天地之气的变化，不能适应就会受到伤害或生病。④人本身也是一个小天地，也可以分为天、人、地三部，上部"天"（壮语称为"巧"），包括外延；下部"地"（壮语称为"胴"），包括内景；中部"人"（壮语称为"廊"）。人体三部也要保持同步运行，制约化生，才能生生不息。总体上说，天气主降，地气主升，人气主和。升降适宜，中和涵养，则气血调和，阴阳平衡，脏腑自安，并能适应大宇宙的变化。⑤人体结构与功能的统一，先天与后天之气的协调，使人体具有一定的适应与防御能力，从而达到天、地、人三气同步的健康境界。

三气同步的应用：①说明人体生理，认为健康是人与天地保持同步，人体内部各部分保持同步的结果。②说明人体病理，认为疾病的发生是三气同步被打破，三气不同步的结果。③指导疾病治疗，认为一切疾病的治疗，归根到底，就是为了恢复天、人、地三气的同步平衡，如果天、人、地三气的同步平衡不能恢复，人就会死亡。

2. 三道两路

三道指谷道、水道、气道。①谷道：壮医把食物进入体内得以消化吸收的通道称为"谷道"，壮语称为"条根埃"，主要指食道和胃肠，化生的枢纽脏腑在肝、胆、胰，主要功能为消化吸收食物。壮族是典型的稻作民族，是最早种植水稻的民族之一，他们通过长期的实践认识到，五谷禀天地之气以生长，赖天地之气以收藏，得天地之气以养人体，因而把具有消化吸收功能的通道称为谷道。②水道：水为生命之源，壮医把人体水液运行的通道称为"水道"，壮语称"条啰林"。水道与谷道同源而分流，人体在吸收水谷精微物质之后，从谷道排出粪便，从水道排出尿液，水道的调节枢纽在肾与膀胱。③气道：壮医把人体与大自然之气相互交换的通道称为"气道"，壮语称"条啰嘿"。气道进出于口鼻，交换的枢纽在肺。三道重在通，调节有度，人与天地就能保持同步平衡，人就能保持健康状态，若三道不通或调节失度，天、地、人三气不能同步，就会发生疾病。

两路指龙路、火路。龙路、火路是壮医对人体内虽未直接与大自然相通，但对维持人体生机和反映疾病动态有重要作用的两条内封闭通路的命名。壮医称龙路为"啰隆"，称火路为"啰啡"。壮族传统认为，龙是制水的，龙路在人体内即是血液传输的通路（部分壮医又称之为血脉、龙脉），其主要功能是为脏腑骨肉输送营养。龙路有干线与网络，遍布全身，其中枢在心脏。火为触发之物，其性迅疾（火速之谓），感之灼热。壮医认为，火路为人体内传感之道，用现代语言来说就是信息通道，其中枢在"巧坞"。火路同龙路一样，有干线与网络，遍布全身，使正常人在极短时间内，能感知外界的各种信息和刺激，并经中枢"巧坞"的处理，迅速做出反应，从而使人体适应外界的各种变化，保持天、地、人三气的同步平衡。若火路不通，则人体失去对外界信息的反应、判断和适应能力，导致疾病甚则死亡。

3. 毒虚致病论

毒虚致病论是壮医的病因病机论，壮医认为，毒和虚是致病的两大因素。

毒是壮医对能引发疾病的物质的统称，壮医把凡是能够对人体造成伤害的致病因素称为毒。毒的种类多种多样，有的毒性猛烈，有的则是缓慢起毒性作用，有的为有形之毒，有的为无形之毒，有的损伤皮肉，有的伤害脏腑和体内重要通道。毒邪侵入人体，其是否致病取决于两个方面，一是毒邪力的大小，二是人体正之强弱。毒之致病，主要是因为毒力太强，或正太弱，正邪相争，正不胜邪，致天、地、人三气不同步而致病。或某些毒邪直接滞留于人体三道两路，因而致病。毒邪致病由于各种毒的性质不同，侵犯的主要部位有别，作用的机制各异，同时由于人体对毒的抗争程度不同，在临床上可表现出各种不同的症状和体征。

壮医认为，除毒邪外，"虚"是人体发生疾病的主要原因之一。虚即正气虚，壮医分为气虚、血虚、阴虚、阳虚。虚既是病因，也是疾病的表现。人因虚而生病，因病而成虚。虚本身可表现为软弱无力、神色疲劳、形体消瘦、声低息微等临床症状甚至衰竭死亡。而且因为虚，体内的运化能力和防卫能力相应减弱，特别容易招致外界邪毒的侵袭，出现毒虚并存的复杂症状。虚的原因，壮医认为有两个方面，一是先天禀赋不足，父母羸弱，孕期营养不良或早产等；二是后天过度劳作，或与邪毒抗争，正气消耗过多，得不到应有的补充，或人体本身运化失常，摄入不足而致虚。

总的来说，壮医认为，毒和虚是导致疾病发生的主要原因，毒和虚使人体失去常度而表现为病态，如果这种病态得到适当的治疗，或人的自我防卫、自我修复能力能够战胜邪毒，则人体常度逐步恢复，疾病趋于好转而痊愈，否则终因三气不能同步，导致人体气脱、气竭而死亡。

4. 壮医的治疗原则

壮医的治疗原则为调气解毒补虚。

（1）调气，即通过各种具体的治疗方法，如针灸、拔罐、引舞、气功、药物等，调节、激发或通畅人体之气，主要用于治疗气滞、气虚等病证。

（2）解毒，即通过药物及其他疗法驱除毒邪，以达到治疗目的，主要用于毒病，如红肿热痛、溃烂、肿瘤、疮疖、黄疸、血液病、各种中毒的治疗。

（3）补虚，即用有滋补作用的食物、药物或其他疗法，治疗虚弱性疾病，以达到补虚的目的。壮医补虚，重视食疗和动物药的使用。

总的来说，黄汉儒教授长期从事中医临床与医史文献研究、壮族医药研究和科研单位的管理工作，具有多方面的成就；发表专业论文50余篇，出版专著6部；在壮医史、壮医理论研究方面的造诣较深。其代表论文《关于壮族医学史的初步探讨》《壮药源流初探》《壮医理论体系概述》等先后获得广西优秀科技论文奖和国际传统医药研讨会优秀论文奖。其学术专著《壮族医学史》获第四届中国民族图书奖一等奖和国家图书奖提名奖，被著名医史学家蔡景峰教授誉为"壮医发展史上的里程碑"。其另一学术专著《中国壮医学》对壮医的基础理论和临床体系进行了全面论述，基本奠定了壮医药在我国民族传统医药中的地位。由他主持或作为主要研究人员参与研究的科研项目"壮医理论的发掘整理与临床实验研究""壮医药线点灸疗法的发掘理论与疗效验证研究""壮医内科学的发掘整理研究"等，先后获得广西医药卫生科学技术进步奖、国家中医药管理局科学技术进步奖二等奖和广西科学技术进步奖二等奖。

黄汉儒教授首次比较全面系统地论证了壮医药在医史上的客观存在、发展水平以及未来的发展趋势，首次比较全面系统地总结提出了壮医的阴阳为本、三气同步、脏腑气血骨肉、三道两路、毒虚致病的理论体系和调气、解毒、补虚的壮医治疗原则，使壮医药成为我国历史上缺乏本民族规范通行文字记载而获得成功整理、拥有理论体系的第一个民族医药，通过鉴定并被国家中医药管理局认可。专家认为，这对于尚未进行整理的其他民族医药有示范作用。黄汉儒教授是我国壮医药理论的主要奠基者和学科带头人。

三、主要医疗经验

（一）对壮医药线点灸疗法的运用

壮医药线点灸疗法，是采用广西壮族地区出产的壮药泡制成的药线，点燃后直接灼灸人体体表的一定穴位或部位，以治疗和预防疾病的一种简便廉验的医疗方法。该疗法发掘于壮族民间，20世纪80年代经黄汉儒、黄谨明等整理研究提高，至今仍深受广大群众的欢迎，已在国内外很多医疗机构推广应用。

1. 治疗机理

壮医认为，通过药线点灸的刺激，可疏通龙路、火路气机，起到通痹、止痛、止痒、祛风、消炎、活血化瘀、消肿散结等作用。

2. 主要功效

药线点灸主要功效包括消炎退热、祛风止痒、通路止痛、消肿散结、健脾消食止泻、温经、活血止血等。

3. 常用穴位

（1）中医针灸穴位，按中医取穴方法取穴。

（2）壮医经验穴位：

①梅花穴：按局部肿块的形状和大小，沿其周边病损部位选取一组穴位，此组穴位组成梅花穴。适用于外科病症、肿块等。

②莲花穴：按局部皮肤病损的形状和大小，沿其周边病损部位选取一组穴位，此组穴位组成莲花穴。适用于治疗一般癣症和皮疹类疾病。

③葵花穴：按局部皮损的形状和大小，沿其周边和病损部位取穴，此穴位组成葵花形。适用于治疗比较顽固的癣类和皮疹类疾病。

④结顶穴：淋巴结附近或周围发生炎症，引起局部淋巴结肿大者，取肿大之淋巴结顶部为穴。

⑤痔顶穴：取外痔顶部为穴。

⑥长子穴：对皮疹类疾病，取首先出现的疹子或最大的疹子为穴。

⑦脐周穴：以脐为中心，旁开4.5寸（约15厘米），上、下、左、右各取一穴，配合使用，主治谷道肠胃疾病。

⑧下关元穴：于脐下关元穴下约1.5厘米处取穴，主治腹痛、阴痒、遗精、妇人带下等疾病。

⑨关常穴：以各关节周围作为常用穴位，主治痹症，如风湿性关节炎、关节肿痛等。

⑩下迎香穴：位于迎香穴与巨髎穴连线中点，用于治疗鼻炎、感冒等。

⑪启闭穴：于鼻孔外缘直下与唇线的连线、鼻孔外缘与口角的连线及唇边组成的三角形中心处取穴，适用于治疗单纯性鼻炎、过敏性鼻炎等疾病。

⑫鼻通穴：于鼻梁两侧突出的高骨处取穴，适用于治疗感冒鼻塞、过敏性鼻炎等病。

⑬牙痛穴：位于手第三、第四掌指关节之中点处，主治牙痛、颞颌关节痛等病。

⑭素髎穴：位于鼻尖正中，适用于昏迷、低血压、过敏性鼻炎等。

⑮耳尖穴：位于耳尖上，适用于目赤肿痛、偏正头痛、鼻炎等病。

⑯龙路、火路浅表反应点：即阿是穴。

（3）取穴规律：一般按"寒手热背肿在梅，痿肌痛沿麻络央，唯有痒疾抓长子，各疾施灸不离乡"的规律取穴。即畏寒发冷者取手部穴；发热者取背部穴；肿块或皮损类疾病取梅花穴；肌肉萎缩者，在萎缩的肌肉上取穴；疼痛或麻木不仁者，选该部位边沿或中央点为主要穴位；皮疹类疾病，选最先出现或最大的疹子为主要穴位。

4. 操作

（1）持线：以右手拇指、食指夹持药线的一端，露出线头1～2厘米。

（2）点火：将露出的线头点燃，只需线头有火星即可。

（3）施灸：将线端火星对准穴位施灸。

（二）对解毒补虚壮药的运用

黄汉儒曾长期在民族地区县级医院和铁路工地医院从事临床工作，根据壮医毒虚致病的认识，灵活运用解毒药和补虚药化裁组方，采用壮药为群众防病治病，积累了丰富的经验。其经常使用的药物如下：

（1）解痧毒：山芝麻、贯众、金银花、忍冬藤、马缨丹、南蛇簕、路边菊、黄荆叶、紫苏、生姜、土荆芥、青蒿、大青叶、黄皮叶、两面针、穿心莲、山豆根、救必应、葫芦茶、大金花草、鸭跖草、草鞋根、磨盘草、十大功劳、金果榄、百解藤、萝芙木、虾蚶草等。

（2）解瘴毒：假茶辣、萝芙木、土柴胡、夜香牛、马鞭草、常山、青蒿、槟榔、薏苡仁、苍术、艾叶、高良姜、山柰、楮叶、苦瓜、辣椒、大蒜、锦地罗、阳桃、白花藤、姜黄、半夏、乌梅、红花茶、杜茎山、檀香、菖蒲、佩兰、盐肤子、姜叶。

（3）解蛊毒：甘草、大蒜、蜘蛛香、大茡荠、郁金、排钱草、黄藤、都淋藤、玳瑁、金钗股、薏苡仁、雄黄、山姜、七叶一枝花。

（4）解热毒：绞股蓝、火炭母、鸡骨草、三叉苦、雷公根、半枝莲、路边菊、路边青、粪箕笃。

（5）解风毒：五味藤、黄荆、七叶莲、走马胎、防风草、铜钻。

（6）解湿毒：葫芦茶、三白草、八角枫、九龙藤、九节风、金线草、田基黄、路路通、鬼画符。

（7）风湿病：苍术、黄柏、薏苡仁、金银花、车前草、白茅根、十八症、白藤、吹风藤、金刚藤、半枫荷、牛膝、千斤拔、牛大力、杜仲藤、九龙藤、马缨丹、九节风、八角枫、透骨消、过江龙、大罗伞、小罗伞、走马胎、丢了棒、通城虎、七叶莲、五加皮、宽筋藤、救必应、红吹风、臭牡丹根、过岗龙根、枫寄生、海风藤、红鱼眼等。

（8）补虚：补气用黄花倒水莲、土人参、荷包山桂花、风车藤等；补血用首乌、白花油麻藤、龙眼、藤当归、地黄、红药、鸡血藤等；补阴用乌龟、甲鱼、黄精、旱莲草、绥草等；补阳用破故纸、杜仲、巴戟天、狗肉、山羊肉、核桃等。

（三）对治疗痧瘴、蛊毒、风湿病的独到经验

黄汉儒对治疗痧瘴、蛊毒、风湿病积累了较丰富的经验，其常用的验方举例如下：

（1）治疗痧病：南蛇簕、马莲鞍、荆芥、藤黄连、两面针、防风、金钮扣、生姜各10～15克，水煎服，每日1剂；山芝麻、草鞋根、两面针、古羊藤、南蛇簕各15克，水煎服，每日1剂。

　　（2）治疗瘴病：马鞭草 30～60 克，水煎取汁，分 2 次服，于瘴病发作前 2 小时、4 小时各服 1 次，症状消失后再连服 3 日，每日 1 剂；青蒿 30 克，水煎取汁，于发作前 2 小时服，每日 1 剂，连服 3 日。

　　（3）治疗蛊病（水蛊）：红吹风 10 克，地桃花 15 克，古羊藤 10 克，小拦路 10 克，南蛇簕 10 克，白及 15 克，生地 15 克，水田七 15 克，水煎服，每日 1 剂；紫背金牛 10 克，白花蛇舌草 10 克，半边莲 10 克，岩黄连 10 克，水榕树根 15 克，了刁竹 6 克，水煎服，每日 1 剂。

　　（4）治疗毒病（热毒）：金银花、板蓝根各 12 克，地丁、苏叶、木黄连、苍耳根、白茅根、大青叶、藤黄连、刺苋菜各 10 克，水煎服，每日 1 剂；金银花、野菊花、鲜车前草、鲜马齿苋各 50 克，水煎服，每日 1 剂。

　　（5）治疗风病（风疹）：防风 10 克，牡丹皮 10 克，浮萍 20 克，麦冬 15 克，生地 20 克，甘草 6 克，水煎服，每日 1 剂；白花蛇舌草鲜叶 200～300 克，捣烂取汁外擦患处。

　　（6）治疗湿病（痹病）：藤当归 15 克，藤杜仲 15 克，桑寄生 15 克，续断 15 克，五加皮 15 克，黄根 15 克，中灵草 20 克，白术 10 克，甘草 6 克，青风藤 15 克，海风藤 15 克，每日 1 剂，水煎服。外洗加药熨用三钱三 50 克，藤当归 50 克，藤杜仲 50 克，大钻 50 克，九节风 50 克，宽筋藤 50 克，两面针 50 克，伸筋草 50 克，每日 1 剂。

（王柏灿）

第四节　黄汉儒壮医学术思想介绍

　　黄汉儒教授是广西民族医药研究所首任所长，第八届全国人大代表，广西第六届、第八届政协委员，中国民族医药学会副会长，中国民族医学史专业委员会副主任委员，广西民族医药协会会长，中国中医药学会理事，广西中医药学会副会长，广西中医学院学术顾问、教授、壮医药系名誉系主任，广西民族学院壮学研究中心学术委员会委员，享受国务院特殊津贴有突出贡献专家，主任中医师。在 40 多年的医学研究工作中，致力于中医药和民族医药特别是壮医药的发掘、整理和研究，使壮医从口耳相传、师徒授受、民间

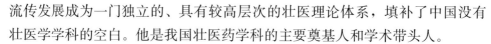

流传发展成为一门独立的、具有较高层次的壮医理论体系，填补了中国没有壮医学学科的空白。他是我国壮医药学科的主要奠基人和学术带头人。

一、为发展壮医药执着奉献

壮族是我国 55 个少数民族中人口最多的民族，有 1800 多万人口，主要聚居在广西，有着悠久的历史和灿烂的文化。由于历史的原因，壮医药长期以来未能得到全面系统的发掘整理和研究提高，其丰富多彩的内容主要流传于壮族民间并散见于一些地方志、博物志和中医药文献之中。中华人民共和国成立后，在党的民族政策的光辉照耀下，古老的壮医药迎来了发展的春天。1985 年 5 月，广西壮族自治区和国家科委批准成立了广西民医药研究所。毕业于中国中医研究院的硕士研究生、时任广西中医学院科研生产处副处长的黄汉儒受命主持筹建广西民族医药研究所。30 年来，黄汉儒教授怀着对民族医药的深厚感情，将自己全部精力投入到了推动民族医药发展的工作中。他身为所长，一方面要处理大量的行政事务，另一方面要承担民族医药特别是壮医药的发掘、研究、临床验证工作。在他的主持和带领下，先后完成了对广西 60 多个县市的民族医药普查整理工作，收集民族医药验方、秘方 10000 多条，采制民族药物标本数千种，获得民族医药文物 60 多件，并普查登记了 3000 多名壮族、瑶族、侗族、苗族的民间医生。1985 年以来，广西民医药研究所在上级部门的支持下，从无立身之地到建成包括一幢 7 层的科研临床大楼在内的 10000 多平方米建筑面积的具有浓郁民族风格的业务大楼。经过了 30 年的努力，今天，"广西壮医医院" 6 个硕大的霓虹大字在楼顶发出耀眼的光芒，见证了广西民族医药事业艰辛的发展历程。30 年来，黄汉儒教授以顽强的拼搏精神和惊人的毅力，和其他所领导班子成员，共同带领全所（院）干部职工迎难而上，开拓创新，从开设具有浓郁民族特色的壮医门诊，通过组织程序在广西区内招收了 10 多名具有独特专长的民族民间医生到研究所工作，创办民族医药报社、民族医药培训部、民族医药技术开发部等，把研究所办成了集医、教、研、办报、开发等多功能于一体的充满生机和活力的全国规模最大的省级民族医药研究机构。广西壮医医院在原研究所临床验证部、研究所附属医院的基础上于 2003 年挂牌成立。从此，壮医药有了一个由政府举办的较好的医教研基地，为壮医药事业的进一步发展打下了坚实的基础。

作为壮医学科的学术带头人，黄汉儒教授集民族学、史学、医学、哲学、社会学于一身，高瞻远瞩，不但主持了壮医药发展的战略和战术，而且并亲自投入艰苦的科研实践中。他本人先后发表论文50多篇，出版学术专著6部，完成国家和自治区级课题10多项。其代表论文有《关于张景岳生平及著作的若干考证》《关于壮医药史的初步探讨》《壮药流源初探》《靖西县壮族民间医药情况考察报告》，主要著作有《广西民族医药验方汇编》《发掘整理中的壮医》《壮医药线点灸疗法》《中国传统医药概况·壮医药》《中国少数民族传统医药大系·壮医药》《壮族通史·壮医药》《壮族医学史》《中国壮医学》《续名医类案》（点校）等，主要承担的课题有"壮医药线点灸疗法的发掘整理与疗效验证研究""壮医理论的发掘整理与临床实验研究""广西中医民族医药发展战略研究""壮族医史研究"等。先后获得广西卫生科技进步一等奖、国家中医药科技进步二等奖、广西政府科技进步二等奖和中华中医药科学技术奖，其编著的《壮族医学史》一书荣获中国民族图书奖一等奖和国家图书奖提名奖。1997年当选为中国民族医药学学会副会长，1998年当选为广西民族医药协会会长。

二、黄汉儒教授的壮医学术思想介绍

黄汉儒教授是我国首批3名中医文献硕士研究生之一，本来可以留在北京工作，但他谢绝了，主动要求回到家乡广西从事让他痴迷一生的壮医药研究工作。黄汉儒教授在《壮族医学史》《中国壮医学》《发掘整理中的壮医》等著作及有关课题的论文中，清晰而系统地论证了壮医药的客观存在、发展过程、学术特点和主要成就。壮族源于我国南方古百越族群的西瓯、骆越，在旧石器时代和新石器时代，都有壮族先民在这些地方生存和繁衍。据考古资料及史籍记载，早在商周时代，壮族先民就与中原有了经济、政治和文化上的交流。壮族地区现存的大量文物古迹，有的虽属汉文化传入，但经过长期的演变，也已赋予地方化、民族化的鲜明特征。壮族及其先民创造的稻作文化、石铲文化、花山文化、铜鼓文化、干栏式建筑文化、织锦文化、山歌文化、医药文化等，为中华民族文化宝库增添了异彩。

在医药文化方面，壮族先民很早就有使用砭石、陶针、动物刺、植物尖、青铜针的记载。如考古工作者从柳州、桂林、南宁、都安、来宾等地发掘出土的旧石器时代和新石器时代的遗物中发现，壮族先民所使用的工具先后有砍砸器、刮削器、尖状器、石片、骨器、骨针及陶器等。《黄帝内经·素问》

为中医经典，该书的《异法方宜论篇》指出"故九针者，亦从南方来"，这里的"南方"不一定特指壮族地区，但包括壮族地区在内是毫无异议的。这说明地处南方的壮族地区，是我国针刺疗法的发源地之一。舞蹈气功也表现出了壮族先民早期的医疗实践活动。花山岩画是壮族先民绘制的巨型壁画，主要分布在左江流域的宁明、崇左、扶绥、大新、龙州和凭祥等地，300多千米长。研究人员有比较充分的证据，证明花山岩画基本上是春秋时期的作品。《山海经·南山经》叙述了壮族先民早期的药物知识，如"祝馀，其状如韭而青华（或作桂茶），食之不饥""白咎（或作睾苏），其状如谷而赤理，其汗如漆，其味如饴，食之不饥，可以释劳"（祝馀今称为桂茶、白咎今称为紫苏）。《神农本草经》是我国现存最早的本草著作，在其收载的365味药中，主产或特产于壮区的菌桂、牡桂、薏苡仁、丹砂、钟乳石等均被收入。有关壮医起源的神话更是丰富多彩，在壮族主要居住地柳州、南宁、百色、河池等地的县志述及医药时，都有"药王庙"的记载，从流传壮族民间的"神医三界公的传说""爷奇斗瘟神——靖西壮乡药市的传说"等有关壮医起源的神话，可以想象，壮族先民崇尚医药，顽强同瘟疫疾病做斗争的精神和思想境界，是壮医起源和壮族先民早期防治疾病活动的反映。壮医史上关于壮医的形成和发展主要是对瘴、痧、蛊、毒、风、湿等病证的认识及对人体生理病理的认识。北宋年间，壮族聚居地宜州推官吴简等人在对尸体解剖中观察发现了人体的一些病理变化，如"蒙干多病嗽，肺胆俱黑；欧诠少得目疾，肝有白点"，并绘下了著名的《欧希范五脏图》——我国历史上第一张实绘的人体解剖图。在诊疗技法方面，自先秦以来，得到了不断的改进和提高，目前已知的壮医治疗方法已经远远不止于古代的微针和导引按矫舞蹈气功，仅内服外用的民族草药就在千种以上，壮医的药线点灸、针挑、割治、刮痧等各种疗法更是别具一格，自成体系。

黄汉儒教授从民族学、史学的角度，深层次、全面系统地论述了壮医药的客观存在，壮医药随着壮民族的发展而发展，反映了一个民族由衰到盛、由弱到强、由小到大、由落后到进步的过程。

壮族聚居和分布地处亚热带，气温较高，雨量丰沛，人体的生理病理与气候的变化息息相关。人作为万物之灵，对天气、地气的变化有一定的主动适应能力，即"三气同步"。壮医还把人体分为上、中、下三部，上部为天

（壮语称为"巧"，即头之意），下部为地（壮语称为"胴"，即下肢范围），中部为人（壮语称为"廓"，即身体）。天、地、人三部和人体内三部都在同步运行，制约化生。天气主降，地气主升，人气主和，三气互相制约化生，升降适宜，中和涵养，则气血阴阳平衡，生生不息。同时，三气同步还需通过人体内的谷道、水道和气道及其相关的枢纽脏腑的制化协调作用来实现。谷道，在壮语称"条根埃"，即食道和胃肠。水为生命之源，人体有水道进水、出水，水道与谷道同源而分流。气道是人体与大自然之气相互交换的通道，进出于口鼻，交换于肺脏。壮医还把人体内血液通道（血脉、龙脉）称为龙路，主要为内脏骨肉输送营养；把"传导通道"（类似现在所说的神经）称为火路。这样三气同步、三道两路相互协调，完成了人体复杂的病理、生理、病因、病机的一系列过程。

壮医病证名称达数百种之多，其中不少病证名称具有浓厚的岭南地方民族特色。就内科疾病来说，主要有痧、瘴、蛊、毒、风、湿六大类。隋代巢元方的《诸病源候论》认为，岭南致病因素是一种"恶气"，亦称毒气。因为岭南阳气多宣泄，冬不闭藏，致草木水泉皆禀此"恶气"，"日受其毒，发而为病"。临床上以毒命名的病名最为普遍，如痧毒、瘴毒、湿毒、风毒、蛊毒、寒毒、热毒、无名肿毒等，因此壮医治病重在解毒。在壮医外科治法上，刮痧、拔罐、针挑、放血、药浴等，其目的都是解毒、排毒。壮药有生用的习惯，生药大多功能为解毒和排毒。每年的端午节，壮家门前挂一把青草药，意在祛邪毒，驱赶邪气。壮医的针灸、刺血、拔罐、引舞气功等属调气的非药物疗法。壮医的补虚主要以药疗和食疗为主，特别是飞禽走兽、血肉有情之品，作为壮医的常用补虚药。

壮医十分重视望诊。因为人体有谷道、水道、气道与自然界直接相通，龙路、火路网络沟通内外上下，所以通过观察外部变化即可测知内部病变。壮医望诊包括目诊、舌诊、甲诊、指诊、耳诊、望神、面诊等，其中目诊、舌诊和甲诊已自成体系。如壮医目诊最早来源于壮族民间的相马术和相牛术，壮族民间因此而沿用于人体诊病，通过长期的观察总结而成。壮医目诊是通过观察眼睛来诊断全身疾病的一种方法，它通过观察人的眼睛的各部位形态、色泽、斑点及其位置结构的动态变化来判断人整体及各部位的健康状况，与现代生物全息诊病术有很多相吻合之处。除目诊外，腹诊、闻诊、面诊、探诊等为壮医所特有，舌诊、甲诊、耳诊、询诊、脉诊等既有与中医相似之处，又有别于中医方法，有其自身的诊法特色。如壮医甲象就有 28 种之多，甲床面有芝麻状的黑点（大于头发丝）者，表示患者曾有外伤病史（黑点在右手表示左身躯受伤）；指甲两旁有血、中间无血者表示腰部疼痛等。

黄汉儒教授认为，与壮族及其先民所处特定的自然环境和社会环境有关，内伤杂病尤其是情志方面的病变相对较少，而是以痧、瘴、蛊、毒、风、湿等侵犯的疾病较多。在治法上，各种外治方法也应运而生，如药线点灸、经筋疗法、针挑、拔罐、刮痧、艾灸、佩药疗法、药物熏蒸疗法、药锤疗法、热熨疗法、浴足疗法等壮医疗法。其中，壮医药线点灸疗法是黄瑾明、黄汉儒教授等承担和完成的研究课题，荣获国家中医药科技进步二等奖、广西科技进步一等奖。壮医药线点灸可以治疗 100 多种疾病，尤其对各种皮肤病、痛症有最为显著的疗效。壮医内治法在用药上讲究药简力宏，壮医用药多用鲜药和原药，以形色、性能、对因、对症、专方等用于疾病治疗。如倒扣草外敷治疗异物刺入体内或子弹入肉不出，穿心草治疗心脏病，红背菜治疗妇女产后血虚，山栀子治疗黄疸肝炎等。

黄汉儒教授的壮医学术思想是其深厚的理论基础与丰富的实践经验的结晶。他把壮医发展史、基础理论、病因病机、诊断方法、临床治疗和常用方药做了全面系统的概括和总结。特别是他首次论证了壮医药在历史上的客观存在和发展水平，创立了壮医并划定了其范围，比较完整地提出了壮医学的基础理论，并通过科学鉴定，得到同行的认可，壮医药从此可称为壮医学。这是他对发展壮医学的重要贡献，功不可没。我们坚信，古老的壮医药经过发掘整理和研究提高，必将以崭新的面貌自立于我国和世界传统医学之林。

（牙廷艺）

第五节　黄汉儒治疗痹病技术总结
——"黄汉儒壮医药医技医术的抢救性传承研究"课题材料

我院（广西民族医药研究院）承担国家科技支撑计划课题"民族医药发展关键技术示范研究"子课题之一"黄汉儒壮医药医技医术的抢救性传承研

究"，研究内容包括黄汉儒医疗技术、临床经验、优势评价、传承现状与对策等。黄汉儒是我国著名的壮医药专家，现任中国民族医药协会副会长、广西民族医药协会会长，为国务院特殊津贴享受者、第八届全国人大代表，1985～2001年任广西民族医药研究所所长达16年之久，2001年退休。在几十年的壮医发掘整理研究工作中，黄汉儒积累了丰富的临床经验，形成了自己鲜明的学术思想和独特的治疗技术，与其他壮医药专家合编有《壮医药线点灸疗法》，主编有《壮族医学史》《中国壮医学》等专著。其作为主要负责人完成的"壮医理论的发掘整理与临床实验研究"课题成果，2002年通过鉴定并获广西壮族自治区科学技术进步奖二等奖。在临床上，黄汉儒擅长运用壮药、壮医药线点灸等治疗痧、瘴、蛊、毒、风湿等内科杂病。在本课题中，我们重点对黄汉儒运用壮医药治疗痹病技术进行了研究，现将其技术的特点介绍如下。

一、以痹病作为突破口和切入点

痹病是由于风、寒、湿、热等外邪侵袭人体，致经络闭阻，气血运行不畅，以肌肉、筋骨、关节酸痛、麻木、重着、屈伸不利、灼热，甚至关节肿大变形为主要表现的病证。现代医学研究认为，痹病包含的病种很多，除最常见的风湿性关节炎、类风湿性关节炎、痛风外，腰椎间盘突出、颈椎病、腱鞘炎、骨质增生、强直性脊柱炎等各类颈、肩、腰、腿痛均可归于痹病范畴。痹病大多缠绵难愈，需长期治疗，不仅占用大量的医药资源，耗费大量的医药费用，而且难以避免的药物副作用使很多病人不得不放弃治疗，病情发展至严重阶段，则往往导致功能障碍甚至丧失，严重影响健康水平和生活质量，因此人们一直在寻找治疗痹病的有效、安全、简便、经济的方法。目前对痹病的治疗，有西医、中医、民族医的方法，西医的方法包括内服药物、外搽药物、注射药物、理疗、手术等，但近年来激素的滥用带来了很多严重的后果；中医的方法包括辨证施治、药物外治、器具外治和手法外治等，但在民族地区的应用受到一定的限制。黄汉儒在临床上选取难治性疾病——痹病作为突破口和切入点，其诊疗技术为痹病患者多提供了一种选择，对患者尤其是壮族地区的患者来说，是一大福音。

二、以壮医理论为指导

黄汉儒治疗痹病技术，以壮医理论为指导，带有浓厚的壮族文化特色。

痹病大多与炎热、潮湿的气候环境有关。《岭南卫生方》云："南方地卑而土薄，土薄故阳气常泄，地卑故阴气常盛……阴气盛，故晨昏多雾，春夏雨淫，一岁之间，蒸湿恒多，衣服皆生白醭，人多中湿，肢体重倦……"《黄帝内经·素问·异法方宜论》载："南方者，天地所长养，阳之所盛处也，其地下，水土弱，雾露之所聚也。其民嗜酸而食胕，故其民皆致理而赤色，其病挛痹，其治宜微针。"壮医认为，痹病是由于各种邪毒（风、湿、痧、热、寒等）内侵，阻滞人体三道两路，留着于关节筋肉，致天、地、人三气不能同步而成。由于邪毒性质不一样及留著部位不同，可表现为不同的症状体征。如风毒致病，多为游走性关节肌肉疼痛；湿毒致病，多为关节肌肉重着麻木；热毒致病，多为关节肿痛红热；寒毒致病，多为关节疼痛，手足不温。邪毒日久，四肢关节肌肉"两路"不通，可致功能受限、关节畸形甚则残疾。在临床上，痹病主要表现有筋骨、肌肉、关节的酸痛、麻木、重着、屈伸不利，肿大，痛有定处或游走不定，遇寒加重，遇热减轻。目诊可见白睛龙路脉络边界浸润，混浊、模糊不清；甲诊可见指甲颜色青，月痕暴露少，呈竹笋甲、鹰爪甲；指诊见指关节红肿或肿大而肤色不变，或梭状畸形。痹病的治疗以宣通龙路、火路气机，驱邪除湿，逐痹止痛为原则。

三、灵活运用壮医治疗痹病的药物及方法

1. 药物疗法

广西是民族药资源大省，据 1987 年普查，全区中草药物种达 4623 种，其中植物药 4064 种，动物药 509 种，矿物药 50 种。经初步鉴定，壮族民间用药 2300 种，丰富的药物资源为黄汉儒运用壮药治疗痹病提供了得天独厚的条件。黄汉儒用于治疗痹病的药物主要有苍术、黄柏、薏苡仁、金银花、车前草、白茅根、十八症、白藤、吹风藤、金刚藤、半枫荷、牛膝、千斤拔、牛大力、杜仲藤、九龙藤、马缨丹、九节风、八角枫、透骨消、过江龙、大罗伞、小罗伞、走马胎、丢了棒、通城虎、七叶莲、五加皮、宽筋藤、救必应、红吹风、臭牡丹根、过岗龙根、枫寄生、海风藤、红鱼眼等。

黄汉儒经验单方举例如下：

（1）藤当归 15 克，藤杜仲 15 克，桑寄生 15 克，续断 15 克，五加皮 15 克，黄根 15 克，中灵草 20 克，白术 10 克，甘草 6 克，青风藤 15 克，海风藤 15 克。水煎服，每日 1 剂。

（2）红鱼眼 50 克，宽筋藤 15 克，红花青藤茎 50 克，地灵苋茎 75 克，了刁竹 20 克。水煎服，每日 1 剂。

（3）枫树寄生 15 克，海风藤 15 克，九节风 20 克，吹风藤 15 克，半枫荷 20 克，五加皮 20 克。水煎服，每日 1 剂。

（4）通城虎 10 克，丢了棒 10 克，七叶莲 10 克，宽筋藤 10 克，麻骨风 15 克。水煎服，每日 1 剂。

（5）三钱三 50 克，藤当归 50 克，藤杜仲 50 克，大钻 50 克，九节风 50 克，宽筋藤 50 克，两面针 50 克，伸筋草 50 克。每日 1 剂，外洗加药熨。

药物疗法有壮药内服、外洗、熏蒸、热熨、敷贴、药锤疗法等，均有良好的效果。

2. 药线点灸疗法

药线点灸疗法是采用广西壮族地区出产的由壮药制成的药线，点燃后直接灼灸人体体表的某些穴位或部位，以达到治疗和预防疾病的一种医疗方法。该疗法挖掘于民间，经研究整理提高，至今仍深受广大民众的欢迎。

手关节痹痛：灸治穴位取昆腧、太溪、中封、丘圩。

肩关节痹痛：灸治穴位取肩腧、肩骨腧、腰腧、曲池。

膝关节痹痛：灸治穴位取内膝眼、犊鼻、足三里。

趾端痹痛：灸治穴位取患处梅花行穴。

腰胀痹痛：灸治穴位取关元、膀胱腧、白环腧、上髎、下髎、环跳。

以上均为每日施灸 1 次，7 日为 1 个疗程。

3. 火灸、火针疗法

以火灸或火针针刺患处及其周围的穴位。

4. 壮医点穴疗法

部位：阿是穴、委中穴、承山穴、承扶穴、环调穴、腰根穴。

点穴方法：用药外擦后进行按、点、拍 10～20 分钟，再用热毛巾外敷加按摩，每日 1 次，5～6 次为 1 个疗程。

5. 壮医针挑疗法

部位：委中穴、腰背部各挑点。

手法：重挑、深挑、外挑，挑出皮下纤维；或用轻挑、浅挑、疾挑、跃挑，不必挑出纤维。

6. 壮医竹罐疗法

杜仲藤、三钱三、五爪风、八角枫、臭牡丹、五加皮各 40 克，伸筋草、石菖蒲各 20 克，鸡矢藤 30 克。上药用布包好，加水 5000 毫升煮沸后，投入药罐中，放置 20 分钟左右，取出药罐趁热在痛处拔罐，取出后针刺 1～3 针，再在原处重复拔罐 1 次。

7. 刮痧疗法

部位：疼痛关节等。

四、重视壮医食疗调护

通过食用食物以达到预防和治疗疾病的方法称为食物疗法，又称饮食疗法，简称"食疗"。这种方法具有取材便利、简单易行、效果显著、安全无毒、不花钱或少花钱、不出家门就可以预防和治疗等优点。壮医认为，药食同源，用之得当，可以治病，也可以防病。从现代医学的观点来看，食疗的确有补充人体的营养物质，改善病人的体质，提高病人的抗病能力和防病治病的作用。痹病是一种慢性消耗性疾病，需要长期持久治疗，食疗特别适合于风湿病。

1. 风湿病的食疗原则

（1）营养要丰富，食物宜清淡。风湿病是一种慢性消耗性疾病，常有低热和肌肉萎缩、贫血等症状，所以病人应注意补充高蛋白、高维生素、低脂肪的营养食物，食物应清淡易消化，避免吸烟、酗酒及吃辛辣等过于刺激的食物。风湿病宜选食祛风、化湿、祛寒的高蛋白、高维生素食物，如鳝鱼、白鸭、蛇肉、羊肉、骨髓、生姜、花椒、绍兴酒、薏米粥和新鲜水果等。通过饮食调节来扶正祛邪，对病人的康复大有裨益。

（2）食疗要对症，选食要正确。痹证分为正虚、邪实、痰瘀等类型。在选用食疗食品时一定要对症，否则就会影响治疗效果。一般而言，风盛者，宜用葱、姜等辛温发散之品；寒盛者，宜用胡椒、干姜等温热之品，而禁忌生冷之品；湿盛者，宜用茯苓、薏苡仁等；热盛者，一般是湿热之邪交织在一起导致的，宜用黄豆芽、绿豆芽、丝瓜、冬瓜等，而不宜吃羊肉及辛辣、刺激性食物；贫血者，多食大枣、胡萝卜、花生等红色食品；肝肾亏虚者，多食黑豆、黑芝麻等黑色食品。

（3）烹调要合理，饮食要节制。凡是用来治疗的食物，一般不应采取炸、烤、熬、爆炒等烹调方法，以免其有效成分遭到破坏，或者使其性质发生改变而失去治疗作用。应该采取蒸、炖、煮和煲汤等烹调方法，以保持食物的食性不变。每次进食的数量，不宜过多。食疗只有少量多餐、细水长流、长期食用才能收到好的效果，切忌一次食得过多，以免消化吸收不良，达不到治疗目的。另外，一次烹制也不要太多，以免吃不完，造成食物发馊变质，而改变食性和治疗的功能，使得疗效下降，甚至引起食物中毒。尤其要注意的是，患者家属唯恐患者营养不够，不顾病人的口味，过度进食滋补之品，则适得其反，伤及脾胃。

2. 常用食疗方选

患者可根据各自的病情、家庭经济情况、当地的资源情况等，酌情选用下列食疗方。

（1）寒湿痹食疗方。

症见关节疼痛剧烈、肿胀、重着，局部发凉，遇寒加重，得热则减，遇阴雨天及夜间加重；身困乏力、重着，纳少便溏，小便清长；舌质淡胖，苔白腻，脉弦紧、缓或沉。可选用果仁煮排骨，取草果仁 10 克、薏苡仁 50 克、排骨 2500 克、冰糖 50 克，葱、姜、花椒、黄酒、盐、油、酱、味精、麻油各适量。该方健脾燥湿，行气止痛，消食平胃。或薏苡仁炖鸭，取嫩鸭 1 只（约 1500 克）、薏苡仁 250 克、胡椒粉 1.5 克、精盐 5 克、味精 1.5 克。该方能消水肿，利肠胃，去湿痹。也可选用薏苡仁大米粥。

（2）脾肾阳虚食疗方。

症见关节肿痛、僵硬，局部发凉，得热则舒；形寒肢冷，喜暖喜按，下肢水肿；食少便溏或五更泄；面色㿠白，面浮，下肢肿胀；男子阳痿，女子月经不规律或闭经，小便清长；舌淡胖，苔白滑，脉沉迟无力。选用当归炖羊肉，取当归 25 克、羊肉 500 克、白酒 5 克、白糖 3 克、精盐 3 克、味精 3 克、大葱 3 克、鲜姜 2 克、花椒 1 克、胡椒 2 克、香菜 2 克。或姜葱羊肉汤，取羊肉 100 克、大葱 30 克、生姜 15 克、大枣 5 枚、红醋 30 克，加水适量，治气虚畏寒、四末欠温、关节冷痛。或选肉桂粥，取肉桂 2～3 克、大米 50 克、红糖适量。该方补火助阳，散寒止痛，温通经脉。

（3）血虚痹食疗方。

症见面色淡白或萎黄无华，唇色淡白，爪甲色淡；头晕眼花，心悸多梦，手足发麻；月经量少色淡，延期甚或经闭；舌质淡，脉细无力。选用归芪蒸鸡，取嫩鸡一只（约1500克）、炙黄芪100克、当归20克，料酒、味精、胡椒粉、葱、姜、盐各适量。该方可滋补精血。或木耳乌鸡汤，取乌鸡一只、黑木耳20克、生姜20克、红醋50克，治疗久血虚、麻木重痛、出冷汗、不耐寒冷、手足发热。或选用仙人粥，何首乌30～60克、大米60克、大枣3～5枚，红糖适量。

我们在黄汉儒的指导下，对运用黄汉儒医技医术治疗痹病的临床优势进行了评价，共观察了60例，全部为住院患者。其中男性40例，女性20例，29岁及以下4例，30～39岁5例，40～49岁10例，50～59岁17例，60岁以上24例；类风湿性关节炎30例，痛风22例，风湿性关节炎3例，腰椎间盘突出症4例，强直性脊柱炎1例。病程最短2个月，最长50年，平均为7.47年；住院天数最短4天，最长116天，平均为21.27天。采用的治疗方法主要为壮药内服、外洗、药熨，部分患者配以壮医药物竹筒拔罐疗法、药线点灸疗法等，疗效判定标准分以下4个等级。①临床治愈：症状全部消失，功能活动恢复正常，ESR、ASO、RF、X射线征正常。②好转：全部或主要症状消失，关节功能基本正常，能正常生活与工作，ESR、ASO、RF、X射线征等基本正常。③显效：主要症状基本消失，关节功能基本恢复正常或有明显改善，生活由不能自理转为能自理，劳动能力有所恢复，ESR、ASO、RF、X射线征等指标有所改善。④无效：与治疗前相比，症状、体征均无改善。经统计，全部60例均达到好转出院，出院后转门诊继续治疗。2009年，住院人均费用为4600多元，低于同级西医、中医医院平均住院费用水平。

2007年，我院壮医痹病（风湿病）专科被列为国家中医药管理局重点民族医药专科，积极推广民族特色诊疗技法，如壮医目诊、药线点灸、针挑、刮痧排毒、药罐、药熨、刺血、浴足等疗法。重点专科对医院建设的示范带动作用日渐显现，专科效应逐渐形成。

综上所述，黄汉儒治疗痹病医技医术具有独特的疗效。我们认为，其临床优势体现在以下几个方面：以难治性疾病痹病作为突破口和切入点，以壮医理论为指导，立足于本地资源，灵活运用多种简便廉验的药物及方法治疗痹病，覆盖人口较多（仅壮族人口就有1800多万），重视壮医食疗及调护。经对60例痹病患者的治疗观察，均取得良好的疗效，我院以黄汉儒治疗痹病技术为基础的壮医风湿病（痹病）专科，已被列为国家中医药管理局重点民族医专科。我们相信，随着壮医药及黄汉儒治疗痹病技术的推广，将会惠及更多的痹病患者，使痹病患者在寻找有效安全的治疗方法时多一种选择。黄汉儒治疗痹病的技术，值得进一步发掘整理、研究提高和推广应用。

（王柏灿　李凤珍）

第六节　黄汉儒医技医术传承现状调查报告
——"黄汉儒壮医药医技医术的抢救性传承研究"课题材料

我院（广西民族医药研究院）承担国家科技支撑计划课题"民族医药发展关键技术示范研究"子课题之一——"黄汉儒壮医药医技医术的抢救性传承研究"，研究内容包括黄汉儒医疗技术、临床经验、优势评价、传承现状与对策等。黄汉儒是我国著名的壮医药专家，现任中国民族医药协会副会长、广西民族医药协会会长，为国务院特殊津贴享受者、第八届全国人大代表，1985～2001年任广西民族医药研究所所长达16年之久，2001年退休。现将黄汉儒医技医术传承现状报告如下。

一、壮医药技术传承总体现状

黄汉儒医技医术的传承，首先是基于壮医药传承的大背景，在壮医药传承的大框架下传承，因此要了解黄汉儒医技医术传承现状，就要先了解壮医药传承的总体概况。

壮医指的是壮族传统医学。千百年来，壮族人民在生产生活实践及与疾病的斗争中，总结出很多行之有效的诊疗技术、验方秘方，简称为壮医技术。壮医技术是壮医学体系的核心内容之一，长期以来，为壮族人民的健康繁衍做出了积极的贡献。近年来，在党和政府的高度重视和支持下，我国壮医药事业取得了长足的发展，成为我国民族医药乃至传统医药的重要组成部分，壮医药传承工作也取得了可喜的成绩。

（1）大规模的搜集整理工作奠定了壮医技术传承工作的基础。壮族是一个在历史上没有形成本民族规范通行文字的民族，壮医药技术大部分只能以口耳相授的方式在民间流传，而这种方式使壮医药技术极易失传。为使壮医药技术能够薪火相传，近 20 年来，广西壮族自治区进行了多次壮医医技医术的普查和收集工作。一批民间壮医的医技医术、验方秘方得到初步的整理和保存。据广西民族医药研究院专家介绍，他们共实地调查了壮族聚居的 70 多个市县，组织查阅了 100 多种历代广西的地方志、博物志、正史、野史等文献资料，对武鸣马头西周古墓、贵港罗泊湾汉墓、宁明花山壁画等与壮医药有关的历史文化遗址进行了调查考证。在普查中，各地登记造册的民族民间医生共 1 万多人；收集到民族医药验方 1 万多条，将其中 6000 条整理收录入《广西民族医药验方》一书；收集到《痧症针方图解》《童人仔灸疗图》等民族医药手抄本和药锤、角疗器、竹罐、针挑针、刮痧板等民族医诊疗工具；采集并制作了大量的民族药标本。为更好地保存和展示普查收集到的标本，特意建立了广西民族医药陈列室和广西民族药标本室。

（2）壮医药技术传承工作越来越受到党和政府的重视。党的十七大报告明确指出，要扶持中医药和民族医药的发展。2007 年，国家 11 个部委联合下发了《关于切实加强民族医药发展的指导意见》。2009 年 3 月，《广西壮族自治区发展中医药壮医药条例》颁布实施。这些相关文件、法规明确指出，要重视和做好名老民族医经验的整理和继承工作。近年来，国家、自治区将一批壮医技术的整理传承项目立项，特别是在 2008 年，国家科技部、国家民委启动了国家科技支撑计划，立项抢救、继承名老民族医的经验，广西的黄汉儒、黄敬伟两位名老壮医技术传承的研究被列入课题。

（3）部分壮医技术操作规范形成并在医疗和教学中得到推广应用。经过 20 多年的努力，壮医目诊诊法、壮医药线点灸疗法、壮医药物竹筒拔罐疗法、壮医刺血疗法、壮医针挑疗法、壮医经筋推拿疗法等一批诊疗技术建立了技术规范。这些技术规范一方面在广西壮医医院等医院得到推广，另一方面走进了广西中医药大学的课堂，突破了传统壮医在技术传承方面只能依靠师徒授受的单一方式，开辟了壮医技术传承工作的新途径。

（4）壮医专业医师资格考试开考为壮医技术传承工作带来了新的历史契机。2008 年，经国家卫生部和国家中医药管理局批准，壮医专业医师资格实践技能考试（试点）正式开考，这是我国继藏族、蒙古族、维吾尔族、傣族之后第五个具有开考资格的少数民族医药。2008～2009 年，共有 240 名考生通过考试并取得了合法的壮医执业资格，从而为壮医技术传承工作带来了新的历史契机。从 2010 年起，壮医执业考试正式开考，实行一年一考制，与国家其他系列医师执业资格考试同步进行。技术传承靠的是人，只要有了一批具有合法执业资格的人，壮医技术就有可能薪火相传，永不熄灭。

（5）壮医技术传承工作仍存在一些需要解决的问题。一是在壮医技术传承上的保守思想仍根深蒂固，相当部分人有技术不外传或传男不传女的思想。二是相当部分壮医技术有待进一步整理和规范。据我院的调查了解，在壮族民间曾流传的诊疗技法有数十种，目前已形成技术规范，真正得到应用而传承下来的也就 10 多种，相当多的技法有失传的危险。三是一批名老民族医年事已高，其经验和医疗技术急待抢救，以留给后代。四是传承的工作机制有待进一步完善。

二、黄汉儒医技医术传承现状

1. 从民间壮医到黄汉儒的传承

黄汉儒医技医术主要从民间壮医传承而来，加上 30 多年在临床实践中的经验体会，从而自成一家。黄汉儒先后跟师或拜访过的民间壮医有上百位，较知名的有龙玉乾、罗家安、农秀香、莫五妹、黄老五、郭庭璋、岑利族、黄尚勋、覃彩京、陆爱莲、陈建英、赵作锦、农大丰等。黄汉儒将这些民间壮医的一些独特的壮药用药经验、诊疗技法、理论认识传承下来，并收录入其《广西民族医药验方汇编》《壮族医学史》《中国壮医学》《壮医药线点灸疗法》《壮医药线点灸疗法临床治验录》等主要学术著作中。

2. 从黄汉儒到其学术继承人的传承

在广西区内，先后直接师从黄汉儒学习其医技医术的有王柏灿、林辰、黄冬玲、梁江洪、李凤珍、朱红梅、严付红、曾翠琼等人。其中，王柏灿为本课题负责人，为具有正高职称的壮医药专家，由其主编的《桂派名老中医学术卷·黄汉儒》已由中国中医药出版社公开出版。

3. 通过培训班及院校教育的间接传承

主要是把黄汉儒的学术思想、临床经验作为培训内容之一，向学生传授。

千百年来，民族医药人才培养主要采用师徒授受方式。近年来，广西中医药大学壮医药学院、右江民族医学院、广西民族医药研究所培训部等开展了不同层次的民族医药教育，培养了一批不同层次的民族医药技术人才。

（1）本科教育。2002 年，广西中医学院（今广西中医药大学，下同）首次设置 5 年制中医专业壮医方向本科班。2005 年，在原壮医系的基础上成立了壮医药学院。壮医本科教育取得了积极成果，在 2003 年国家教育部本科教学工作评估中，广西中医学院的"发掘整理壮医药学术，拓展丰富传统医药教育"办学特色项目得到国家教育部评估专家的高度评价，荣获 2005 年广西高等教育自治区级教学成果一等奖。百色医学专科学校于 1978 年更名为右江民族医学院，该院于 1993 年成立了民族医学教研室，在学生中开设民族医药课程。近年来，不少毕业生因拥有民族民间医技特长拓宽了就业渠道，受到用人单位和群众的欢迎。

（2）研究生教育。1985 年，广西中医学院招收了第一批中医学史专业壮医史方向的硕士研究生 2 名，由国医大师班秀文教授担任导师。当时，广西中医学院、广西民族医药研究所共有壮医药专业硕士研究生导师 30 多名，在读壮医方向研究生 20 多名，毕业研究生近 50 名。

（3）短期非学历教育。广西民族医药研究所培训部举办了 80 多期民族医药培训班和函授班，共培训学员 6500 多名。部分市县在进行乡村医生培训的过程中，把壮医基础理论、壮医诊疗技术、民族医治疗疑难杂症、民族药知识作为培训内容，以培养乡村适用的民族医药人才。

（4）继续教育。2005～2006 年，自治区人事厅、自治区卫生厅主办，广西民族医药研究所承办了两期民族医药高级研修班，参加学习的学员共 80 多名。2006 年，经自治区卫生厅批准，广西民族医药研究所举办了多期继续教育学习班，提供民族医药继续教育服务，提高在职人员的民族医药诊疗水平。2007～2009 年，自治区卫生厅农卫处委托广西民族医药研究所开展大规模的新农合项目乡镇卫生院民族医药骨干人才培训，至今已培训 1000 多人。

三、黄汉儒医技医术特色

（1）以壮医理论为指导。以阴阳为本，三气同步，三道两路，毒虚致病，调气、解毒、补虚为基本理论。在临床上以辨病为主，辨病与辨证相结合；在组方配伍上讲究公药与母药、主药与帮药的配伍。

（2）以痹病作为突破口和切入点。广西是痹病多发地区，壮医认为，痹病是由于各种邪毒（风、湿、瘀、热、寒等）内侵，阻滞人体三道两路，留着于关节筋肉，致天、地、人三气不能同步而成。由于邪毒性质及留着部位不同，可表现为不同的症状体征。黄汉儒对治疗痹病积累了丰富的临床经验。

（3）灵活运用多种壮医技法方药。黄汉儒常根据本地壮药资源丰富的特点，灵活运用壮药内服外治，并擅长运用壮医药线点灸、针挑、拔罐、刮痧等疗法。

（4）具有操作简便、费用低廉、安全有效的特点，深受患者的欢迎。

四、做好黄汉儒壮医技术传承工作的重要意义

（1）做好包括黄汉儒壮医技术在内的壮医药技术传承是壮医药发展和创新的源泉。没有传承，就没有发展，更谈不上创新。相当部分的壮医诊疗技法、验方等，过去由于缺乏文字记载和系统的发掘整理等原因，已经湮灭在历史的长河中，今人不得而知。例如，陈家白药和甘家白药在历史上曾是壮医使用的著名的解毒药物，但是现在已不知其为何物，更不知其组成成分，也就谈不上应用。又如在大新曾流传的极具特色的用于诊断妇科疾病的农氏腹诊法，如今还掌握该疗法的人已寥若晨星。再如，用于治疗风湿病的麝香针疗法，也已濒临失传。因此，唯有做好技术传承，才能有壮医药的发展与创新。

（2）做好壮医技术传承是解决群众看病难、看病贵的现实需要。当前，看病难、看病贵，医药费用增长过快，是政府关心、老百姓关注的热点问题之一，在经济欠发达、交通较落后的民族地区，这个问题尤为突出。广西地处经济欠发达的西部，人均卫生资源远低于全国平均水平，而壮族聚居区又大多是广西的老少边山穷地区，群众很难承受高昂的医药费用，简便廉验的壮医药诊疗技术，如壮医药线点灸、药物竹罐拔罐、壮医针挑疗法等，便是老百姓防病治病的最佳选择。因此，做好壮医技术传承工作，使壮医技术更好地为群众服务，是解决群众防病治病问题的现实需要。

（3）做好壮医技术传承是弘扬优秀民族文化、构建和谐社会及增进民族团结的需要。壮族医药是壮族人民优秀民族文化遗产之一，是壮族先民长期生产生活实践经验的总结和智慧结晶，具有悠久的历史和丰富的内涵。广西壮族地区自古以来被称为烟瘴之地，疹瘴蛊毒横行，在这种恶劣的环境中生存，壮医药为民族的健康繁衍做出了不可磨灭的贡献。据对文物的考证来看，壮医药的起源很早，广西武鸣马头西周古墓出土的青铜针和贵港罗泊湾汉墓出土的银针，为壮族先民的医用针具，是壮医药悠久历史的文物见证。在历代广西地方史志中，均有对壮医药的记载。今天，随着中医学、现代医学在

壮族地区的传播和推广，壮医药受到了不同程度的冲击。在文化多元化的现代社会，壮医药文化只有进一步发扬光大，才能不被湮灭在历史的尘埃之中，做好壮医技术传承工作，正是传承民族优秀文化的需要，也是构建社会主义和谐社会，增进民族团结的需要。

五、对做好包括黄汉儒壮医技术在内的壮医技术传承工作的建议

（1）提高思想认识，落实相关法规。当前，要根据民族医药发展面临的新形势、新机遇、新问题，提高对做好壮医药技术传承工作的思想认识，认真贯彻落实党的十七大精神，落实国家11个部委联合下发的《关于切实加强民族医药发展的指导意见》和自治区人民代表大会颁布的《广西壮族自治区发展中医药壮医药条例》，进一步加强对壮医技术传承工作的领导，做好壮医药技术传承工作的规划，使壮医药技术在传承中提高，在提高中传承。

（2）保护知识产权，解决后顾之忧。由于壮医药技术的持有人大部分都是民间壮医，相当部分人都担心技术外传之后，自己就失去了在医疗市场中的竞争优势，因而不愿意对别人传授自己的医疗技术或验方秘方，特别是一些疗效好的核心技术及秘方。针对这个问题，必须加强对特色壮医诊疗技术知识产权的保护，解决技术持有人的后顾之忧，才能有利于壮医技术传承工作的开展。

（3）拓宽学习渠道，培养优秀人才。人才是做好壮医技术传承工作的关键，没有人才，一切都是空谈。要大力发展多层次的壮医药教育，包括研究生教育、本科教育、中等职业教育、在职继续教育等，培养一大批多层次的壮医药技术人才。通过这一大批技术人才，在社会大力推广壮医药技术，使其在实践中不断修正，在应用中得到传承，在传承中得到提高，在提高中得到发展。

（4）创新传承机制，确保传承效果。要建立和完善一套壮医技术传承的新机制，制定对壮医药传承技术评估、传承导师的筛选及技术继承人的配备的管理办法，完善壮医药技术传承工作的考核指标，增加对壮医药传承工作的经费投入，在课题立项、成果申报与评奖、职称申报等方面，对从事壮医药技术传承工作的人员实行适度倾斜的政策。总之，要通过制度创新，促进壮医技术传承工作的深入开展。

近年来，包括黄汉儒壮医技术在内的壮医药技术传承工作取得了很大成绩，但也存在一些问题需要解决。当前，要在新的历史条件下，充分认识做好这项工作的重要意义，采取强有力的措施，做好壮医药技术传承工作，推动壮医药事业的发展，使壮医药为保障人民健康，增进民族团结，促进社会和谐做出更大的贡献。

（王柏灿）

第七节　黄汉儒医疗经验与特色疗法研究报告
——"黄汉儒壮医药医技医术的抢救性传承研究"课题材料

我院（广西民族医药研究院）承担国家科技支撑计划课题"民族医药发展关键技术示范研究"子课题之一——"黄汉儒壮医药医技医术的抢救性传承研究"，研究内容包括黄汉儒医疗技术、临床经验、优势评价、传承现状与对策等。在临床上，黄汉儒擅长运用壮药、壮医药线点灸疗法等治病。现将对黄汉儒医疗经验与特色疗法的研究报告如下。

一、对黄汉儒诊疗资料的整理

黄汉儒医案共3册，均为黄汉儒的原始手稿。黄汉儒（第一作者）与黄谨明合著的《壮医药线点灸临床治验录》一书，收录了大量的壮医药线点灸疗法验案。其他的还有黄汉儒经验单方手稿等。

二、对黄汉儒用药习惯的研究

黄汉儒大学毕业后，曾长期在民族地区县级医院、卫生院和铁路工地卫生所从事临床工作，大量使用中草药、民族药防病治病。根据壮医毒虚致病的认识，灵活运用解毒药和补虚药化裁组方治疗常见病、多发病和部分疑难病，积累了丰富的经验，其经常使用的药物如下。

1. 调气药

莎草（香附）、青皮、陈皮、胡椒等。

2. 解毒药

解痧毒：山芝麻、贯众、金银花、忍冬藤、马缨丹、南蛇簕、路边菊、黄荆叶、紫苏、生姜、土荆芥、青蒿、大青叶、黄皮叶、两面针、穿心莲、山豆根、救必应、葫芦茶、大金花草、鸭跖草、草鞋根、磨盘草、十大功劳、金果榄、百解藤、萝芙木、虾蚶草等。其中，主药常用山芝麻、野芋头。

解瘴毒：假茶辣、萝芙木、土柴胡、夜香牛、马鞭草、常山、青蒿、槟榔、薏苡仁、苍术、艾叶、高良姜、山柰、楮叶、苦瓜、辣椒、大蒜、锦地罗、阳桃、白花藤、姜黄、半夏、乌梅、红花茶、杜茎山、檀香、菖蒲、佩兰、盐肤子、姜叶。其中，主药常用青蒿、常山、槟榔。

解蛊毒：甘草、大蒜、蜘蛛香、大莻荠、郁金、排钱草、黄藤、都淋藤、玳瑁、金钗股、薏苡仁、雄黄、山姜汁、七叶一枝花、猪脚莲、八角莲。其中，主药常用排钱草、猪脚莲、八角莲、薏苡仁。

解热毒：绞股蓝、火炭母、鸡骨草、三叉苦、雷公根、半枝莲、路边菊、路边青、粪箕笃、金银花、金果榄、六月雪、鬼画符。其中，主药常用金银花、金果榄、六月雪、鬼画符。

解寒毒：主药常用肉桂、乌头（附子）、山胡椒等。

解风毒：五味藤、黄荆、七叶莲、走马胎、防风草、铜钻、防风、钩藤、蝉衣、僵蚕、吹风藤、过江龙、乌梢蛇、白花蛇、吹风蛇、细辛、杜仲、牛膝。其中，主药常用防风、僵蚕、吹风藤等。

解湿毒：葫芦茶、三白草、八角枫、九龙藤、九节风、金线草、薏苡仁、土茯苓、螺蛳（田螺）、田基黄、路路通、鬼画符。其中，主药常用葫芦茶、薏苡仁、土茯苓、螺蛳（田螺）等。

风湿病：苍术、黄柏、薏苡仁、金银花、车前草、白茅根、十八症、白藤、吹风藤、金刚藤、半枫荷、牛膝、千斤拔、牛大力、杜仲藤、九龙藤、马缨丹、九节风、八角枫、透骨消、过江龙、大罗伞、小罗伞、走马胎、丢了棒、通城虎、七叶莲、五加皮、宽筋藤、救必应、红吹风、臭牡丹根、过岗龙根、枫寄生、海风藤、红鱼眼等。

解疳毒：饿蚂蟥、鸡内金、独脚疳、山楂、淮山等。

解蛇毒：独脚莲、乌桕、蛇利草、八角莲等。

3. 补虚药

补气：黄花倒水莲、土人参、荷包山桂花、风车藤等。

补血：何首乌、白花油麻藤、龙眼、藤当归、地黄、红药、鸡血藤等。

补阴：乌龟、甲鱼、黄精、旱莲草、绶草等。

补阳：补骨脂、杜仲、巴戟天、肉桂、蛤蚧、狗肉、山羊肉、核桃等。

补肺：蛤蚧、百合、动物肺脏、天冬、土党参。

补心：五味子、心脏果、动物心脏。

补肾：黄精、蛤蚧。

补肝：枸杞子。

补脾：薏苡仁、茯苓。

补脑：胡桃、动物脑、天麻。

三、对黄汉儒经验方的总结

黄汉儒对治疗痧、瘴、蛊、毒、风湿积累了较丰富的经验，其常用的验方举例如下。

治疗痧病：南蛇簕、马莲鞍、荆芥、藤黄连、两面针、防风、金钮扣、生姜各 10～15 克，水煎服，每日 1 剂；山芝麻、草鞋根、两面针、古羊藤、南蛇簕各 15 克，水煎服，每日 1 剂。

治疗瘴病：马鞭草 30～60 克，水煎取汁，分 2 次服，于瘴病发作前 2 小时、4 小时各服 1 次，症状消失后再连服 3 日，每日 1 剂；青蒿 30 克，水煎取汁，于发作前 2 小时服，每日 1 剂，连服 3 日。

治疗蛊病（水蛊）：红吹风 10 克，地桃花 15 克，古羊藤 10 克，小拦路 10 克，南蛇簕 10 克，白及 15 克，生地 15 克，水田七 15 克，水煎服，每日 1 剂；紫背金牛 10 克，白花蛇舌草 10 克，半边莲 10 克，岩黄连 10 克，水榕树根 15 克，了刁竹 6 克，水煎服，每日 1 剂。

治疗毒病（热毒）：金银花、板蓝根各 12 克，地丁、紫苏叶、木黄连、苍耳根、白茅根、大青叶、藤黄连、刺苋菜各 10 克，水煎服，每日 1 剂；金银花、野菊花、鲜车前草、鲜马齿苋各 50 克，水煎服，每日 1 剂。

治疗风病（风疹）：防风 10 克，牡丹皮 10 克，浮萍 20 克，麦冬 15 克，生地 20 克，甘草 6 克，水煎服，每日 1 剂；白花蛇舌草鲜叶 200～300 克，捣烂取汁外擦患处。

治疗湿病（痹病）：藤当归 15 克，藤杜仲 15 克，桑寄生 15 克，续断 15 克，五加皮 15 克，黄根 15 克，中灵草 20 克，白术 10 克，甘草 6 克，青风藤 15 克，海风藤 15 克，每日 1 剂，水煎服。外洗加药熨：三钱三、藤当归、杜仲、大钻、九节风、宽筋藤、两面针、伸筋草各 50 克，每日 1 剂。

四、对黄汉儒医案的研究

对黄汉儒的 40 份回顾性医案进行了整理，这些医案的时间为 1961 年至 2009 年，包括运用壮医药线点灸疗法治疗各科疾病的医案 10 例，运用壮药及验方治疗各科疾病的医案 30 例，病种包括痛风、风湿、类风湿、痧病、瘴病、胃痛、黄疸、肾炎、血证、痛证、眩晕、皮肤病等。这些医案，反映了黄汉儒丰富的医疗经验。

对黄汉儒的 60 例前瞻性医案进行研究以及临床优势疗效评价，全部为 2008 年至 2009 年上半年在我院住院的患者，病种主要包括类风湿性关节炎、风湿性关节炎、痛风等，全部病例符合壮医湿病（发旺、隆芡）及中医痹病的诊断，病程从数天到二十多年不等，住院时间从数天到数月不等。治疗上主要采用黄汉儒经验方治疗：①内服。藤杜仲、续断、肿节风、鸡血藤、藤当归、桑寄生、伸筋草、海风藤、青风藤、忍冬藤、两面针各 15 克，甘草 6 克为基本方，每日 1 剂，水煎服。②外用。肿节风、藤当归、藤杜仲、两面针、山霸王、宽筋藤、伸筋草各 50 克为基本方，每日 1 剂，水煎外洗加药熨。部分患者配合运用壮医药线点灸疗法、壮医药物竹罐疗法等治疗。治疗结果：全部 60 例均有好转或明显好转，并要求出院继续用壮药治疗，显示了运用黄汉儒经验方治疗壮医湿病（发旺、隆芡）的独特疗效，值得进一步总结并推广。

五、对黄汉儒特色技法的研究

黄汉儒擅长的特色技法为壮医药线点灸疗法，主要如下。

1. 治疗机理

壮医认为，通过药线点灸的刺激，可疏通龙路、火路的气机，起到通痹、止痛、止痒、祛风、消炎、活血化瘀、消肿散结等作用。

2. 主要功效

消炎退热，祛风止痒，通路止痛，消肿散结，健脾、消食、止泻，温经，活血止血。

3. 常用穴位

（1）中医针灸穴位，按中医取穴方法取穴。

（2）壮医经验穴位。

①梅花穴：按局部肿块的形状和大小，沿其周边病损部位选取一组穴位，

此组穴位组成梅花穴。适用于外科病症、肿块等。

②莲花穴：按局部皮肤病损的形状和大小，沿其周边病损部位选取一组穴位，此组穴位组成莲花穴。适用于治疗一般癣症和皮疹类疾病。

③葵花穴：按局部皮损形状和大小，沿其周边和病损部位取穴，此穴位组成葵花穴。适用于治疗比较顽固的癣类和皮疹类疾病。

④结顶穴：淋巴结附近或周围发生炎症，引起局部淋巴结肿大者，取肿大的淋巴结顶部为穴。

⑤痔顶穴：取外痔顶部为穴。

⑥长子穴：对皮疹类疾病，取首先出现的疹子或最大的疹子为穴。

⑦脐周穴：以脐为中心，旁开 4.5 寸，上下左右各取一穴，配合使用。主治谷道肠胃疾病。

⑧下关元穴：于脐下关元穴下约 1.5 厘米处取穴。主治腹痛、阴痒、遗精、妇人带下等疾病。

⑨关常穴：以各关节周围作为常用穴位。主治痹病，如风湿性关节炎、关节肿痛等。

⑩下迎香穴：位于迎香穴与巨髎穴连线中点。适用于治疗鼻炎、感冒等。

⑪启闭穴：于鼻孔外缘直下与唇线的连线、鼻孔外缘与口角的连线及唇边组成的三角形中心处取穴。适用于治疗单纯性鼻炎、过敏性鼻炎等疾病。

⑫鼻通穴：于鼻梁两侧突出的高骨处取穴。适用于治疗感冒鼻塞、过敏性鼻炎等病。

⑬牙痛穴：位于手第三、第四掌指关节之中点处。适用于牙痛、颞颌关节痛等病。

⑭素髎穴：位于鼻尖正中。适用于昏迷、低血压、过敏性鼻炎等。

⑮耳尖穴：位于耳尖上。适用于目赤肿痛、偏正头痛、鼻炎等病。

⑯龙路、火路浅表反应点，即阿是穴。

（3）取穴规律：一般按"寒手热背肿在梅，痿肌痛沿麻络央，唯有痒疾抓长子，各疾施灸不离乡"的规律取穴。即畏寒发冷者取手部穴；发热者取背部穴；肿块或皮损类者取梅花穴；肌肉萎缩者在萎缩的肌肉上取穴；疼痛或麻木不仁者，选患部边沿或中央点为主要穴位；皮疹类疾病，选最先出现或最大的疹子为主要穴位。

4. 操作

（1）持线：以右手拇指、食指夹持药线的一端，露出线头 1～2 厘米。

（2）点火：将露出的线头点燃，只需线头有火星即可。

（3）施灸：将线端火星对准穴位施灸。

六、小结

对黄汉儒临床经验与特色技法的传承研究，是一个长期的、连续的过程，前期工作在 10 多年前已经开始，获 2007 年国家科技支撑计划立项支持后，有力地推进了该项工作。迄今为止，已取得了较显著的成果，并获得了较好的疗效和效益。

（王柏灿）

第八节　黄汉儒从"湿"论治高脂血症经验探讨

黄汉儒是著名的壮医专家，我们在进行"民族名老专家医技医术的传承整理"及对壮医湿毒理论进行深入的发掘整理过程中，对壮医专家黄汉儒自2007 年以来的医案中用相关"除湿祛瘀"的壮药治疗高脂血症进行分析总结，报告如下。

一、一般资料

本组 40 例，男性 22 例，女性 18 例；年龄小于等于 40 岁者 3 例，41～50 岁者 17 例，51 岁及以上者 20 例；合并高血压病者 10 例，合并冠心病者 21 例，合并糖尿病者 9 例，单纯高脂血症者 2 例。

二、观察的主要项目

（1）空腹血清总胆固醇（TC）高于 5.72 mmol/L，甘油三酯（TG）高于 1.70 mmol/L，低密度脂蛋白（LDL-C）高于 3.64 mmol/L，高密度脂蛋白（HDL-C）低于 0.9 mmol/L。以两项以上达标并排除继发性高脂血症者纳入观察对象。本组中 TC 增高者 25 例，TG 增高者 31 例，LDL-C 增高者 20 例，HDL-C 降低者 5 例、增高者 12 例。

（2）主要症状：头晕 25 例，胸闷 10 例，肢体麻木 8 例，倦怠乏力 35 例。

（3）目诊：上白睛苍白或赤红，脉络弯曲多；黑睛边缘浸润混浊，模糊不清。

（4）舌诊：舌淡胖，有齿印或瘀点，舌苔白腻或黄腻。

三、治疗方法

方药组成：黄皮叶 15 克，布渣叶 15 克，马齿苋 10 克，野荞麦 15 克，土茯苓 10 克，山萋 10 克，决明子 10 克，丹参 15 克，桃仁 10 克，白僵蚕 8 克。水煎服，每日 1 剂，早、晚各服 1 次，一般服用 1~3 个疗程。治疗期间照服降血压药、降血糖药，停用其他降血脂药物。

四、疗效分析

（1）生化指标评定。

参考相关的行业标准制定。显效，达以下任一项者：TC 下降＞20％，TG 下降＞40％，LDL－C 下降＞20％。有效，达以下任一项者：TC 下降 10％~20％，TG 下降 20％~40％，LDL－C 下降 10％~20％。无效，未达到有效标准者。

（2）主要症状及体征的评价。

症状消失或减轻，舌象、目诊指征向好处发展即为有效。

（3）治疗结果。

本组 40 例经 1~3 个疗程的治疗，生化指标复查显效 12 例，占 30％；有效 22 例，占 55％；无效 6 例，占 15％。总有效率为 85％。

头晕、肢体麻木、胸闷、倦怠乏力等症状全部消失或明显减轻，有效率为 100％。

目诊：白睛上脉络减少，色泽变红活，瞳仁（黑睛）周边雾化斑减轻、变清晰者 19 例，占 48％。

舌诊：舌苔变薄白，舌边齿印消失，瘀点、瘀斑减少或消失者 26 例，占 65％。

治疗前后血脂变化（$x \pm s$）

P 值	例数	治疗前（mmol/L）	治疗后（mmol/L）
TC＜0.05	25	7.12±1.13	5.39±1.05
TG＜0.01	31	3.18±0.92	1.62±0.48
LDL－C＜0.05	20	5.70±1.10	4.65±0.65
HDL－C=1.08±0.28	17	＞0.05	1.10±0.25

五、讨论

高脂血症发病率高，且发病年龄有逐渐降低的趋势。它是形成动脉硬化的重要原因，对生命的威胁日趋严重。壮医受限于历史条件等原因，如检验条件的限制，没有"高脂血症"的明确病名。但对该病的认识，一直在"湿痰""瘀浊"所导致的病症中有所体现。如湿毒致病，滞留于谷道，阻滞气机，谷物不化；嗜食油腻，化生湿毒，进而影响谷道的运化功能，且湿浊黏腻，导致腐物不化，代谢失调，可导致壮医所说的"痧气""眩晕"，或呕吐、倦怠乏力、麻木等相关的病证和症状。而这些症状表现与"高脂血症"的临床表现是相符的。

我们在整理黄汉儒老专家的医案过程中，发现他常用的治疗高脂血症的方药大都是具有除湿毒、解瘀毒的本地壮药。如在上方中，布渣叶、黄皮叶、野荞麦等都有除湿毒、健谷道的功能；土茯苓、马齿苋可加强清湿热解毒的功效；山萸、决明子、丹参、桃仁、白僵蚕等皆有祛瘀毒之功，以防湿浊瘀阻。全方共奏除湿毒、祛瘀化浊之功。今后可进一步观察和探讨壮医"除湿毒祛瘀浊"方法在临床上更广泛的运用。

（梁江洪　王柏灿）

第九节　黄汉儒以"湿毒"论治痹病经验

黄汉儒教授是全国第五批老中医药专家学术经验继承工作指导老师，广州中医药大学博士合作导师，其从事民族医药临床和科研工作50多年，是中国壮医学理论体系的主要奠基人之一。广西壮族聚居地区位于亚热带，山林茂盛，气候炎热，阴湿多雨，易生湿毒。湿毒所致的痹病是壮族地区的常见病和多发病。黄汉儒教授用葫芦茶、壮医药物竹筒拔罐等独具民族特色的药材和技法治疗痹病，多有显效。作者将黄汉儒教授以湿毒论治痹病的临证治疗经验总结成文，以飨读者。

一、湿毒致病理论渊源

湿毒是壮医痧、瘴、蛊、毒、风、湿六毒之一。壮医认为，湿毒为主要的致病因素之一，与壮族聚居地所处的地理气候特点密切相关。《黄帝内经·

素问·异法方宜论》明确指出："南方者，天地所长养，阳之盛处也，雾露之所聚也。"《隋书》说到："自岭已（以）南二十余郡，大率土地下湿，皆多瘴疠，人尤夭折。"《广西通志》说："太平为粤西极边，地愈卑土愈薄，湿燠尤甚。""岭南外区，瘴疠熏蒸，北方戍人，往者九死一生……今闻发北兵逾万人戍岭外，下湿上蒸，病死必多。""盖以其地炎燠、卑湿，瘴疠特甚，中原士卒，不服水土，不待戈矛之及矣。"此外，由于气候炎热，人们贪冷喜饮，更易损伤谷道，湿从中生，聚而成毒。因此，壮族聚居地很多疾病皆与湿毒有关。

二、湿毒与痹证的关系

痹证，壮医称为"发旺"，又称为风湿骨痛、风手风脚，是以筋骨肌肉关节酸痛、麻木、重着、伸屈不利、肿大，甚则关节变形、行走困难为主症的一种疾病。现代医学的风湿性关节炎、类风湿性关节炎、痛风等属于此范畴。壮医认为，骨和肉构成人体的框架和形态，并保护人体内的脏器在一般情况下不受外部伤害。骨肉还是人体的运动器官，而且人体内的三道（谷道、气道、水道）以及两路（龙路、火路）都往返运行于骨肉之中，骨肉损伤，可导致三道两路受阻而引发疾病。黄汉儒教授认为，壮族聚居和分布的地区处于亚热带，山林茂盛，雨量丰沛，气候湿热，人久居其中，易受湿毒侵害。湿毒损伤皮肉筋骨，伤害脏腑和体内的重要通道，阻滞龙路、火路，使气血运行不畅，痹阻于筋骨肌肉关节，则发为痹证。

三、湿毒致痹的特点和治疗原则

黄汉儒教授认为，湿毒所致的痹证，可见筋骨肌肉关节酸痛、麻木、重着、伸屈不利、肿大，兼有头身困重、倦怠、头重如蒙。若湿毒滞留于三道可见食少、胸闷腹胀、泛恶呕吐、腹泻、小便清长或不利，目诊表现为白睛龙路脉络边界浸润，混浊、模糊。黄汉儒教授治疗湿毒痹症以除湿通痹、疏通道路为总原则。壮医诊治以辨病为主、辨证为辅，证分为阳证和阴证。湿毒型痹证，若见口苦，或关节红肿、灼热疼痛，或大便臭秽、小便黄赤，可辨为阳证，治疗上以清热除湿、解毒通络为原则；若口不渴，或渴不欲饮，关节肿痛但喜温喜按，大便稀烂，小便清长，可辨为阴证，治疗上以散寒除湿、通络止痛为原则。

四、常用药物选介

黄汉儒教授治疗湿毒致痹常用的壮药材有葫芦茶、金银花、见肿消、土牛膝、三白草、八角枫、过江龙、土杜仲、走马胎、四方藤、九节茶、九龙藤、忍冬藤、鸡血藤、钩藤、吹风藤、薏苡仁、路路通等。其中，主药常用葫芦茶、四藤（忍冬藤、鸡血藤、钩藤、吹风藤）、薏苡仁、土茯苓等。

此外，针对具体病情，可配合壮医针刺、壮医药物竹筒拔罐、壮医药线点灸等特色技法进行治疗。

五、临证病案举隅

病例 1

兰某，男，50 岁，壮族。两足第 11 跖趾关节及踝关节红肿疼痛 3 个月，加重 1 周。病史：3 个月前，两足第 1 跖趾关节及踝关节无明显诱因突然红肿热痛，夜间疼痛尤甚，触痛明显，活动受限，伴发热恶寒，经外院检查血尿酸指数明显升高，西医诊断为痛风。服西药 6 天后症状好转，但此后反复发作。1 周前再度复发，服西药效果欠佳。自述工作应酬多，常吃海鲜等肥甘厚味，喜饮啤酒。壮医查体：白睛脉络混浊，舌质红，舌苔黄腻，脉滑数。提示湿毒热盛。治以通水道，清热毒，除湿毒。方用仙葫神仙汤加减：葫芦茶 60 克，金银花 30 克，见肿消 15 克，土牛膝 15 克，每日 1 剂，水煎服，连服 10 剂。服完 10 剂后复诊，自述服药后症状明显减轻，守上方再予 10 剂，每日 1 剂，水煎服。10 天后再诊：自述症状体征基本消失，血尿酸指数检查属正常范围。为防复发，黄汉儒教授嘱患者经常以仙葫芦茶 30 克水煎当茶饮，并要注意饮食调理。随访 1 年未复发。

按语：本例壮医辨为阳证，方中重用葫芦茶为主药，调水道、清湿毒；金银花、见肿消为帮药，助葫芦茶以消肿止痛、清热利湿；土牛膝为引药，引湿热之毒从尿排出。痛风每月发作 1 次者须连续服药 1 个月以上。

病例 2

刘某，女，58 岁，汉族。腰关节、膝关节、踝关节疼痛反复发作 3 年余。病史：自述于 3 年前年开始，出现腰关节、膝关节、踝关节肿胀疼痛，反复发作，天气变化时疼痛加重，并渐至屈伸不利。专科检查：腰部压痛，膝踝关节肿胀，活动受限。实验室检查：抗 "O" 试验 800 国际单位（IU），血沉 35 毫米/小时，类风湿因子（＋）。壮医查体：白睛上脉络边界混浊、模糊不清，舌质淡红，苔白稍腻，脉沉涩。西医诊断：风湿性关节炎。治以祛风除湿，补益肝肾，调气止痛。处方1：独活寄生汤浸酒常服，每次50毫升，每日1次。处方2：过江龙30克，土杜仲24克，鸡血藤24克，走马胎15克，吹风藤15克，四方藤15克，九节茶18克，五加皮15克，每日1剂，水煎服，连服7日。服完7剂后复诊，自述诸症明显缓解，守上方再进5剂，并加针灸治疗，取曲池、足三里、犊鼻、肩髃、昆仑等穴，毫针刺法。三诊，自述关节疼痛基本消失。

按语：本例壮医辨为阴证，方中的过江龙疏风除湿、舒筋活络，土杜仲舒筋活络、强筋壮骨，为主药；鸡血藤活血舒筋，走马胎壮筋骨、活血祛瘀，四方藤舒筋活络、去瘀生新，五加皮祛风湿、壮筋骨、活血去瘀，为帮药；吹风藤祛风散寒、除湿通络，九节茶祛风除湿、活血止痛，为引药。诸药合用，共奏祛风除湿通络之功。

病例3

李某，女，42岁，壮族。指关节、趾关节对称性肿痛间歇性发作1年余，伴晨僵现象。病史：1年前无明显诱因出现手指关节、脚趾关节对称性肿胀疼痛，晨僵，活动后缓解，病情反复发作，服西药只可缓解疼痛。近1个月来症状加重，关节变形，活动受限。专科检查：指关节呈轻度梭状变形，压痛。实验室检查：血沉加快，类风湿因子（＋）；X射线检查见近关节处骨质疏松，软组织肿胀，骨质有侵蚀现象。西医诊断：类风湿性关节炎。治以祛风除湿，通痹止痛。予四藤汤加味：忍冬藤50克，鸡血藤30克，吹风藤30克，钩藤30克，土黄芪30克，桃仁18克，郁金15克，泽兰18克，薏苡仁30克，每日1剂，水煎服，连服15剂。服完15剂后复诊，症状明显减轻。予壮医药物竹筒拔罐法治疗：杜仲藤、三钱三、五爪风、八角枫、臭牡丹、五加皮各40克，伸筋草、石菖蒲各20克，鸡矢藤30克，用布袋包扎好，加水5000毫升煮沸后，投入竹罐中煮20分钟，取出竹罐趁热在痛处拔罐15分钟，取罐后以毫针浅刺拔罐处1~3针放出少量血液，再重复在原处拔罐10分钟。

按语：类风湿性关节炎（RA）是一种以关节和关节周围组织非感染性炎症为主的全身性慢性疾病，临床表现为四肢小关节红、肿、热、痛，并有功能障碍、皮下结节等，有时可累及脊椎。黄汉儒教授治疗上以驱毒逐湿、宣通两路、疏利关节为法。方中以忍冬藤、鸡血藤、钩藤、吹风藤"四藤"祛风除湿通络，为主药；桃仁、泽兰、郁金、薏苡仁加强"四藤"祛风除湿通络、疏利关节之功，为帮药；壮医药物竹筒拔罐，通过局部吸压刺激，配合药力热力作用，达到疏通三道两路，行气活血，除湿排毒，散结止痛的作用。诸法合用，共奏祛风除湿、通痹止痛之功。

六、小结

黄汉儒教授依据广西少数民族地区的气候特点和人群的体质特点，以湿毒理论为指导，以除湿、解毒、通络，疏通三道两路为原则，运用广西出产的壮药材，配合壮医针刺、壮医药罐等特色技法，在临床上治疗湿毒所致的痹病取得了很好的疗效。他的学术经验有待后继壮医人不断传承和发展。

参考文献

［1］庞声航，王柏灿，莫滚. 中国壮医内科学［M］. 南宁：广西科学技术出版社，2004：104.

［2］王柏灿. 桂派名老中医·学术卷·黄汉儒［M］. 北京：中国中医药出版社，2011：93.

（曾翠琼）

第十节　黄汉儒治疗湿疹病经验概要

黄汉儒教授是我国壮医药学科的主要奠基人和学术带头人，全国著名壮医药专家，是享受国务院特殊津贴有突出贡献的专家。作为黄教授的学术经验继承人，笔者在学习、整理老师的临床医案过程中，发现老师以壮医药治疗了多例湿疹病症（"能啥能累"），经验独到，现对老师治疗该病的经验概述如下。

一、对湿疹病病因病机的认识

西医将湿疹分为急性、亚急性、慢性3种类型，该病对应中医浸淫疮病证，壮医病名为"能啥能累"。黄老认为，病证初起多因饮食失节，嗜酒或辛辣刺激腥发动风之品，损伤谷道（消化道），伤及脾胃，脾失健运，水湿宣降、运化不力，延伤及水道（泌尿道）、气道（呼吸道），致湿热内蕴，酿成内毒。另外，壮族人民居住地处于亚热带地区，这些地区常年气温偏高，是谓阳盛；同时，该地区多雨、多池塘，是谓阴盛。故壮族人民易呈阴盛阳盛体质，体内易蕴湿毒、热毒。如果再外感风、湿、热毒邪，内外两毒相搏于体内，致三道受损，天、人、地三气不能同步，人体免疫力下降，则毒邪充于腠理，浸淫肌肤而发湿疹病。

若病情绵延日久，反复发作，伴有情绪紧张、烦躁失眠、舌红少苔等症状，则断为湿热邪毒内蕴日久，损伤三道日久，且耗伤龙路（血液系统）阴血，三道两路功能失调，血虚化燥生内风（相当于西医慢性类型）。

黄老在临床中以辨病与辨证相结合，但以辨病为主，讲究专病专方专药，方简力宏，故对湿疹的治疗不分型。对反复发作，伤及龙路的病例主要是在验方中增加养血活血、润燥祛风的药物治疗。

二、对湿疹病的特色治疗方法

（1）内服壮药。常用药物有黄花倒水莲、土黄芪、土党参、鸡血藤、五指牛奶、鲜大青叶、两面针、刺蒺藜、白僵蚕、桃仁、泽兰、土茯苓、薏苡仁、虎杖、苦参。

（2）壮药煮水外洗。常用药物有十大功劳、两面针、蛇床子、地肤子、马齿苋、苦参、百部、川楝树皮、龙胆草、木黄连、野花椒子、百花草鲜叶。

（3）壮医药线点灸穴位、局部。用苎麻搓成线，浸泡在特制的壮药水中制成药线，右手拇指、食指夹持药线的一端露出1～2厘米线头，点燃，线头成火星状时将线头火星对准穴位点灸，或对皮肤局部以梅花穴、葵花穴点灸。

三、典型医案

姜某，男，42岁，于2014年2月12日就诊。

主诉：脐周及两大腿内侧对称皮疹，瘙痒反复2年。

患者2年前的夏季，于汗出较多部位皮肤出现红色粟粒样皮疹，伴瘙痒，自擦皮炎平药膏。2年来症状反复发作，冬季尤重。2014年1月，症状复发，以脐周及两大腿内侧近腹股沟处为甚。皮肤出现红疹、水疱，瘙痒难忍，搔抓后引起表面糜烂、渗液，局部皮肤肥厚粗糙呈苔藓样，对称分布。舌红，苔厚腻稍黄，脉沉，纳食可，睡眠欠佳，大便常溏烂。壮医目诊："勒答"（白睛）上脉络弯曲多，弯度大，呈深红色，脉络边界浸润浑浊，模糊不清。

诊断：能啥能累（湿疹）。

治则：调气健脾，排湿热毒，补虚养血，祛风。

方药一：土黄芪 30 克，黄花倒水莲 15 克，鲜大青叶 30 克，白僵蚕 15 克，薏苡仁 25 克，虎杖 15 克，苦参 8 克，白鲜皮 12 克，鸡血藤 20 克。每日 1 剂，水煎，取 450 毫升分 3 次餐前温服。

方药二：两面针 60 克，地肤子 30 克，马齿苋 30 克，川楝树皮 30 克，苦参 30 克，木黄连 30 克，龙胆草 30 克。每日 1 剂，水煎，湿敷及浸洗患处，每日 2 次。

壮医药线点灸。取血海穴、曲池穴、三阴交穴、局部梅花穴，每天灸 1 次。

治疗 5 天，患者红疹变淡，无渗液，局部苔藓样肥厚缩小，无瘙痒。守上方续治 1 周，皮疹消退，局部皮肤平滑如常，无瘙痒；舌淡，苔薄白，脉平。随访至今无复发。

四、讨论

湿疹在南方发病率较高，且具有绵延反复、不易根治的特点。黄老以壮医基础理论"毒虚致病"为依据，以壮医"调气排毒补虚"为总治则，采用壮医壮药治疗，取得了较好的疗效。内服方中的土黄芪、黄花倒水莲、薏苡仁功在健脾补气、行气，调理恢复气道、谷道功能，增强水谷精华吸收、运化，并为排毒和养血提供基础；鲜大青叶功在清热解毒，虎杖、苦参、白鲜皮功在泻火、祛燥湿，四药共奏清排湿热毒邪、调理水道的作用；鸡血藤功在养血活血、滋阴润燥，调补龙路阴血，配合白僵蚕、苦参、白鲜皮，共奏养血祛风、润燥止痒之效。外洗方诸药主要起清热燥湿、祛风凉血、生肌止痒的作用，配合内服方治疗，功在治标。壮医药线点灸取血海穴，归足太阴脾经，有利湿清热，调整气道、谷道的作用；曲池穴为手阳明大肠经合穴，点灸该穴位具有清热解毒、凉血祛风之功。实验结果表明，点灸曲池穴对人体谷道、龙路有明显的调整作用；三阴交穴为足三阴经交汇穴，具有调整内分泌、三道两路，提高免疫力的作用。

黄老运用壮医内服药物进行治疗，外洗药物助其恢复，并通过壮医药线点灸改善免疫力等综合治疗的方法，能有效祛除内外毒邪，使三气同步，从而治愈湿疹，恢复健康。今后将进一步总结和探讨黄老在临床中的宝贵经验，并认真学习和继承。

（谭俊　王柏灿）

第十一节　黄汉儒以"解毒调气法"治疗瘴病临证经验

广西壮族聚居地区位于亚热带，山林茂盛，多雨、湿热，动植物腐败，多蚊虫叮咬，易染瘴毒。黄汉儒教授曾连续 5 年在瘴病高发的桂黔交界的深山密林地区担任铁路工地医生，他以"毒虚致病"理论为指导，以解毒除瘴、调畅气机为治疗原则，用马鞭草、青蒿等广西出产的壮药材以及壮医佩药、药物竹筒拔罐等民族特色技法防治瘴病，多有显效。笔者将黄汉儒教授以"解毒调气法"治疗瘴病的临床治疗经验总结成文，以飨读者。

一、壮医对瘴病的认识

瘴病属壮医痧、瘴、蛊、毒、风、湿六大类疾病之一，是由于感受瘴毒之气所致的一类突发性疾病，有一定的传染性。现代医学的疟疾、流行性感冒等传染性疾病属此范畴。在汉代，壮族先民就对瘴病有了初步的认识。壮族民间称瘴为"鸡鬼""闷头拜"，以间歇性寒战、发冷、高热、汗出为特征。南宋范成大的《桂海虞衡志》中将瘴分为青草瘴、黄梅瘴、新禾瘴、黄茅瘴等，"邕州两江，水土尤恶，一岁无时无瘴，春曰青草瘴，夏曰黄梅瘴，六七月曰新禾瘴，八九月曰黄茅瘴，土人以黄茅瘴为尤毒"。南宋周去非的《岭外代答》中将瘴病分为冷瘴、热瘴、哑瘴，其症状归纳为："轻者寒热往来，谓之冷瘴；重者纯热无寒，更重者蕴热沉沉，无昼无夜，如卧炭火，谓之热瘴；重者，一病则失音，莫知其所以然，谓之哑瘴。"该书还指出其预后："冷瘴未必死，哑瘴治得其道，间亦可生。"槟榔能辟秽除瘴，壮族人民喜欢嚼食槟榔以防治瘴气。《平乐县志》记载，当地"气多痞瘴，槟榔之嚼，甘如饔飧"。每年春夏之际，壮族民间习惯将自采的草药或上年采集的香药草根扎成药把挂于门外或放置于房中，预防或减少瘴疫的发生。在瘴疬流行的季节，村寨里无论男女老幼都佩挂药囊以辟秽祛瘴。

二、瘴病的病因病机

壮医认为，由于瘴病多因气候炎热多雨，植物落叶、败草、动物尸体等腐烂而产生瘴毒，瘴毒入侵人体，导致气机阻滞，阴阳失调。此外，因蚊虫叮咬等途径传播，瘴毒侵入人体，与正气相争，虚实更作，机体功能紊乱，阴阳相移，天、地、人三气不能同步，皆可发生瘴病。若瘴毒入与阴争，阴盛阳虚，则寒多热少；出与阳争，阳盛阴虚，则热甚寒微。

三、瘴病的临床表现

发作时主要表现为寒战，高热，汗出，休作有时，间日而发或天天发作。瘴病有寒热之分，热瘴：热多寒少，或热盛寒微，或只热不寒，头痛脸红，口渴多饮，汗出不畅，骨节酸痛，或胸闷呕吐，烦渴饮冷，大便难结，小便灼热而黄；舌质绛红，苔黄。冷瘴：寒多热少，或寒甚热微，胸腹痞闷，呕吐，不思饮食，神疲体倦或倦怠无力，短气懒言，食少，面色蜡黄，形体消瘦，遇劳即发；舌质淡红，苔白，舌下脉络粗胀、色青紫，唇干，耳轮焦干。壮医甲诊：甲色过深，呈鲜红色、深红色或苍白色，月痕暴露过多或过少，按压指尖后放开，久未恢复原色，指甲呈红紫甲、青紫甲、竹笋甲等。目诊：白睛上脉络多而集中，靠近瞳仁，脉络弯曲多，弯度大；或白睛上脉络弯曲少，弯度小。壮医三指四肢脉诊：大脉、急脉或小脉、慢脉。恶性发作者，表现为头部剧痛、昏迷、抽筋、胡言乱语等，可危及生命。病情一旦迁延日久，可出现积聚肿块。

四、瘴病的防治原则

在治疗上，黄汉儒教授主张以解毒除瘴、调畅气机为原则。此外，瘴病发病急骤，病情较重，传染性强，应做好综合性预防工作，做到早发现、早报告、早隔离治疗。对瘴毒中的重症及传染性较强的疾病，除采用壮医壮药治疗外，还应及时配合其他疗法进行抢救和治疗。某些疾病，如表现为瘴病的特征，亦可按瘴病进行辨治。

五、常用验方

（1）单方。青蒿30克，水煎取汁，于发作前2小时服，每日1剂，连服3日；马鞭草50克，水煎取汁，分2次服，于发作前2小时、4小时各服1次，症状消失后再连服3日。

（2）复方。槟榔10克，半夏10克，乌梅10克，土常山10克，水煎服。或鲜烟管头草15克，鲜马鞭草15克，鲜倒扣草15克，土常山10克，白芷6克，黄柏10克，茯苓15克，甘草6克，水煎服。

（3）外治法。敷药：斑鸠站（全草）适量，捣烂如指头大，在发作前敷桡动脉处，每天换药1次。佩药：青蒿、苍术、艾叶各等份，粉碎，制成药袋佩挂于胸前，可预防瘴气。药浴：望江南、算盘花、大叶紫珠、土牛膝、苍耳各30克，煎水外洗全身，每日1剂，洗2～3次。药线点灸：取外鱼际穴、太渊穴、后溪穴，于发作前30分钟施灸。

六、典型病案

梁某，男，55岁，壮族，农民。发冷发热隔日而发持续半个多月，伴神疲乏力。半个月前，雨天劳作后出现发冷、发热、汗出，隔日而发，休作有时，伴神疲乏力，形体逐渐消瘦，不思饮食，小便黄。就诊时见面色青白，舌质红，苔白中黄，脉弦数。称同村亦有人患此病症。查体：体温38.2℃，心率96次/分钟，呼吸26次/分钟，血压110毫米汞柱/80毫米汞柱。面部潮红，神疲；舌红，苔白中黄，脉弦数。壮医目诊见白睛上脉络多而集中，靠近瞳仁，且脉络弯曲多、弯度大。壮医诊断为瘴病，中西医诊断为疟疾，以解毒除瘴、调畅气机为治则。处方：青蒿汤加味〔鲜青蒿60克（绞汁）、槟榔15克、香附10克、土柴胡15克、独脚莲10克〕，水煎后4味，加入青蒿汁兑服，每日1剂，连服3剂。复诊已无休作寒热，精神渐佳，嘱以羊肉适量炖服，隔日1次，连服3次以善后。随访半年未见复发。

按语：黄汉儒教授认为，本病例主要是由于感受瘴毒，气机不畅，天、地、人三气不能同步，导致阴阳失调而发。以发冷、发热、汗出、休作有时为主症，治以解毒除瘴、调理气机为大法。方中的青蒿和槟榔辟瘴解毒、调理气机，为主药；香附理气，土柴胡清热凉血、行气，为帮药；独脚莲解毒，为引药。诸药合用，共奏解毒除瘴之功。此外，药食结合是壮医防治疾病的一大特色，而善用血肉有情之品以补虚解毒，是壮医毒论学说用药的特点之一。患者久病体虚，出现神疲力乏、形体逐渐消瘦等症状。壮医认为同气相求，以血肉有情之品治疗虚证最为有效，因此配用羊肉等血肉有情之品以补虚解毒。

参考文献

［1］黄汉儒.中国壮医学［M］.南宁：广西民族出版社，2000：59.

［2］庞声航，王柏灿，莫滚.中国壮医内科学［M］.南宁：广西科学技术出版社，2004：75.

［3］王柏灿.桂派名老中医·学术卷·黄汉儒［M］.北京：中国中医药出版社，

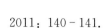

2011: 140 - 141.

[4] 班秀文. 壮族医药学的防治特点——发掘整理中的壮医 [M]. 南宁: 广西民族出版社, 1994: 23 - 43.

[5] 李珪. 壮医治疗虚症研究述评 [J]. 中国民族医药志, 2005, 2 (1): 43 - 45.

（曾翠琼）

第十二节　黄汉儒临床运用田七根经验浅探

田七又名三七，是一味经典的壮药，也是广大壮医们所擅用的药材。黄汉儒教授从事壮医药学工作 50 余年，对田七有着丰富的临床应用经验。本文分别总结了黄教授运用田七治疗肿瘤、糖尿病、冠心病、消化性溃疡 4 种常见病的临床经验，归纳了黄教授的部分壮医辨证思路。

笔者在跟师过程中发现，黄教授擅长灵活运用田七治疗常见病、多发病及一些复杂顽疾，拓展和丰富了壮药田七的治疗范畴。现将黄教授的部分辨证思路及用药经验总结如下。

田七来源于五加科植物三七 *Ranax notoginseng* （Burkill） F. H. Chen ex C. Chow et W. G. Huang 的干燥根及根茎，味甜、微苦，性热。通龙路、火路，止血，止痛。用于"陆裂"（咯血）、"狈"（无名肿毒）、"呗农"（痈疮）、"胴尹"（胃痛）、"产呱胴尹"（产后腹痛）等。田七主产于岭南滇桂的壮族聚居地，为壮族先民首先发现，并从野生引种成功而广泛应用的壮药。著名药物学家肖培根院士认为，田七的发现和开发利用是壮族人民在传统医药方面的重大贡献。

一、田七根用于治疗肿瘤疾病

壮医通称肿瘤类疾病为"卟"。壮医认为，肿瘤的发病原因离不开毒和虚两种因素。由于先天因素或后天因素导致人体正气虚弱，癌毒入侵或内生，阻滞龙路、火路、谷道、气道、水道，使天、地、人三气不能同步运行，失去对癌毒的制约和去除能力。癌毒久聚易耗散气血，形成痰饮、瘀血等有形之邪并与之互结而成癌肿，还可向他处转移。癌毒积于不同的部位则表现为肝癌、肺癌、骨癌等恶性肿瘤。

典型病例：黄某某，女，31 岁。患者反复咳嗽 1 个多月，经西医诊断为：①右肺上叶中央型肺癌；②骨转移癌。壮医目诊：慢性病面容，形体消瘦，神疲乏力；白睛色苍白无光，左眼白睛 2 点及右眼白睛 10 点肺部反应区血脉根部粗大、曲张，脉络呈树叶叶脉状走向，色紫红，右眼白睛上有雾状阴影圈，中间有黑色癣点；舌红少苔，舌边见癣点，舌下脉络青紫粗胀，脉细数。黄教授诊断："钵浮"（肺肿瘤）。治宜补正虚、调气道，化癥散结、通两路。处方：田七 300 克，七叶一枝花 300 克，药研粉备用，每次以温水冲服 3 克，每日 2 次。另外，嘱用生薏苡仁 50 克、百合 30 克煮粥食，每日 2 次。服上方 1 个月后，患者精神好转，咳嗽减少减轻，嘱续服 3 个月。一年半后随诊，患者健在，精神好，饮食正常，体重增加 5 千克，无反复咳嗽症状；脉平和有力，舌红苔薄白。

按：壮医从毒、虚方面治疗肿瘤是临床行之有效的重要法则。壮医认为，正虚是肿瘤的病理基础，癌毒是致病要因，解除癌毒是治疗关键，注重化癌毒瘀毒，排毒软坚。黄教授的方中以田七为君药，充分运用其活血排毒、化癥散结之功效，通调龙路、火路，使癌毒、癥毒消散并外排，减少对肺脏组织的侵损，使正气得复，积块消融，减轻对局部的挤压和疼痛刺激，提高了肿瘤患者的生活质量。黄教授嘱患者长期冲服田七粉，使田七的抗肿瘤药力得以不断积累，去癌毒而不伤正，故病情逐渐好转，最后取得满意的疗效。

二、田七根用于治疗糖尿病

糖尿病属壮医"啊肉甜"范畴。壮医认为，此类病证的发生，一是由于长期饮食不节，湿热内积，化燥伤津，以致谷道失调，胃（"咪胴"）蕴热，出现多饮、多食、易饥；二是长期忧思郁怒，情志失调，气郁化热，郁热伤阴，以致气道不降，气道失调，气虚血行无力，机体失调，则消瘦、神疲力乏。三是先天禀赋薄弱，复因调摄失宜，劳欲过度暗耗阴精，阴虚火旺，灼伤津液，致水道不利，水道失调阴液下流，则见尿甜、尿频量多症状。气道、谷道、水道三道失调，必到龙路、火路不通，血（"勒"）脉网络癥滞，天、地、人三气不能同步运行而发病。

典型病例：李某，女，46 岁。患者多饮、多食、多尿反复发作 3 年余，形体日渐消瘦，神疲力乏，曾做血糖、尿糖检查，西医诊断为糖尿病。用胰岛素、降糖灵等治疗约 2 年，疗效不理想。壮医目诊：白睛血管散乱，毛细血管末端扩张，有大小不一的红点；舌质鲜红，苔薄少，脉细数。黄教授诊断：糖尿病（啊肉甜），治宜补肝肾，调"两路"，生津液。处方：天花粉 15克，麦冬 15 克，白芍 12 克，田七粉 6 克（冲服），每日 1 剂，水煎，分 3 次温服，每次 150 毫升冲服田七粉 2 克，连服 15 日。另外，豌豆苗适量（鲜）、红皮萝卜适量（鲜），将二药共捣取汁，每次服 60 毫升，每日 3 次，与前方同服 15 日。服完上药后患者病情明显减轻，嘱续服两方 1 个月，各症无，血糖、尿糖指数正常，3 个月内复查 3 次，保持在正常值范围。

按：壮医认为，糖尿病治宜补津水亏虚，排燥热癣毒。方中天花粉、麦冬、豌豆苗、红皮萝卜汁生津液而化燥，滋补谷道、水道；白芍、田七粉活血化癣、疏通道路，调补肝肾，既使燥热癣毒得出，又使水谷精华能输运到位，致肝肾生津得成。诸药配合，田七粉起到至关重要的作用。

三、田七根用于治疗冠心病

冠心病属壮医"邦印"范畴，本病以胸闷憋气、心前区疼痛、心悸心慌为主症，属于心脏（"咪心头"）与营养"咪心头"之龙路的疾病。正气虚弱，血行无力，痰浊内生"咪心头"龙路网络癣阻不畅，是该病的病机。治宜通调龙路、火路。

典型病例：周某，男，52 岁。患者诉近 3 个月来，常感心前区憋闷刺痛，活动及情绪激动时疼痛加重，有时休息后可缓解，伴心悸。有高血压、高脂血病史。来诊查体：心率 90 次/分钟，血压 148 毫米汞柱/105 毫米汞柱。壮医目诊：面色晦暗，白睛脉络散乱，有癣点；舌质红，舌边有癣点，苔白而厚，舌下脉络粗胀、色青紫，唇青。黄教授诊断：冠心病（"邦印"），治宜通调"两路"，活血养心。处方：鸡血藤 30 克，丹参 20 克，泽泻 15 克，地龙 15 克，田七粉 6 克（冲服），每日 1 剂，水煎 400 毫升，分 2 次温服，每次 200 毫升，冲服田七粉 3 克。连服 5 剂后，胸闷及心前区疼痛明显减轻减少，上方加田七花 8 克，嘱再服 7 剂，诸症消除。嘱长期冲服田七粉，每日 3 克，随诊 3 个月未见复发。

按：本病是由于情志不舒、气机不畅、龙路火路阻滞不通而致，治疗中三道两路的"通"和"三气"的"动"是关键。方中鸡血藤、丹参、泽泻有扩张血管、活血补血之功，地龙加强走动通路之效。田七粉冲服疗效最佳，除了能够活血化癣、疏通龙路，增加心脏供血外，还有镇静镇痛、调整心悸、调节火路的作用。田七花则加强了原方的活血降脂、排毒行气的作用。黄教授以田七粉为主药治疗冠心病取得了较满意的疗效，嘱该患者长期冲服田七粉保持两路通畅，故无复发。

四、田七根用于治疗消化性溃疡

消化性溃疡属于壮医"咪胴痛"范畴。壮医认为，谷道为人体消化吸收食物之通道，饮食不节，损伤谷道，谷道功能失调则出现反酸、恶心、呃逆、消瘦等症状。若谷道受损严重，孔窍出血，伤及龙路、火路，则见上腹疼痛，空腹尤甚或有解柏油样大便症状。治宜调养谷道气血。

典型病例：吴某，男，55 岁。患者上腹部隐痛反复发作 1 年多，西医诊断为十二指肠球部溃疡，服抗酸药物可暂缓解，近几日症状加重，且解柏油样大便数次。壮医目诊：慢性病容，白睛色苍白，双侧白睛 6 点可见大 "U" 形紫红色血络，脉络末端有黑色癖点；舌质淡，苔薄白，脉沉。黄教授诊断：十二指肠球部溃疡（"咪胴痛"），治宜理气止痛，调养谷道。处方：墨米 1000 克，白及 500 克，田七粉 90 克。墨米炒热，与白及、田七共研粉拌匀备用，每次取 60 克煮粥，空腹时服，每日 2 次。连服 15 日后症状减轻，嘱续服 30 日。一个半月后诸症全除，胃镜提示溃疡愈合。

按：该病易致出血及贫血，治疗中补血、补血极为重要，方中墨米补血益气，白及理气活血，田七补血养血、理气止痛、疏通谷道。黄教授以田七配合白及、墨米，养与治结合，充分发挥了田七补血、抗炎、镇痛的功效，可谓方简力宏，用药精准。

（谭　俊）

第十三节　壮族医药史上的里程碑
——学习黄汉儒《壮族医学史》体会

《壮族医学史》为黄汉儒教授的专著，1998 年由广西科学技术出版社出版。多年来，笔者反复拜读此书多遍，现将学习中的一些体会整理如下。

一、《壮族医学史》的学术意义

1.《壮族医学史》是壮族医学史上的里程碑

《壮族医学史》是第一部公开出版发行的壮族医学史专著，填补了壮族医学史上的空白。壮族医学的起源、形成与发展，经历了漫长的数千年，而对壮族医药的系统总结，数千年来这还是第一次。因此，诚如我国医史界权威人士蔡景峰教授在本书序言中所说的，"在壮医药的发展史上，它是一块里程碑。就整个中国民族医药学发展史而言，它的地位也是举足轻重的，它的重要性是不容忽视的"。

在《壮族医学史》公开出版发行以前，我国很多兄弟民族医学都有了自己的医学史专著。例如，我国汉医学（习惯称为中医学）有关医史专篇或专著的诞生，最早可上溯到汉代，《史记·扁鹊仓公列传》《后汉书·华佗传》等均为较早的医史专篇；早在13世纪，就有《历代名医蒙求》《医说》等医学史专著问世；进入20世纪80年代以来，我国其他一些兄弟民族医学，如蒙医学、藏医学、彝医学等，都先后出版了其医学史专著，唯独壮医学没有。这不仅与我国有1800多万壮族人民的地位极不相称，也不符合广大壮族人民及壮医药工作者的心愿，这不能不说是医史界的一大憾事，也是传统医学界的一大憾事！可喜的是，在历史的车轮即将驶入21世纪的前夜，《壮族医学史》得以问世，不仅结束了壮族医学无本民族医学史专著的历史，也结束了壮族医学无自己系统的医药专著的历史。《壮族医学史》的出版在民族医学发展史上，具有十分重大的意义，我们说它是壮族医药史上的里程碑，我想并不过分。《壮族医学史》在我国族别医学史这个大家族中，并不是最早的，但是《壮族医学史》作为民族医学史专著的一员，不仅为民族医学史这门新的学科增添了一份全新的内容，而且为这门学科的理论建设提供了十分珍贵的信息和资料，为它添砖加瓦，贡献很大。

2. 《壮族医学史》对奠定壮医药的学术地位具有举足轻重的作用

壮族尽管是个具有悠久历史的民族，但由于种种历史的原因，壮族一直未能形成自己规范、统一的文字，因而壮族社会历史的发展有其特殊性，壮族医药的发展也具有其特殊性，壮族医药不像其他一些兄弟民族医药一样，遗留下较多的民族医药文献。壮族医药资料大部分散见于地方志、正史、野史及其他一些汉文史料中，更多的是靠在民间口耳相传而流传下来。人们从这些零散、不完整的资料及民间口碑资料很难对整个壮族医药有一个客观、全面的认识，很难对壮族医药的学术地位有一个客观、公正的评价。如在一些历史文献中，经常会看到认为壮族"病不服药，惟事祭寨"或"信巫鬼，重淫祀，从古然也"之类的论调，由于缺乏对壮族医药的正确理解，在过去很长一段时间，甚至现在，仍有相当一部分人对壮医在历史上是否客观存在持怀疑态度，或者对壮医药能否形成自己独特的医学理论体系持怀疑态度。而《壮族医学史》的出版发行，为我们提供了一套迄今为止有关壮族医药史的最完整、系统的资料。该书以翔实、丰富的文献资料、文物资料、实地调查所得及民间口碑资料为依据，全面地展示了壮族医药的起源、形成和发展过程及其规律和特点。诚如本书作者黄汉儒在后记中所说："《壮族医学史》的出版，不仅在于证实壮医药在历史上的客观存在和贡献，更重要的是进一步说明，一个在历史上即使没有形成本民族规范通行文字的民族，通过与汉族文化的长期交流和依靠本民族语言的口耳相传，也是可以将自己的民族文化包括民族医药流传下来的。"笔者认为，《壮族医学史》的出版对消除部分人对壮族医学的误解或偏见，对帮助人们了解壮族医学的过去、现状与将来，对确立壮族医药的学术地位，都具有举足轻重的作用。

二、《壮族医学史》的创新之处

一部较完整、系统的《壮族医学史》的编撰，是一项前无古人的工作。撰写《壮族医学史》，没有多少现成的资料，作者首先必须到广大壮族民间去调查；其次到浩如烟海的汉文史料中去大海捞针，筛选有关壮族医药的有价值的史料；在此基础上，进行综合、分析、归纳，才有本书的问世。这项工作的艰辛，局外人是难以想象的，笔者也是一位壮族医药工作者，对此有切身的体会。笔者通读《壮族医学史》，发现该书有许多创新之处，具体来说，有下面的几点。

1.《壮族医学史》首次对壮族医药史进行了系统化、理论化的总结

《壮族医学史》首次将有关壮族医药史的零散史料、民间口碑传说等加以系统化、理论化，较完整地勾画出壮族医药的历史发展轨迹及相关内容，人们只要读了该书，便可对壮族医药史有一个较全面的了解。

2.《壮族医学史》解决了若干重大的理论问题

恰如蔡景峰教授在该书序言中所说："《壮族医学史》的著成，在民族医学史研究中，为我们解决了一个重大的理论问题。这就是，作为一个没有本民族规范文字的少数民族，究竟有没有自己的医药。在这里，回答应当是肯定的。"《壮族医学史》告诉我们，像壮族这样一个拥有 1800 多万人口的民族，不仅有其本民族的医药，而且其医药也是源远流长，不仅在历史上为本民族的健康繁衍做出了重要贡献，而且至今仍是广大群众赖以防病治病的有效手段和方法之一。从《壮族医学史》中，我们还可以看出经过整理提高，壮医药已逐步形成了自己独特的理论体系框架和雏形。《壮族医学史》回答了

这样一个问题：一部分民族，尽管过去没有形成本民族规范、统一的文字，尽管其历史上没有留下多少医学文献，但这些民族确实有其独特的医药，而且经过长期、反复实践以及和汉文化的交流，是可以形成本民族医学理论体系的。

3.《壮族医学史》开辟了一部分壮医研究的新领域

从《壮族医学史》一书中，笔者欣喜地看到，作者对一些壮医研究的新领域进行了深入的探讨。例如，壮族巫文化与壮医药的关系、壮族文化发展特点与壮医药的关系、壮族民俗特色与壮医的关系、壮医药与中医药及其他民族医药的比较等，这些都是以前无人涉足或很少有人涉足的领域，本书作者提出了独到见解。如就文化与医药的关系而言，医药作为文化的一部分，任何医药在其起源、形成和发展的过程中，无不深深地打上文化的烙印，壮族医药也不例外。从《壮族医学史》中，笔者了解到"壮族文化具有极强的个性，后来虽受汉文化的强大影响，但仍在某种程度上保持其个性，这和壮医的产生和发展有着密切的关系"。在壮族的历史上，曾经有过发达的陶瓷文化和青铜文化，壮医陶针和金属医针的出现，就是壮族陶瓷文化和青铜文化高度发展的产物。从文化比较的角度来看，先秦以前壮族地区社会文化的发展并不比我国其他一些地区落后，医学亦然，从武鸣马头西周古墓出土的青铜针、贵县罗泊湾汉墓出土的银针来看，确实如此。因此，《壮族医学史》通过对壮族文化发展特点与壮医药的关系进行探讨，得出诸如"马头青铜针反映了古代壮族医药的成就，亦表明了壮族先民的针刺疗法乃至整体水平在当时系处于先进行列"等结论，是非常正确的。总之，《壮族医学史》一书涉足一些全新的壮医研究领域，并对这些领域进行了深入的探讨，得出了一些全新的结论，为我们对壮医药进行进一步的发掘整理拓宽了思路，这也是本书的创新之一。

4.《壮族医学史》展示了壮族医药的发展概貌、规律及特点

笔者以前也看到过一些有关壮族医药史的资料和论文，但这些资料和论文由于篇幅所限等原因，都无法从总体的角度展示壮族医药的起源、形成和发展的漫长过程，以及壮族医药发展的规律及特点，而在《壮族医学史》中，我们则可以详细地了解到这些内容。从该书的内容，我们知道，壮族医药的起源很早，大约在远古的新旧石器时代，就已经有壮族医药的萌芽，以时间

而论，壮医与中医的起源几乎是同步的，但是壮族医药的初步形成与发展却相对较晚（自唐宋至民国），而壮医理论体系的初步形成则更晚，这几乎已经是 20 世纪 90 年代的事了。这种格局的形成，本书首次较全面地进行了深入的研究，在此就不再赘述。《壮族医学史》作为医学史的一部专著，勾画出了壮医学总体上的一些特点，如在理论上，以阴阳为本、三气同步、三道两路为核心；在致病因素上，强调毒虚致百病；在诊断上强调数诊合参，重视目诊；在治疗原则上，强调调气、解毒、补虚；在具体的治疗方法上，偏重祛毒，善用毒药和解毒药等。对壮医药的这些特点是如何形成的，为什么会形成这样的特点等问题，读者不难从《壮族医学史》中找到答案。总之，《壮族医学史》首次较全面地展示了壮族医学发展的概貌、规律及特点，这也是其创新之处。

三、《壮族医学史》的一些特点

笔者拜读《壮族医学史》一书后，发现该书具有独特的风格和特点。

1. 资料翔实，内容丰富，图文并茂

《壮族医学史》引用的资料来自多个方面，书后所附的参考文献达 30 多种。事实上，据笔者了解，作者参阅过的资料远不止这 30 多种。该书资料的来源，包括文物资料及历代广西各地地方志、正史、野史、博物志、有关中医药典籍、民间手抄本、民间口碑传说等。近 10 多年来，广西卫生厅民族医药古籍办在广西全区范围内进行了 3 次大规模的民族医药普查，普查的范围包括广西 70 多个市县，分别从文献搜集、文物考察和实地调查 3 个方面收集了大量有关壮族医药的历史和现实的资料。《壮族医学史》正是在此基础上编撰而成的。由于作者广泛涉猎，详细考证，甄别真伪，因而该书的资料是翔实可靠的，其有关结论和论断是有充分依据的，真实地再现了壮族医药发展历史概貌。该书的内容十分丰富，从大的方面来说，包含了壮族医药的起源、形成、发展、研究现状、未来发展趋势、壮族医药的特点以及与壮族医药密切相关的有关社会背景、社会政治、经济、文化、地理气候环境对壮族医药的影响，壮族医药能够存在、发展的种种原因等。《壮族医学史》在注重文字描述的同时，附上大量的插图，可谓图文并茂，生动活泼，可读性很强。

2. 壮文、汉文并用，有利于壮医药的传播

《壮族医学史》采用壮文、汉文两种文字编写，这是该书的一大特点。我

国目前已出版的有关医学史专著，绝大部分都是单用汉文或少数民族文字出版，不管怎么说，其影响面都是相对较小的。《壮族医学史》一书注意到了这种情况，采用壮文、汉文两种文字出版，有利于壮族医药的传播，有利于扩大壮族医药的影响。但是，非壮族地区的绝大部分人却看不懂壮文，故《壮族医学史》同时用汉文出版，既照顾到壮文读者，也照顾到汉文读者，这样既有利于壮族医药在壮乡深入人心，也有利于壮族医药走出壮乡深闺，走向全国，迈向世界。

3. 雅俗共赏，兼顾学术性和实用性

笔者毫不怀疑，对专门从事壮族医药研究的专家、学者来说，必定能从《壮族医学史》一书中受益匪浅，即使是一般的读者，也能读得懂，可谓雅俗共赏。该书作者对一些专业性很强或壮医特殊的名词、术语、概念、疗法等，都做了详细的论述或解释，既照顾到专业性读者，也照顾到业余读者。此外，许多医学史著作都是为写史而写史，其学术性较强，但实用性不足，而《壮族医学史》一书却兼顾了学术性和实用性。本书的另一大特点是不光为写史而写史，除了全面介绍壮族医药史，还较详细地介绍了 200 多味常用壮药的功用和一大批行之有效的壮医诊疗技法，如目诊、询诊、望诊、腹诊、甲诊以及火针疗法、挑针疗法、陶针疗法、挑痧疗法、神针疗法、麝香针法、刺血疗法、药线点灸疗法、火功疗法、灯花灸疗法、鲜花叶透穴疗法等数十种疗法。这些诊法和疗法，读者都能通过《壮族医学史》一书学得到，在临床上用得上。由于本书收入大量这方面的内容，增加了该书的实用性，也大大增加了该书的吸引力，从而使该书更好地适应市场，提高了社会效益和经济效益。

4. 其他特点

《壮族医学史》一书在正式介绍壮族医药的起源、形成和发展以前，花了较长的篇幅介绍壮族的来源，壮族社会历史概况，壮族社会历史特点，壮族地区地理、文化、民俗与壮医药的关系等。因为壮族社会历史的发展有其很大的特殊性，而且对壮族医药的起源、形成和发展有着深远的影响，所以让读者先详细地了解一些壮族社会历史的概况及特点，对帮助读者更全面、深刻、正确地把握整个壮族医药的历史是非常有益的。另外，在对壮族医学史的分期上，如本书序言所说："它采用了我国历史上封建王朝发展史与壮医药

自身发展特点相结合的方法，分成起源（远古至先秦）、知识的积累（秦至隋）、初步形成与发展（唐宋至民国）三个阶段。"这个分期充分反映了壮医药起源很早，历代均有积累和发展，但其形成（尤其是理论体系的形成）较晚的特点。"这个分期既照顾到壮族社会在历史上未形成独立的统一政权，又考虑到壮医在长期发展过程中的特点，是有其充分的客观依据的。"（《壮族医学史》序）

四、结语

《壮族医学史》一书的出版，是壮医药开天辟地以来的第一次，是壮族医药发展史上的一块里程碑。当然，作为一部开山之作，该书在史料和观点方面还有一些不足之处，如壮族社会经济发展对壮医药发展的影响、壮医分科的历史等，都似过于简略。但瑕不掩瑜，该书无论是对壮医药，还是对我国传统医药，都具有深远的学术意义，对奠定壮医药的学术地位具有举足轻重的作用。该书具有鲜明的特点，并有许多创新之处，我想很多读者都会有同感。笔者为《壮族医学史》一书的出版感到欣慰，并期望该书为弘扬壮医药发挥其应有的作用。

（王柏灿）

第十四节　壮医"阴阳为本""三气同步"的理论渊源
——学习黄汉儒"阴阳为本""三气同步"理论的体会

"阴阳为本""三气同步"理论是壮医理论体系的核心内容之一，主要用来概括壮医对大自然和人体及其相互关系的认识。壮医"阴阳为本""三气同步"理论的形成，源于壮族先民对大自然及人体生理病理现象的朴素认识，是有其实践基础的。

一、"阴阳为本"的来源

壮医认为，万物皆可分阴阳，万变皆由阴阳起，此即阴阳为本。"本"即"根本"之意。据广西著名的壮医专家黄汉儒教授的考证，壮族先民关于阴阳概念的产生，与壮族聚居和分布地区处于亚热带，虽然平均气温较高，但是四季仍较分明有关。由于日月穿梭，昼夜更替，寒暑消长，冬去春来，再加上与中原汉文化的交流，使壮族先民逐渐产生阴阳的概念并发展为阴阳为本的理论，并运用于医学上，作为解释人与自然之间、人体生理与病理之间种种复杂关系的工具。壮医还有一种"阴盛阳盛"的概念，其形成与取类比象的认识方法有关。壮族先民在实践中观察到，壮族地区地处亚热带，常年气温偏高，是谓阳盛；同时，壮族地区也经常下雨，雨量丰沛，是谓阴盛。于是，慢慢总结出"阴盛阳盛"的概念。某些壮医学家如已故的罗家安先生就将"阴盛阳盛"的概念引入医学领域，用来说明某些病证。

　　壮医"阴阳为本"理论的渊源，在广西地方志的一些记载中有所反映。清代魏笃修、王俊臣纂的《浔州府志》在关于疟疾的记载中提到："瘴疟症候，虽或不一，然大抵阴阳各不升降，上热下寒者，十有八九。况人身上本属阳，下本属阴，又感此阳燠阴湿不和之气，自多上热下寒之症。得病之因，正以阳气不固，每发寒热，身必大汗，又复投之以麻黄、金沸、青龙等汤再发其表，则旋踵受毙，甚者又以胸中痞闷，用利药下之，病人下体既冷，则十无一生，若此者，庸医害之也。"这里提到人身"上本属阳，下本属阴"，瘴疟之病，主要是由于"阴阳各不升降""阳气不固"，复因误汗所致。民国时期韦冠英、梁培焕等修纂的《贺县志》提到："尝思天一生水，地二生火，是则水火者，乃先天之阴阳。阴曰：元阴。阳曰：元阳。元阴者，即元精；元阳者，即元气。精气足，则阴阳和；元阴竭，元气无根，而有阴阳真假之病哉。而不知世之人为七情劳欲所伤，故真阴假阳之病，从此而生矣，何也。阴者，寒也，阳者，热也，真寒假热之谓也。其阳非假，无以辨其阴之真，其阴既真，即可辨其阳之假，于以知真阴固阴而假阳，亦阴也，人徒知真阴之寒，乃寒而不辨假阳者，为真阴之极寒，极似火之象也。夫乃叹真假之分，真者固当辨其真假者，尤当辨其假。治此者，观其形之有神无神，切其脉之有力无力，闻问之余，自如指掌之明矣。善治之法，或以附子理中加减之，冷服四逆猪胆汁从治，所谓热因寒用也，于此而扶危救急可为济世安文之方矣。"这段记载明确提到阴阳真假病症的概念及病机。壮族先民的这些认识，都反映了壮医"阴阳为本"理论的端倪。

二、"三气同步"的来源

　　就人与天地的关系而言，壮医认为，人与天地需同步运行，人不得逆悖天与地，此即"三气同步"。就人体内部而言，其上、中、下三部分，亦即天、地、人三部分，需保持协调平衡，人体才健康无病，亦即"三气同步"。此即壮医"三气同步"理论。

壮医"三气同步"的理论源于壮医对天地的认识，与远古壮族先民对天地起源的看法及当时壮族先民朴素的宇宙观有关。壮族先民对天地起源的看法，集中反映在壮族民间著名的神话故事《布洛陀》中。《布洛陀》神话故事的篇幅很长，其大意是：在古老的时候，天地混沌一片，没有分家，原先宇宙间旋转着一团大气，后来那大气越转越急，转着转着，就转成了一个大圆蛋，那大圆蛋有三个蛋黄，后来大圆蛋爆炸开来，其三个蛋黄就分成了三片，飞上上边的一片，就成了天空；降到下面的一片，就成了海洋；落在中间的一片，就成了大地。于是，天地分为三界。大地三界必须保持同步平衡，人才不会有自然灾祸。再联系到人界，则人与天地三者之间也需保持同步平衡，人才不会发生疾病。在壮语中，有"人不得逆天地""人必须顺天地"之说。

笔者认为，壮医"三气同步"理论的认识，其端绪与壮族先民对天地起源的认识有关，与当时壮族先民朴素的宇宙观是有密切关系的，其来源是有一定的思想基础的。壮医关于"三气同步"的概念，最先是由广西名老壮医覃保霖先生在《壮医学术体系综论》一文中首次提出。著名壮医专家黄汉儒教授对"三气同步"的理论进行了系统地阐发，主要用于说明人与天地之间的相互关系及说明人体内部之间的相互关系。

总的来说，"阴阳为本""三气同步"理论主要反映了壮医的天人自然观，其提出是最近的事，其来源是有实践基础的，并不是某一个人或几个人凭空造出来的。壮医"阴阳为本""三气同步"理论的产生，源于壮族先民对大自然及人体生理、病理现象的观察与认识，在壮族歌圩传唱的内容及广西地方志的一些记述中均可以看到其端倪。

（王柏灿）

第十五节　浅谈壮医"三道两路"学说的具体运用
——学习黄汉儒"三道两路"理论的体会

"三道两路"学说是壮医理论体系的核心内容之一，它是在对壮族医药

10 多年挖掘整理的基础上，由壮医专家黄汉儒主任医师首次在 1995 年南宁全国民族医药学术交流会上，在《壮医理论体系初探》一文（该文于 1996 年由《中国中医药报》首次分 3 期连载发表）中提出"三道两路"学说，认为人体内存在着谷道、气道、水道三条极重要的通道及龙路、火路两条极重要的通路。"三道两路"维系着天人地之间的同步运行。"三道两路"学说在壮医学术体系中的具体运用，概括起来包括以下几个方面。

一、说明人体解剖结构

由于受历史条件及科学技术水平的限制，壮医不可能像现代医学那样，从微观角度，从分子、细胞水平认识人体的解剖结构。壮医对人体解剖结构的认识，主要是从宏观、直观的角度入手。壮医认为"三道两路"主要分别包括了肺、胃、肠、肾、膀胱、心血管系统、神经系统等组织器官，但"三道两路"并不是简单地等同于这些器官，它是壮医对人体部分解剖结构的宏观认识，或者说是抽象认识。因此，在实际应用上，壮医十分强调的是"三道两路"的功能正常，即畅通无阻，而并不太注重其具体解剖位置及循行走向。

二、说明人体生理功能

壮医认为，在生理上，天、人、地三者之间是同步运行、生生不息的，主要是通过"三道两路"调节来实现。"三道两路"的生理功能可概括为两个方面，一是沟通内外，二是网络全身。"三道"偏重于与外界相通，调节人与天地（即大自然）之间的平衡；"两路"为人体内状如网络的密闭通道，偏重于调节人体内部各组织器官之间的平衡。具体而言，气道主气，吸纳天地之精气，排出体内之废气。谷道主生化，从食物中摄取人体必需养分。在这一方面，中医十分强调脾的功能，认为"脾为后天之本"，而壮医对脾的认识较晚，称之为"咪隆"，并不十分强调脾的作用，而是强调消化吸收主要是谷道（肠胃）的功能，而不是脾的功能。这种认识还是比较正确的。水道主水，负责调节水液的平衡。因此，人不断从大自然吸取精华，并排出人体废浊之物，主要是"三道"发挥功能。龙路网络主要通过"咪心头"的控制，输送由"三道"所化生的营养精微，使人能行天地之气以养。同时，人在生命活动中所产生的糟粕废物，也通过龙路传回"三道"，并排出体外，回归大自然。在这一方面，中医认为是"脾主运化"，而壮医则认为是"龙路主运"，即主管运输。火路，壮医认为其是人体内的感传之道，感传人体内外各种信息，通过"巧坞"（大脑）的控制，维持人体内部各器官之间、"三道两路"相互之间、人与天地运行之间的相对同步。在生理上，"三道两路"都是以"通"为度，通过"三道两路"的协同作用，维持人与天地之间的同步状态。

三、说明人体病理变化

"三道两路"学说用来说明人体病理变化，主要包括两个方面：一是"三道两路"壅塞不通，二是邪毒入侵或疾病传变的通道。在病理上，"三道两路"只要任何一个环节不通畅，都可导致疾病发生甚至死亡。壮医认为，气道不畅，则"咪钵"（肺）不用；若气道完全不通，则会导致死亡。谷道不畅，则一是不能正常化生营养精微；二是糟粕不能排出体外，临床表现为腹痛、便秘等。水道不通，则进水、出水调节无度，表现为水肿、尿闭等。龙路不畅，则表现为瘀、肿、痛等。火路不通，则不能感传内外信息，"巧坞"指挥不灵。另外，壮医认为，毒能致百病，而"三道两路"则是诸毒入侵的主要通道。例如，痧毒、风寒诸毒、痨虫等常循气道而入，蛊毒、食物中毒等则常犯谷道，湿毒、结石等则常常壅塞水道，某些有形或无形之邪往往循皮肤侵犯龙路、火路。在病理上，诸毒不仅借"三道两路"入侵，而且往往循"三道两路"传变，入侵"三道"之邪不仅可以内犯"两路"，内犯"两路"之毒亦可传至"三道"。无论何种毒邪入侵，其最终结果都是引起"三道两路"的一个或多个环节不通，从而引起疾病的发生。

四、用于疾病诊断

"三道"理论用于疾病诊断，主要包括两个方面：一是直接观察鼻、口、舌、前后二阴等器官，可诊断某些内在疾病。如见气喘如牛，壮热，鼻翼翕动，诊为气道"咪钵"（肺）热毒内盛；谷道见脱肛，往往为正气不足，升提无力；水道若见尿道口红赤，伴尿频、涩痛，多为水道湿热诸毒内蕴，或结石内阻水道。二是观察"三道"排泄物，痰为气道排泄物，往往可反映气道疾病，如痰涎清稀为气道有寒；痰黄黏稠为气道有热，痰中带红往往为"咪钵"（肺）龙路小脉络破裂，常见于痨瘵。大便为谷道排泄物，若见大便如水，则为谷道有寒；大便硬结，则为谷道有热，大便挟脓血，则常为病痢。小便为水道排泄物，若小便清长，则为水道有寒；小便短赤，则为水道有热，若尿中带血，则多为水道内有砂石。"两路"理论用于疾病诊断，主要是通过观测"两路"在体表的一些末梢网络的变化来诊断疾病。例如，目诊是壮医十分重视的诊断方法之一，其理论依据主要就是观察"勒答"（眼睛）上的龙路脉络，从其颜色、弯曲度、整齐度等的变化来诊断疾病。又如，"红头蛇"（相当于淋巴管炎）在体表可见条状红线（据《痧症针方图解》），属龙路火毒盛；皮肤青紫、肿痛，为龙路受阻；皮肤感觉异常或肢体萎废不用，为火路不通。此外，某些疾病会在"两路"循行所过之处，出现明显的压痛、结节、过敏等变化。如痔疮在腰部即可出现某些丘疹，有的突出皮肤，有的不突起，帽针头大小，圆形，略带光泽，呈灰白色、棕褐色和淡红色不等，压之不褪色。可见"三道两路"理论可用于指导某些疾病的诊断。

五、指导壮医治则的确立

部分壮医重要治则的确立，都是以"三道两路"理论为内在依据的。在生理上，"三道"沟通内外，以"通"为要，通过"气化"发挥其正常功能，故在治疗上，"调气机，通三道"成为壮医重要的治疗原则之一；"两路"在生理上亦是以"通"为要，故在治疗上以通为治，"调气通路"亦是壮医重要的治疗原则之一。从总体上来看，调气、疏通是总的原则和治疗方法，壮医达到这一目的的手段多种多样。如化痰逐痰，是谓通气道之气；润下通便，是谓通谷道之气；利水通淋，是谓通水道之气；针挑放血、点灸拔罐、药浴熏洗、活血化瘀，是谓通"两路"之气，等等。可见，壮医调气、疏通等重要治则的确立，其理论基础即"三道两路"学说。

六、指导壮医临床治疗

根据"三道两路"是邪毒入侵及传变通道的认识，壮医在临床上就很注意阻断邪毒的入侵与传变。例如，在治疗痧症时，壮医有一种温刮缚扎刺法，其关键操作之一，就是先用纱布自局部环绕缚扎至指（趾）端2～3厘米处，再在指端针刺放血。缚扎的目的，一是阻断痧毒循"两路"内犯更深部位；二是将痧毒逐至指尖，通过放血排出体外。这种阻断毒邪循"三道两路"传变的方法，已故的老壮医罗家安就运用得较多。他对"红头蛇"一病的治疗，开针时十分强调先开内端，后开外端，即使病变出现在下肢也要针刺胸部的穴位，目的是阻断邪毒。老壮医罗家安对绝大多数疾病的治疗，都首先在左乳头内下方（心脏部位）开一针，原理何在呢？据罗家安高徒75岁的农大丰介绍，其目的是先阻断毒邪侵入"咪心头"（心脏），而"咪心头"正是龙路的中枢。此外，"三道两路"理论还可用于指导壮医临床用药。根据《中国壮医》一书对壮药的分类，其"调气理气药"的理论基础是依据气道学说，"健胃消食药""润下泻下药"是依据谷道学说，"利尿通淋药"是依水道学说，"消肿止痛药""止血生肌药"是依据"两路"学说。对壮药功用的概括，也运用到"三道两路"学说，如罗汉果、石仙桃祛痰止咳，通利气道；大黄、芭蕉攻下通便，通利谷道；车前草、海金沙利尿通淋，通利水道；田七、红花活血逐瘀，通"两路"气机。可见，"三道两路"理论也可以明确地指导壮医的临床治疗。

综上所述，壮医"三道两路"学说的运用是多方面的，既用于说明人体的解剖、生理、病理，也用于指导疾病的诊断及临床治疗，因而将壮医从理论到临床的诸多环节有机地联系起来，并组成一个完整的壮医学术体系。需要指出的是，中医是以"脏腑经络学说"作为理论核心，而壮医理论则以"三道两路"学说作为核心内容，这是壮医与中医的一个很大的不同点。

（王柏灿）

第十六节　壮医湿毒理论研究概况

在中医学术体系中，湿邪是"六淫"之一，对许多疾病都可以以湿论治，包括芳香化湿、利水渗湿、温化燥湿等。在壮医学术体系中，认为湿不仅仅是"邪"，更是一种"毒"，称为湿毒，是痧、瘴、蛊、毒、风、湿"六毒"之一。湿毒是南方常见的致病因素，历代广西地方志对湿毒都有所论及，壮族民间也有一定的认识及经验，对壮医湿毒理论进行挖掘并整理提高，对充实壮医理论体系内涵，细化壮医理论内容，提高壮医理论学术水平有积极的意义。广西历代地方志对湿毒有一些记述，但比较零散，总体来看，对壮医湿毒理论还缺乏系统的提炼梳理和整理提高，在壮医痧、瘴、蛊、毒、风、湿诸学说中，对痧、瘴、毒、蛊、风诸理论学说的研究较多，但对湿毒的专门研究还相当少。

笔者查阅近30年的文献，发现对壮医湿毒的专题研究报道极少，与壮医湿毒相关的文献综述如下。

湿毒致病。壮医认为，湿毒为主要的致病因素之一，与壮族所处的地理、气候特点有关，很多疾病皆与湿毒有关。部分学者认为，湿毒是风湿痹病的病因之一，与黄疸、肝炎、鼻渊、肛门湿疹、腰椎间盘突出症的发病有关。

除湿毒的方法包括药线点灸、药物竹罐疗法、熨浴、壮药等，这些方法或相关药物用于治疗相关疾病，可起到除湿毒的作用。

壮医认为，毒虚致百病，凡致病因素，壮医皆称为毒，湿毒则是其中的一种。重辨毒解毒是壮医重要诊疗特色之一，其中就包括辨湿毒、解湿毒的内容。近年来，广西在民族医药普查中，收集到不少对除湿毒行之有效的诊疗方法、验方秘方以及名医民族医经验，一部分在临床应用已收到很好的效果，但从总体来看，对湿毒理论的整理研究工作做得不多，对痧、瘴、风等的研究相对较多，也比较透彻，这方面见诸文献报道也相应较多。

最近，广西壮族自治区中医药管理局对壮医湿毒理论的提高与应用研究进行立项，拟采用文献整理和临床观察的方法，从壮医湿毒相关文献、湿毒基础理论、防治湿毒相关疾病技法方药、湿毒相关疾病诊疗方案、湿毒理论的学术传承等方面对壮医湿毒理论进行整理提高，构建壮医湿毒理论体系。

从发展趋势来看，气候炎热、潮湿是南方地域的气候特点，湿毒相关疾病是临床常见病和疑难病，如类风湿性疾病、肝病等，病程长、危害性大，开展壮医湿毒理论整理提高与应用研究，可以进一步充实湿毒相关疾病诊疗理论，丰富相关治疗手段，促进湿毒相关疾病防治能力的提高，为患者提供多一种选择。

参考文献

[1] 黄汉儒，王柏灿. 中国壮医学 [M]. 南宁：广西民族出版社，2011.

[2] 王柏灿. 壮医穴位点按加熨浴疗法治疗类风湿性关节炎 46 例疗效观察 [J]. 四川中医，2008，26 (8)：112-113.

[3] 窦锡彬，李凤珍，谭树聪. 壮医综合治疗类风湿性关节炎 37 例 [J]. 广西中医药，2006，29 (2)：45-46.

[4] 邓杰. 壮医药综合疗法治疗类风湿性关节炎 62 例观察 [J]. 右江民族医学院学报，2008，30 (4)：696-697.

[5] 吴振东. 壮医药治疗激素依赖性类风湿性关节炎 [J]. 中国民族医药杂志，2009，15 (11)：20-21.

[6] 王柏灿. 壮医火功加熨浴疗法治疗痹病 89 例临床观察 [J]. 中国中医药信息杂志, 2007, 14 (8): 60-61.

[7] 黄光祯, 李丽若, 廖丽华, 等. 壮医药妙方治疗黄疸 [J]. 中国民族医药杂志, 2008, 14 (8): 12-13.

[8] 王毛生. 壮医验方"黄龙汤"治疗慢性乙型肝炎 64 例临床验证总结 [J]. 中国民族民间医药杂志, 1997, (5): 7-9.

[9] 马俊. 腥通散加壮医药线点灸治疗鼻渊 39 例 [J]. 陕西中医, 2000, 21 (3): 109.

[10] 牙廷艺. 壮医药线点灸配合壮药外洗治疗肛门湿疹 46 例 [J]. 云南中医中药杂志, 2007, 28 (9): 56.

[11] 黄正干, 许建文. 壮医针刺配合中药熏蒸治疗核尹 (腰椎间盘突出症) 96 例 [J]. 广西中医药, 2012, 35 (5): 31-32.

[12] 吕琳. 壮医药线点灸疗法技术操作规范 [M]. 南宁: 广西科学技术出版社, 2007.

[13] 殷昭红. 壮医药线点灸治疗风湿痹证 52 例 [J]. 中国民族医药杂志, 1999, 5 (3): 14-15.

[14] 李安柯, 邱洪进, 刘丽明. 壮医药线点灸治疗类风湿性关节炎 36 例 [J]. 右江医学, 2008, 36 (1): 103-104.

[15] 关建国, 刘江, 肖敬, 等. 壮医药线点灸联合祛邪通络止痛方治疗类风湿关节炎临床观察 [J]. 湖北中医杂志, 2012, 34 (4): 7-8.

[16] 陈秀珍. 壮医药罐疗法概述·发掘整理中的壮医 [M]. 南宁: 广西民族出版社, 1994.

[17] 滕红丽, 梅之南, 蒋桂江. 壮医熨浴疗法在风湿免疫病治疗中的应用研究 [J]. 四川中医, 2009, 27 (8): 86-87.

[18] 钟鸣. 中国壮药学 [M]. 南宁: 广西民族出版社, 2005.

[19] 庞宇舟. 壮医毒论浅议 [J]. 时珍国医国药, 2008, 19 (11): 2810-2811.

(王柏灿)

第十七节　壮医湿毒理论概述

壮医认为，湿不仅仅是"邪"，更是一种"毒"，称为湿毒，是痧、瘴、蛊、毒、风、湿"六毒"之一。湿毒包括外湿毒和内湿毒，外湿毒主要为淋雨下水、居处潮湿、冒受雾露等所致，内湿毒因水道失运、水液不能正常输布而化为湿毒，或因多食油腻、嗜酒、饮冷等而形成。历代广西地方志对湿毒致病有记载，壮族民间也有一些口传资料，但缺乏系统的整理。近年来，广西壮族自治区中医药管理局专门立项，对壮医湿毒理论进行深入的发掘整理，现对壮医湿毒理论概述如下。

一、湿毒与广西地方气候有关

壮医认为，外湿毒和内湿毒的产生都与地方气候密切相关。广西壮族地区处于亚热带，四季之中炎热的时间长，且潮湿多雨，易滋生湿毒。关于广西壮族地区多湿毒，历代文献有较多的记载。《岭南卫生方》说到："南方地卑而土薄，土薄故阳气常泄，地卑故阴气常盛，阳气泄，故四时常花，三冬鲜雪，一岁之中，暑热过半，人居其间，气多上壅，肤多汗出，腠理不密，盖阳不返本而然。阴气盛，故晨昏多雾，春夏雨淫，一岁之间，蒸湿恒多，衣服皆生白醭，人多中湿，肢体重倦，成脚气等疾，盖阴常盛而然。"《隋书》说到："自岭已（以）南二十余郡，大率土地下湿，皆多瘴厉，人尤夭折。"《广西通志》说到："太平为粤西极边，地愈卑土愈薄，湿燠尤甚。（广西）气候与中土迥异，四五六月湿热之气几榻间，如风雾熏蒸，秋无清凉之气，冬天亦煦燠，深山密菁，虫蛇草木之毒郁蒸成瘴，溪壑间如丝如缕，如雾如云，或香酸，或饭气焦臭，皆瘴气也。"在广西这样气候炎热的地方，人们贪冷喜饮，更易损伤谷道，湿从内生，聚而成毒。可见，湿毒是与地方气候密切相关的一种邪毒。

二、湿毒的性质及致病特点

一是湿毒重滞。重为沉重、重着、重浊之意，湿毒致病引起的症状特点为头部感觉沉重、周身困重、四肢沉重、肌肤麻木不仁等，均为重滞的表现。由于湿毒重滞，重者趋下，易见大便溏烂，或下痢黏液脓血、小便混浊，或妇女带下黄臭过多，或湿疹浸淫流水、皮肤糜烂久不收口等。

二是湿阻气机。湿毒壅滞，最易阻滞气机，湿留关节肌肉，阻滞关节肌肉的气机，则为风湿痹病；湿留皮肤，阻滞气机，则为湿疹、黄水疮等；湿留谷道，阻滞气机，则为消化吸收不良的疾病；湿留水道，阻滞气机，则为水液输布失常的疾病。

三是湿毒难化。湿毒致病往往病程较长，缠绵难愈，反复发作，如痹病、湿疹、慢性腹泻等。

四是热化寒化。湿毒内侵还与人的体质状况有关，阳盛者，湿易从热化，成湿热之毒；阴盛者，湿易从寒化，成寒湿之毒。

三、湿毒病的辨病辨证

湿毒致病，目诊可见"勒答"（眼睛）脉络混浊；望诊可见面色黄、舌胖、苔腻；甲诊见指甲增厚，凹凸不平，甚至胬肉甲；询诊时可有口苦或口甜，渴不欲饮，关节重着，脘腹胀满、大便溏烂等。湿毒致病的症状视其侵犯的部位不同而不同。湿毒滞留于肢体关节骨肉，可见肢节疼痛，头身困重，倦怠，关节酸痛肿胀、头重如蒙等，即为痹病。若湿毒滞留于谷道，可见食少纳呆、胸闷、腹胀、泛恶呕吐、黄疸、水肿、腹泻、痢疾；湿毒滞留于水道，可见浮肿，小便清长或小便短少、小便不利等；湿毒滞留于皮肤，可见疮口脓水淋漓，湿疹反复发作。妇女湿毒内蕴，可见带下增多、臭秽等。湿毒病患者，若见口苦，或关节红肿、灼热疼痛，或大便臭秽、小便黄赤，或黄疸黄色鲜明，可辨为阳证；若口不渴，或渴不欲饮，关节肿痛但湿温喜按，大便稀烂，小便清长，或黄疸黄色晦暗，可辨为阴证。

四、湿毒病的治疗

1. 常用技法

壮医常用于除湿毒的技法有药线点灸、药物竹罐拔罐、针挑、刮痧、药熨、药浴、敷贴等，可根据具体的湿毒病症选用。如湿毒留于关节，关节肿痛，可选用药物竹罐局部拔罐或药浴、热熨；湿毒留于水道之泄泻，可用药线点灸脐周四穴、食背穴、足三里穴、大肠腧穴、三阴交穴等。

2. 常用药物

壮医常用于除湿毒的药物有 60 多种，如叶下红、土茯苓、马齿苋、三白草、人字草、八角枫、九龙藤、羊耳菊、白簕、九节风、凤尾草、大叶千斤拔、金线草、草果、苦参、蛇床子、满山香、翻白草、铺地蜈蚣、大风艾、白花菜、麻骨风、过江龙、白纸扇、岩黄连、三姐妹、白英、蓝花柴胡、田基黄、肾茶、卷柏、十大功劳、三角风、野荞麦、蛇藤、路路通、大风子、薜荔、一匹绸、鬼画符、九节木、龙船花等。

3. 验方举隅

（1）枫荷二藤汤。

组成：半枫荷 50 克，当归 15 克，鸡血藤 15 克，牛膝 9 克，枫寄生 15 克，海风藤 15 克，豆豉姜 15 克。

功用：除湿祛风，活血止痛。

主治：湿留关节肌肉的风湿骨痛。症见肢体关节疼痛，酸软无力，或麻木不仁，屈伸不利，遇天气变冷则加剧，舌淡苔白等。

（2）十大功劳蒲鸡板蓝汤。

组成：十大功劳 15 克，蒲公英 15 克，鸡骨草 20 克，十两叶 20 克，南板蓝根 15 克。

功用：清热解毒，利湿退黄。

主治：湿毒内蕴的黄疸病。症见全身发黄，其色如金，小便短赤，肋痛，脘腹胀满，食欲减退，恶心呕吐，发热口渴，舌红苔黄。

（3）酸藤根马莲鞍汤。

组成：酸藤根 15 克，马莲鞍 15 克，六月雪 10 克，山苍子根 10 克，杜仲 10 克，茅莓 10 克。

功用：除湿解毒，通道止泻。

主治：湿留谷道的泄泻。症见大便次数增多，大便或清稀，或为水样，或夹杂糜谷，或如溏泥，等等。

五、湿毒病的预防

对湿毒病的预防，一是要杜绝湿从外入，针对壮族地区潮湿多雨的特点，要注意少冒雨涉水，保持居住环境的通风干燥。壮族人多住干栏式房屋，对预防湿从外入起到了很好的作用，可资借鉴。二是要预防湿从内生，饮食方面少食滋湿食物，少食肥甘厚味之品，适量吃有除湿功效的食物，如扁豆、红豆、赤小豆、薏苡仁、茯苓、洋葱、水芹、冬瓜、南瓜、鲫鱼、茵陈、马齿苋、砂仁、白豆蔻等。

综上所述，壮医对湿毒致病有一定的理论认识，对湿毒致病的特点、湿毒所致病症的治疗及湿毒的预防等均积累有一定的经验，对壮医湿毒理论进行挖掘并整理提高，对充实壮医理论体系内涵，细化壮医理论内容，提高壮医理论学术水平有积极的意义。

参考文献

[1] 黄汉儒. 中国壮医学 [M]. 南宁：广西民族出版社，2000.

[2] 钟鸣. 中国壮药学 [M]. 南宁：广西民族出版社，2005.

[3] 庞宇舟. 壮医毒论浅议 [J]. 时珍国医国药，2008，19（11）：2810-2811.

（王柏灿　容小翔　卓秋玉）

第十八节　壮医调气、解毒、补虚治则概说

调气、解毒、补虚是壮医治疗疾病的总原则。该治则首先由广西民族医药研究所原所长黄汉儒主任医师在总结前人经验的基础上，在《壮医理论体系概述》一文中明确提出。本文主要就调气、解毒、补虚治则的含义、理论来源及临床运用等做进一步阐释。

一、调气、解毒、补虚的具体含义

（1）调气。壮医认为，气是人体生命活动力的表现，有气与无气，是生与死的界限和标志，故壮医对气极为重视。在治疗上，调气为极其重要的治疗原则。利用特定方法，调节人体气机，使其保持通畅，并进而实现天、人、地三气同步运行，壮医称为"调气"。

（2）解毒。壮医所称的毒有广义和狭义之分，广义的毒是一切致病因素的总称，狭义的毒是指一些具体的有害、有毒之物。壮医所称的毒，有些由内而生，如痰、瘀等，这些毒邪本是由疾病而生，又反过来成为致病毒邪；而有些毒邪是由外入侵的，如风、寒、热等，壮医称为外毒。解毒是壮医最重要的治疗原则，偏重解毒也是壮医学的特点之一。

（3）补虚。虚即正气虚或气血虚。虚的成因，壮医归结为两个方面，一是先天禀赋不足；二是后天过度劳作，或与邪毒抗争气血消耗过度而得不到

应有的补充，或人体本身运化失常摄入不足而致虚。补虚，即通过食补或药补的方法以补益人体气血，调整人体的机能以达到正常的状态。

二、调气、解毒、补虚的理论渊源

调气、解毒、补虚治则是壮族人民祖祖辈辈在长期的医疗实践中反复摸索，总结出来的。该治则的提出主要源自壮医对天、地、人关系的观察，以及对人体生理病理和病因病机的认识，也与岭南环境有着密切的关系。

三、调气、解毒、补虚的临床运用

在临床上，壮医将调气、解毒、补虚作为总治则而加以运用。壮医认为"气"病大多为疼痛性疾病或功能障碍，如头痛、风湿骨痛、跌打损伤、软组织损伤等症。治疗上多以针灸、刺血、拔罐、气功、导引等非药物手段调气，使之气机通畅，功能恢复正常。如壮医药线点灸疗法的研究就是后世学者对壮医调气疗法的继承和提高。壮医临床上较常用的调气疗法还有割穴调气法、刮疗法、针挑疗法、陶针疗法、药罐疗法、药棒疗法等。

笔者曾习用壮医药棒疗法于眼科门诊治疗小儿弱视及视力疲劳症（壮医称"眼蒙"）。治法：取炮制好的药棒置于酒精灯上加热到 50～60 ℃，然后将药棒移至牛皮纸中包好，隔纸灸于患者特定的穴位上，每日 1 次，10～20日为 1 个疗程，均获良效。此乃通过药棒调气，舒通经络，调节气血平衡，增强机体免疫力，使气机调畅，疾病得以治愈。

"毒"病的主要表现为红肿热痛、溃烂、肿瘤、疮疖、黄疸、血液病等，人多数有器质性改变或功能障碍，多见于各种负症性疾病如毒疮、疖疮、肿毒、鼠疮、奶花疮、肠毒下血、阴疮等，相当于现代医学癌症范畴的疾病。解毒则主要通过药物的作用来达到治疗目的。如壮医治疗毒疮，可用新鲜蒲公英、金银花、芭蕉根、田七、山栀子等捣烂外敷患处，以解毒祛邪、排脓生肌。另外，壮医运用绞股蓝、山豆根、岩黄连、蜈蚣、断肠草、黄藤等治疗毒邪甚至"阴疮"（包括某些恶性肿瘤）也有良效。

虚症多见于慢性病、老年病和邪毒祛除之后的恢复期，治疗以补虚为主。壮医补虚多采用食疗或动物药，强调药补不如食补，认为人为灵物，同气相求，以血肉有情之动物来补虚最为有效。"肺痨"（肺结核）久咳者，潮热盗汗，痰中带血，用黑墨草炖猪肺服；宫寒不孕者，常用羊肉、麻雀肉、鲜嫩益母草等炖服。著名壮医专家、广西中医学院（现广西中医药大学）班秀文教授提出的"扶正补虚，必配用血肉之品"也是壮医的特点之一。

参考文献

［1］黄汉儒.壮医理论体系概述［J］.中国中医基础理论杂志，1996（6）：3－7.

［2］黄汉儒，黄冬玲.发掘整理中的壮医［M］.南宁：广西民族出版社，1994：150.

（梁江洪）

第十九节　谈谈壮医的治病机理及用药特点

由著名的壮医理论研究专家、广西民族医药研究所原所长、主任医师黄汉儒教授潜心研究多年的壮医理论，已初步形成其比较完整的体系，并在临床治疗上发挥了积极的作用。下面谈谈其治病机理及用药特点。

一、调和阴阳，理顺三气

壮医认为，人的阴阳平衡，三气同步，则百病不生；三气不同步，则百病丛生。"三气"者，天、地、人也。因此，调和阴阳，协调"三气"同步是壮医治病的主要机理。根据三气同步理论，笔者认为，壮药可分为上、中、下三品：上品为天，其味辛性温上窜；中品为人，其味甘性平淡守中；下品为地，其味寒性凉苦咸，清利导下。天病（即壮语的"巧"及外延有病），则选用天药，即上品之药，宣通天气；人病（即壮语的"廊"有病），则选用中品之药，疏解调和人气；地病（即壮语的"胴"有病），则选用下品之药，清利导下，清通地气，以达到调理三气同步、平和阴阳的作用，使病体恢复到健康的常度。

二、阴盛阳盛，清阴泄阳

壮医认为，壮族多聚居于祖国的南疆，地处亚热带地区，山高林茂，雨量充沛，常年气温偏高，湿度偏大。七八月间，正值盛夏，亦多水患。若此时天、地、人三气不能同步则生病，往往出现阴盛、阳盛之证，临床表现为上吐下泻、烦热，甚至昏迷等症，如痧毒病、瘴毒病等。壮医在治疗该证上常外用刮痧法、刺血放血法、药物熏洗法等，以清泄阳气；内服清解的药物，如金银花、人字草、马鞭草、鬼针草、路边菊、白茅根、芦根等，以清阴渗湿，达到清阴泄阳、恢复三气同步的目的。

三、疏理三道，调通两路

壮医认为，脏腑病变，皆与三道不行、两路不通直接相关。三道者，谷道（壮语称"条根埃"）、气道（壮语称"条啰嘿"）、水道（壮语称"条啰林"）也；两路者，龙路、火路也。笔者认为，龙路、火路由若干的天干线、地支线、人百络组成，它们和三道一起共同完成协调脏腑、气血、骨肉的功能。两路受阻，则三道不通；三道不通，则三气不能同步而生病。其病因多由邪毒入侵而起。毒有树、草、气、虫、蛇、矿、水之分，有有形、无形之分，有急性、慢性之分，临床表现为红肿热痛、溃烂、肿瘤、疮疖、黄疸、血液病等急性炎症和器官组织性病变，以及同时出现的功能性改变。笔者认为，邪毒入侵人体分三步走：第一步，郁阻于两路，此时病情较轻，宜疏解之；第二步，窜入三道，导致脏腑、气血、骨肉功能不协调而得病，则病情较重，宜化解之；第三步，由三道窜入髓道（壮族俗称病入骨矣），则病入膏肓也，虽有回天之力，恐也难矣，施以拔、攻之药仍不奏效者，顺其自然也。针对邪毒起因，壮医在治疗上以解毒为主，根据邪毒的性质和种类的不同，在临床上辨证辨病，选择不同的解毒药。对内实施上疏气道，中解谷道，下利水道，疏解两路，使毒邪被化解而排出；对外采用针灸、针挑、刺血、药灸、刮痧、熏洗、拔罐等方法，激发人体的正气，将阻滞于人体"两路"内的邪毒，从体表上的特定气聚部位（穴位）拔出或驱出，使人体三气恢复同步而达到治疗目的。解毒药可分为解痧毒药、解瘴毒药、解热毒药、解寒毒药、解湿毒药、解风毒药、解蛇毒药、解无名肿毒药等，临床应用上可根据不同的致病毒来选择。

四、同气相求，血肉有情之动物可补虚

壮医认为，人为万物之灵，同气相求，血肉有情之动物可补虚。致病的另一个因素为虚，虚则补之，壮医的补虚常用食疗法。笔者认为，壮医的补虚药可分为补阴药、补阳药、补气药三类。在临床应用上对于先天阴血不足的虚证，选择补阴药来调养，如龟、鳖、黄鳝等；对于后天阳气、正气不足的虚证，选择补阳药、补气药来调理，如麻雀、山羊、蛤蚧等。

壮医是祖国医学中不可分割的一部分，其治病机理是参合相通的，如补

虚解毒、调气补虚等，在临床治疗和用药方面，具有独到之处。

参考文献

黄汉儒. 壮医理论体系概述 ［J］. 中国中医基础医学杂志，1996（6）：3 - 7.

（蓝日春）

第二十节　壮药理论特色概述

壮药是指在壮医理论指导下使用的，具有鲜明的民族性、地域性、传统性的壮族地区地道药材。在历史上，壮药的使用主要凭医者的个人经验，缺乏系统的理论指导。近年来，一批学者开展了壮药理论的研究，先后发表了多篇论文和出版了一批学术专著，壮药理论体系基本形成，且有浓厚的广西地方特色和壮族民族特色。现将壮药理论的主要特色概述如下。

一、壮药命名特色

根据产地、生长环境、生长特性、药用部位、形态、颜色、气味、功效命名。按产地命名的有田七、广西莪术，按药物生长特性命名的有两面针、倒生根，按药用部位命名的有金银花、广豆根，按颜色命名的有鸡血藤、五色梅，按形态命名的有山乌龟、鹰不扑，按气味命名的有香菜、小茴香，按功效命名的有大驳骨、宽筋藤等。

二、壮药分类特色

壮药分类有多种方法，最具特色的是遵循壮医基础理论特点分类。按功用分为解毒药、补虚药、调气机药、通调三道两路药、调"巧坞"（大脑）药、止血药、止痛药、驱虫药、收固药、专科药等。按主治病症分为跌打损伤药、黄疸药、毒蛇咬伤药、疮疖药等。按药物颜色分为红药、黑药、白药、黄药等，红药如月月红、鸡血藤等，黑药如黑芝麻、乌骨鸡、何首乌等，白药如白浆木瓜等，黄药如黄姜、无根藤、木黄连等。

三、壮药功效推断特色

根据药物形态性味推断功用，如"藤木通心定祛风，对枝对叶可除红；枝叶有刺能消肿，叶里藏浆拔毒功；辛香定痛驱寒湿，甘味滋补虚弱用；圆梗白花寒性药，热药梗方花色红；根黄清热退黄用，节大跌打驳骨雄；苦能解毒兼清热，咸寒降下把坚攻；味淡多为利水药，酸涩收敛涤污脓……"等。

根据药物颜色推断功用，即以红治红，以白治白，以黄治黄，以黑治黑。如以月月红调理月经病，鸡血藤补血虚，木瓜炖服通乳，姜黄、虎杖、黄龙藤、田基黄等治疗黄疸，芝麻、黑豆、何首乌养发等。

四、壮药配伍组方特色

主要遵循公药、母药配伍理论。壮医将复方的药物分为公药、母药、主药、帮药和带药。壮医从总体上把病证分为阴证和阳证，组方中设公药、母药，公药针对阴证，凡滋补强壮类药多为公药；母药针对阳证，多为寒凉泻火类药。主药为针对主要病证或病因的药物，帮药是帮助主药加强疗效的辅助药物，或针对兼症的药物。带药又叫"药引"，是引导其他药物到达病所或调和药味的药物。实际应用中，主药必不可少，主药也可以同时是公药或母药。一般说来，主药的剂量要大一些，其他药物剂量要小一些。同一种药在不同的病症中，可以是主药，也可以是帮药。公药、母药则相对固定。如田基黄、半边莲、三月泡根、半枝莲、满天星、鸡骨草、车前草为壮医治疗肝炎的一个方子，方中田基黄、半边莲清热利湿解毒，针对主要病证，为主药；三月泡根、半枝莲、满天星加强主药清热利湿功效，为母药或帮药；鸡骨草、车前草引药直达病所，为带药。诸药合用，共奏清热利湿解毒之功。

五、用药注重忌口的特色

壮医强调服药时的忌口，认为服药期间一般忌生冷、油腻、腥臭的食物。忌食的有母猪肉、公鸡肉、牛肉、鲤鱼、芋头、绿豆、葱、蒜以及辛辣食物，忌酒。一般使用发汗药应禁生冷，治谷道病药禁油腻，消肿理气药禁豆类，治咳喘药禁鱼腥，止泻药禁瓜果。患疮疡、无名肿毒、皮肤病及手术后服药忌食"发物"，如鱼、虾、蟹、葱、韭菜、菠萝、烈酒、牛肉、竹笋等。壮医认为，食物与食物的搭配也有一些忌讳，如猪肉忌荞麦、鸽肉、鲫鱼、黄豆，山羊肉忌醋，狗肉忌蒜，鲫鱼忌芥菜、猪肝，猪血忌黄豆，猪肝忌荞麦、豆酱、鲤鱼肠子、鱼肉，鲤鱼忌狗肉，龟肉忌苋菜、酒、果，鳝鱼忌狗肉、狗血，雀肉忌猪肝，鸭蛋忌桑葚、李子，鸡肉忌芥末、糯米、李子，鳖肉忌猪肉、兔肉、鸭肉、苋菜、鸡蛋等。这些禁忌主要是避免使人气滞、生风、生疮、发病等，可供临床应用参考。

六、喜用生鲜药物的特色

广西壮族地区草树繁茂，四季常青，提供了使用新鲜药物的环境和条件，使壮医养成了喜欢使用生药的习惯。鲜药因就地取材、独具特色和疗效较好被壮医广泛采用。鲜的有效成分应用常显示与干药不同的效果与作用，鲜药因未经干燥工艺，药的有效成分丢失较少，因而疗效一般优于干药。如鲜芦根用于肺热咳嗽、胃热腹痛。壮医常用鲜药有上百种之多，如仙人掌、蒲公英、鲜生地、鲜芦根、鲜白茅根、鲜石斛、鲜藿香等，可用于内服、外敷。一般来说，内服鲜药多用其滋阴清热之功，外敷鲜药多取其清热解毒之效。如用鲜蛤蚧、鲜金钱蛇、鲜白花蛇等"血肉有情"之品，配以其他中草药对恶性肿瘤的治疗效果较好。治疗毒蛇咬伤的草药，一般也是以鲜用为佳。当然，使用鲜品要具备一定的环境条件，否则还得使用干品。

七、以毒攻毒的用药特色

壮医使用毒药具有悠久的历史，壮医认为，疾病以毒为因，用毒药以毒攻毒，常能收到显著的效果。壮族地区毒药品种较多，许多药物都具有一定的毒性，但在一定量内则有治疗作用，对人体并不构成危害。据黄燮才等编写的《广西民族药简编》和方鼎等编写的《壮族民间用药选编》统计，目前壮医用于治病的毒药就有 99 种，占常用壮药的 14%左右，用于治疗内科、外科、妇科、儿科、五官科、皮肤科的多种疾病，疗效显著。具有清热解毒作用，主要用于治疗疮痈肿毒的毒药有钩藤、鸢尾、狗爪半夏、爬龙树、疣柄魔芋、麻风树、蒟蒻、蜈蚣、白薯良、木薯、一枝黄花等；兼具有补益作用，主要用于治疗里虚夹毒的毒药有仙茅、薄叶山橙、穿山甲、土常山、闭鞘姜、上莲下柳等；具有祛风除湿作用，主要用于治疗风湿痹症的毒药有白薇、地枫皮、过岗龙、红杜仲藤、商陆、瓜木、毛杜肿藤、丁公藤等；具有散瘀、消肿止痛、止血等作用，主要用于治疗跌打损伤、骨折、外伤出血等的毒药有罗裙带、铁海棠、疏刺花椒、蚂蟥、曼陀罗、六角莲、开口箭、通城虎、两面针等。当然，毒药的使用应相当谨慎，严格掌握适应证、用量、用药后的反应，确保用药安全。

八、壮药理论与相关民族用药理论特色比较

我国不同的民族有不同的用药经验，也形成了各民族不同的用药理论特色。藏医药理论认为，药物的生长、性、味、效与五源有密切的关系，药性

分土、水、火、风、空五性，分别治疗龙、赤巴、培根、培根与赤巴、综合性疾病。蒙医药以蒙医"三素""五元""阴阳"学说为基础，讲药味、药性、药功、药效，认为药味以"五元"为基础，药物治病就是以药物的"五元"针对病因的"五元"进行拮抗。维吾尔医药以四大物质学说为基础，临床上根据非体液型失调气质调整法和体液型失调气质调整法选用有针对性的药物。傣医药以四塔理论为基础，对四塔致病分别组配四类相对固定的成方进行治疗。朝鲜医药遵循四象医学四象用药法，强调药物归象。

如上所述，壮药理论与各相关民族医药理论相比，在命名、分类、推断功效、配伍组方等方面有浓厚的地方民族特色，用药时注重忌口，环境条件许可时喜用生鲜药物，临床讲究以毒攻毒。壮药理论特色是壮医药学术体系特色的重要组成部分，对壮药理论特色进行深入的研究，对于促进壮药的开发利用和壮医临床疗效的提高具有重要的意义。

（王柏灿　钟　鸣）

第二十一节　靖西壮族端午医药卫生习俗略述

通过拜读黄汉儒教授等的相关论文、专著和实地调研，对靖西壮族端午医药卫生习俗有了一定了解，略述如下。

靖西市位于广西西南边陲，总人口有 58 万，居住着壮族、汉族、苗族、瑶族等 12 个民族，其中壮族人口占 99.4%，是全国壮族最为聚居的县份，具有浓郁的壮族民族特色。农历五月初五是我国传统的端午节，这个时节天气暑热、毒瘴滋生，最容易使人生病，所以农历五月又有"恶月"之称。为了对付"恶月"，各地在端午这一天都有使用药物来祛病健身的医药风俗。靖西市地属南亚热带季风气候，山多林密，气候闷热潮湿，当地壮族人民都有喜用生药、鲜药的习惯，不少药用植物都是以鲜药捣烂外敷或水煎服。在端午节气，靖西市的壮族人民也有其自身独特的医药卫生文化。

一、端午药市
靖西端午药市历史悠久，五月初五的草药根肥叶茂，药力宏大，疗效最好，当地人都想在这个时节采集或购买几种常用药品备用。长此以往，许多人就在挖掘利用当地药用资源进行防病治病的过程中积累了丰富的经验，而在端午节自发集中出售和购买草药的习俗也就逐渐形成。据相关调查，在靖西药市中懂一方一药的卖药人占卖药人总数的80％以上。由于靖西山林茂密，气候炎热潮湿，一些腐烂后的野生动物的尸体及败草落叶非常容易产生湿邪瘴毒等"毒气"，因此痧、瘴、蛊、湿毒等"中毒"性疾病就成为该地区的常见病和多发病，治疗这些疾病的药物也就成为市场上受欢迎的商品。据统计，药市上的清热药和祛湿药所占比例分别为38.56％和25.21％，其余依次为补虚药、化痰止咳平喘药、活血化瘀药，这些药用植物销售比例按主治功效来研究，也体现了壮医的调气、解毒、补虚治疗原则与用药特色。参加药市的人成群结队、提篮拎筐而来，采购自己所需的药材；也有很多人是来看热闹或是询问各种药物性能、用法的；也有一些民间医生来药市互相交流用药经验。药市不仅展示出了大众性医药教育活动的结果（即大部分人都懂得一方一药），也为大众性医药教育活动提供了良好的机会和场所。同时，壮乡民俗认为，端午这天去药市，饱吸百药之气，就可以预防疾病的发生，一年之中可少生病或者不生病。古书中早已有很多关于端午时节草药药效的记载，如《夏小正》中"此日蓄药，以蠲除毒气"以及《荆楚岁时记》中"五月五日，竞采杂药，可治百病"。久而久之，赶药市就成了靖西当地的壮乡民俗，每到五月初五这天，即使是无药出售的壮民，都扶老携幼地赶往药市去吸百药之气，这种群防群治的良好风俗，至今仍被壮乡保留。

二、佩挂香包

每逢农历五月初五，壮家喜欢绣制香包，让孩子挂在胸前。香包形式多样，有的还绣上各种图案，包里装有能散发香气的菖蒲、苍术等草药，既美观好看，又有驱邪避疫的作用。在瘴疠流行季节，村寨无论男女老幼，都佩带药囊，以避邪防瘴，预防或减少瘴疫的发生。这些防瘴习俗一直沿用至今。陈秀珍等通过对104名实验组儿童进行佩挂药疗法的临床观察，在使用花山药佩、药物绣球后感冒的发病率为8.6％，而无药佩组的45名儿童感冒的发病率为22.2％，防治效果明显。同时经过2个月佩挂花山药佩或药物绣球后，实验组的免疫功能与对照组比较有了明显提高，这充分说明了壮医药佩预防疾病的科学依据。

三、悬艾挂蒲

《归顺州志》记载："五月五日，家家悬艾虎（艾蒿），持蒲剑（菖蒲），饮雄黄酒，以避疠疫。"壮族先民在端午节气中，将自采的草药或上年采集的草根香药扎成药把挂于门旁，或置放房中，以避秽驱瘴。常用的药有菖蒲叶、佩兰叶、艾叶、青蒿叶等。艾叶又名家艾、艾蒿，为菊科多年生草本植物，其茎、叶都含有挥发性芳香油，所产生的奇特芳香，可驱蚊蝇、虫蚁，净化空气。五月是艾的生长旺季，含艾油最多，艾油具有平喘、镇咳、祛痰、消炎的功效，能治慢性支气管炎、肺气肿、哮喘，临床以艾入药，有理气血、暖子宫、祛寒湿的功能。菖蒲是多年生水生草本植物，《本草纲目》记载："菖蒲乃蒲类之昌盛者。"其狭长的叶片含有挥发性芳香油，是提神通窍、消滞健脾、杀虫灭菌的药物。其根茎作为香料，也具有提神醒脑、通窍杀菌的功效。

四、饮雄黄酒

雄黄本身是一种矿物质，主要成分是硫化砷，有解毒、杀菌、清热的功效。《神农本草经》认为其"主寒热、鼠瘘、恶疮、疽痔死肌、杀精物、恶鬼邪气、百虫毒"。临床运用上，配伍内服可治惊痫、咳嗽、痈疽疮毒；外用可治蛇咬伤、神经性皮炎、蛲虫病等。壮族民间常在端午节将少许雄黄放入酒中饮用，或将雄黄与菖蒲末一起拌入酒中饮用；有的还将雄黄酒泼洒墙壁、床帐，或放置室内，防蛇入屋；有的地方还在小孩的额头、肚脐涂抹雄黄水，以此来防治蛇虫咬伤，还可以治疗疥癣疮疾。

五、食凉粽

农历五月初五，靖西当地人们喜爱食用牛角形凉粽。凉粽是用一种大竹叶包裹、用适量碱水泡过的糯米煮熟而成。吃时拌入糖浆，味道香甜可口。靖西壮族人民历来有种植大糯的传统，所产大糯质地柔软，煮熟后醇香扑鼻，素有"一家煮糯三家香"之说。

包凉粽的竹叶具有清热解暑的功效，端午节后便是夏季最热的时候，人们普遍会有上火、中暑现象发生，如果吃糯米做的粽子就更容易上火，于是就产生了降火的凉粽，因此端午凉粽确实是一款药食同源的解暑良药。

六、蓝靛制衣

为了适应岭南地区的气候环境和卫生要求，壮族先民的服饰特点是服色尚青、衣葛，青色、葛衣能使人体凉爽，又可防避蚊虫，青色为蓝靛所染。用蓝靛染色的服饰不仅耐脏、耐晒、不易褪色，而且越经水洗越鲜艳，同时还具有药用价值，对于刺挂草割引起的皮肤伤痛以及虫咬烂疮等皮肤疾病，都可起到消炎止痒的作用。唐代陈藏器编著的《本草拾遗》中说"蓝敷热疮，解诸毒，滓敷小儿秃疮热肿"。明代李时珍在《本草纲目》中记载："凡蓝五种，辛苦、寒、无毒。"《本草汇言》中也讲："蓝靛，解热毒，散肿结，杀虫积之药也。"。

在靖西，一般采用菘蓝制取蓝靛，菘蓝就是板蓝根。板蓝根是一味清热、解毒、消炎的常用药物，因此蓝靛不仅仅有染色作用，而且还有重要的医疗作用。岭南气候炎热，皮肤易生病菌，蓝靛染布穿在身上，既可防寒保暖，抵挡紫外线的辐射，又可以清热解毒，防治皮肤病。相关研究表明，身穿蓝靛土布的壮族人，很少得皮肤病；身穿蓝靛土布的壮族妇女，很少有妇科病。随着科技的发展，人们逐渐意识到化学染料对皮肤的伤害，无毒环保染料开始流行，而蓝靛由于其独特的保健功效更是倍受青睐。

七、洗药浴

靖西药浴的方法主要是先将草药加水煎煮 20～30 分钟后，滤取药液，置于浴盆内，可以直接熏浴身体局部，或加适量水后坐浴、浸洗和淋浴等，洗浴方法根据所疗疾病的不同而选用。药浴作为一种外治法，由外达内、由表及里，具有发汗退热、祛风除湿、消肿利水、舒筋活络、祛风解表、清热解毒、止痒等功效。因为特殊的气候地理环境，当地人易患风湿病、皮肤病、关节痛等疾病，所以当地人便把药浴疗法作为一种保健治疗的措施，并广泛地应用于养生保健和预防各种疾病。端午药市这天就有很多草药除可以煎煮内服来治疗疾病外，还可做药浴用，如香椿、臭椿、柠檬、香茅、扛板归、苍耳等。药浴的适应范围很广，包括各种皮肤病、性病、腰腿痛、风湿性关节炎、跌打损伤、妇科杂病等。一些常用处方及使用方法如下：①白饭树枝叶 250 克、三角泡 50 克、扛板归 100 克、狗仔花 50 克，煎液待冷却至 40 ℃左右洗患处，可治小儿白泡疮；②黑面神枝叶 100 克、百部 150 克、白花草 50 克、海金沙藤 50 克，煎水外洗或捣烂取汁外擦，主治过敏性皮炎、皮肤瘙痒。选择在端午这一天药性最旺的时候进行药浴，使药效充分发挥，已成为当地在端午节特有的保健卫生习俗。

八、牛魂节和鸡德节

每年农历5~6月,靖西的许多村屯在种完田后,便全屯商议,选择吉日过牛魂节。牛魂节是靖西特有的节日。牛魂节,顾名思义,就是给牛招魂的节日。这天清晨,家家杀鸡宰鸭,用黄姜、枫叶、红线草、紫线草等榨汁泡糯米,染制成黄色、红色、蓝色、黑色,再加上原白色组成五色的糯米饭。整理牛栏,给牛洗刷,让它休息。有的还煮黄豆粥、糯米甜酒让牛食,以酬其耕作之劳。

鸡德节是靖西壮乡专门为小孩过的民间传统节日。于每年的农历五月初五或七月十四日举行。节日前几天,外婆家要送一只重500~750克的小公鸡(壮话音译为"鸡德")和2500~3000克的糯米给外孙。节日那天,父母亲或爷爷奶奶一早便为小孩刣好"鸡德",蒸好五色糯米饭。晌午时分,年纪相仿的孩子们便相互邀集,带上各自煮熟的"鸡德"和糯米饭及水果到村头或野外摆宴共餐,边吃边玩,直到太阳西斜才各自回家。用天然植物染成的各色糯米饭,不仅美观美味,而且还有滋补、健身、治病、美容等作用。这些节日习俗不仅保持了环境卫生,使人与家畜在炎热的节气中都得到充分的休息与调整,增进了人与人之间、人与自然的亲近,而且还能使小孩养成广交朋友、热情好客、互惠互助的良好风尚,因而至今还在盛行。

九、结语

为了避免端午所在的"恶月"带给人们的各种不适,我国各族人们都总结出了许多在端午节行之有效的养生保健、防病治病的方法,因此端午节也是我国各族人民自古相传的"卫生节",是人民群众与疾病、毒虫做斗争的节日。位于祖国南疆的靖西市,其在端午节气的卫生保健方法具有鲜明的民族性和区域性,并有丰富的文化内涵,其形成及发展除了与该地区特定的社会历史密切相关外,还与自然环境、气候特点、经济、文化、民俗等有密切的关系。这些养生保健习俗不仅对保障人民的身体健康发挥了积极的作用,而且更使得绚烂的民族医药文化得以发扬,今天这些传统的卫生保健方法仍然是需要弘扬传承的。

参考文献

[1] 靖西县县志编纂委员会. 靖西县志 [M]. 南宁:广西人民出版社,2000:53.

[2] 杜立平. 广西壮族地区的医药文化及药材贸易 [M]. 北京:民族出版社,

2008：18-19.

[3] 林春蕊，刘演，许为斌. 广西靖西传统药市药用植物资源的多样性 [J]. 时珍国医国药，2010，21 (12)：3286-3288.

[4] 庞宇舟，黄冬玲，蒋祖玲. 论壮药理论形成的实践基础及其影响因素 [J]. 广西中医药，2009，32 (1)：24.

[5] 庞宇舟. 靖西端午药市可持续发展战略研究 [J]. 广西教育学院学报，2011 (6)：21.

[6] 顾植山. 端午节与古代卫生防疫节 [J]. 中医药文化，2014 (2)：41-46.

[7] 黄汉儒，黄景贤，殷昭红. 壮族医学史 [M]. 南宁. 广西科学技术出版社，1998：454-498.

[8] 农国忠，许德义. 可爱的靖西 [M]. 南宁：广西人民出版社，1993：62-108.

[9] 陈秀珍，曾振东，韦金育，等. 壮医花山药佩防治感冒的临床观察 [J]. 中国民族民间医药杂志，1995 (17)：16-18.

[10] 莫滚. 壮族民间传统文化习俗与壮医药的关系 [J]. 四川中医，2011，29 (1)：63-65.

[11] 吴正彪. 试论苗族蜡染和民间传统医药的关系 [J]. 中南民族学院学报：哲学社会科学版，1997 (88)：58-60.

[12] 蓝日春，刘智生，覃文波. 浅谈骆越文化与壮医药文化的关系 [J]. 中国民族民间医药杂志，2008 (12)：1-4.

[13] 梁秀娟. 壮医药浴小议 [J]. 右江民族医学院学报，1993，15 (3)：252-254.

[14] 杨春燕，龙春林，石亚娜，等. 广西靖西县端午药市的民族植物学研究 [J]. 中央民族大学学报：自然科学版，2009，18 (2)：16-18.

（李凯风）

第二十二节　古籍与手抄本的搜集整理方法
——广西民间医药调研课题培训材料

黄汉儒主任医师是医史文献专家，长期从事古籍与手抄本的整理工作，对古籍与手抄本的整理有丰富的经验。现将本人跟随黄汉儒主任医师进行古籍与手抄本搜集整理的方法归纳如下。

一、古籍和手抄本的定义

古籍，即以纸为载体抄写或印刷的中国古代图书，是中国古代书籍的简称。古代的时间下限，一般有以下 3 种意见：

①定在以鸦片战争使中国进入近代史的 1840 年。

②定在辛亥革命推翻清朝的 1911 年。

③定在五四运动揭开新民主主义革命序幕的 1919 年。

大多数人赞成第二种意见，即 1911 年前成书的图书称为古籍。

按照这个定义，中医的古籍可谓是浩如烟海，具体有多少，没有确切的数据。据中国中医科学院编纂完成，上海辞书出版社于 2007 年出版发行的《中国中医古籍总目》的记载，共收录 1949 年以前出版的中医图书达 13455 种，收录的珍贵中医图书来自全国 150 多个图书馆或博物馆，比 1991 年版《全国中医图书联合目录》增加了 2263 种，古籍版本数量则增加了 3652 个，其中不乏明代以前的珍稀善本图书。如国宝级的明宫廷彩绘本《补遗雷公炮制便览》和宋代杨介撰写的《存真图》等，均为未见史志记载的珍稀孤本。为最大限度地满足查询中医古籍的需要，该书还收录了一批流失海外、在国内已经失传的中医古籍影印本、复制本。在该书的编撰后期，又收集到台湾 6 家图书馆馆藏中医古籍目录，以附录形式列于书后。

壮医、瑶医的古籍有多少？根据我的了解，迄今为止，还没有发现一本符合这个定义的古籍流传于世，主要是壮族、瑶族在历史上没有形成本民族规范通行的文字。但是，壮族、瑶族在民间可能会有一些手抄本保存，其流传范围可能不会很广。什么是手抄本？有两种含义：一种是以手写体抄下来的别人公开出版或未公开出版过的文字资料；另一种是自己撰写但未公开出版过的文字资料。

小结：古籍——古代出版的书籍

手抄本——手写的文字资料

二、搜集的重点

本次调查的主要内容是广西民间中医药、壮瑶医药相关古籍与手抄本，因此收集当地民间收藏或流传的所有有关中医药、壮瑶医药的古籍或手抄本。

中医应该以收集古籍为主，壮医、瑶医因为不会有什么比较古老的古籍，因此以收集手抄本为主。不是壮族、瑶族聚居的地区，如防城港市、北海市、玉林市、梧州市、钦州市等，应该是以收集民间中医的古籍或手抄本为主。其他地区，如百色市、南宁市、柳州市、桂林市、崇左市、贵港市、来宾市等，有大量的壮族聚居，除收集中医古籍外，要重点收集壮医药相关的手抄本。瑶族主要聚居在来宾市的金秀，河池市的巴马、都安、大化，桂林市的恭城等地，除收集中医古籍外，重点要收集瑶医药相关的手抄本。

小结：　非民族地区——重点为中医古籍、手抄本

壮族地区——重点为壮医药手抄本

瑶族地区——重点为瑶医药手抄本

三、搜集的范围

为较准确地摸清当地民间中医药或壮瑶医药的现状，为当地民间中医药或壮瑶医药今后的发展提供依据，建议搜集的范围如下：

（1）当地个人或单位保存的古籍或手抄本。

（2）当地公开出版的中医或壮瑶医药著作。

（3）当地地方志中有关中医药或壮瑶医药的记载，包括对人物、气候、地理环境与疾病、诊疗技法方药的相关记述。

（4）当地医疗卫生志中有关中医药或壮瑶医药的记载。

（5）其他可找到的涉及中医药、壮瑶医药的文字载体。

小结：搜集范围为古籍、手抄本、方志。

四、技术路线

确定调查范围→遴选调查对象→发放调查表格→回收调查表格→选择实地调查对象→搜集或复印古籍、手抄本→登记统计、保存，同时进行查阅地方志及相关资料→整理汇总材料→上报。

（1）确定调查范围，遴选调查对象。判断哪些机构、哪些个人可能会收藏有相关材料，建议去当地的图书馆、中医药机构、壮医药机构调查，尤其是向民间的机构及个体医生调查。

（2）发放及回收表格。建议向当地的图书馆、中医药机构、壮医药机构，尤其是民间的机构及个体医生发放调查表格，从回收的表格中确定哪些机构和哪些人收藏有古籍、手抄本，为下一步的调查确定目标。

（3）实地调查搜集。与收藏的机构或个人进行洽谈，完成搜集工作。

（4）对搜集到的古籍、手抄本进行初步的整理汇总。

注意事项：根据以往的经验，部分收藏有古籍或手抄本的人，思想较保守，不愿将相关古籍或手抄本贡献出来，在实际工作中，要注意与当事人的沟通，拉近感情距离，最好是能让古籍或手抄本持有者以大局为重，主动将相关古籍、手抄本献出来。若实在不行，如果价位合适，可考虑收购。

技术路线小结：定范围→发表格→定目标→实地查。

五、整理的要求

可对搜集到的内容，先初步进行摘要、概括，然后进行汇总、上报，完成项目任务。

（王柏灿）

第二十三节　壮医医家传记研究的基本概况

壮族是我国人口最多的少数民族，现有 1800 多万人口，其中 90% 的壮族人口聚居在广西。据考，壮族医药的起源很早，远在石器时代即有壮族医药的萌芽，从文化遗物来看，广西武鸣马头西周古墓出土的青铜浅刺针、广西贵港罗泊湾汉墓出土的银针，均为壮族的祖先——古骆越人的浅刺用具，也是我国出土的年代较早的金属医针用具之一，是壮医药悠久历史的见证。壮医内服、外洗、熏蒸、敷贴、佩药、药刮、角疗、灸法、挑针、陶针、金针等疗法，发展至唐宋时期已基本成形，此后历代均有总结和发展。但是，由于壮族在历史上没有形成本民族规范通行的文字，壮医药长期以来没有得到文字上的总结整理，因而壮医药鲜有经典著作（包括医家传记）流传下来，但民间口碑传说、广西地方志及部分汉文史料中，均有壮医药相关内容。近年来，在对壮医药进行大规模发掘整理的同时，相关学者也对壮医医家传记进行了收集、整理和研究，现概述如下。

一、有关古代壮医医家传记的记载

近年来，笔者在查阅历代《广西通志》、各县县志等广西地方志中的壮医药史料的过程中，搜集到 70 多位壮医医家传记的有关资料，这些资料已收录

285

入国家中医药管理局民族医药理论文献整理丛书和壮学丛书之一的《历代壮族医药史料荟萃》中。广西地方志对这 70 多位壮医医家传记的记载，有些很简单，不一定完全具备人物传记的要素。如清代谢启昆等纂的《广西通志》对俞仲昌的记载："宋，俞仲昌，贵县东部人。少业儒，不求仕进，不趋俗好，乐施舍，精医术，治人多不责其报，乡人尊为老先生，名公硕士多为篇什扬其名。"但是，另外也有一部分医家的传记是较详细的，如民国九年（1920 年）广西《桂平县志》对程士超的记载："程士超，号上达。军陵里竹山塘村人。性灵敏，幼诵群经，早能领解，贫不能攻举业，乃潜心艺术。十余龄，游广东，访名师，久无所遇。西返游桂林，受业于朱易。易，江西人，生乾隆间，习医，得其乡先辈喻嘉言之传。士超日随之临症，夜则诵古方书，一生得力全在于斯。旋随易回浔营医，易之名大著于郡，无贵贱咸尊之曰朱先生，居十余年，易逝世。士超传其衣钵，施术不亚于易，故众人亦以尊易者尊士超，不止有若之似夫子也。士超益日加修励，传习师说外，并参考张介宾、薛立斋两家之言，故于外淫内伤，辄应手而瘳。道光间匪渐起，清廷调贵州标营驻浔，军士患疫甚剧，粮台杨某聘士超医，全营病者俱愈，保赏六品顶戴。洪秀全起事，县主李孟群调军驻浔，复患疫，延士超随营医，亦收效，奏给即补县丞，归部选用。咸丰五年，值陈开陷城，旋里家居，将平日经验诸方，及各病体用，辑成一书，名《星洲实录》（星洲者，朱易悬壶之号。士超医道本于星洲，故著书不忘其本也）。以光绪十三年终世，寿年八十四。平生医案不能尽忆。再要者，同治七年，鹿令传霖有姑母孀居随任，年三十余，病脑痛，服补剂无验，而且腹渐大如斗，两颊色似桃华，月信且断，诸医疑私胎。士超诊之六脉弦实，作而曰：此腹积药饵所致，积药清，则胀消，月事来矣。立方施治，所言果效。治脑病不用药属，铸金为枕枕之，枕变黑。令匠以火化去，再枕，如是三次，而病愈。鹿令赠言曰：'神同和缓。'焦令肇骏向有雅片癖，患浮肿，吸烟不能入口，诸医汤药无灵，或用龙肝研粉敷全体，仍无效。士超先发其汗，次理其脾，遂愈。赠曰：'十全为上。'其他官绅受医愈而题赠甚多。自程尹扬既已，后起者士超也。兆麟又名石麟，士超子，幼传父学，复参究朱丹溪《心法》，张隐庵《伤寒论集注》，再从事于闽人陈念祖之说，著一书名《医中参考论》六卷藏于家。多发古人所未发，并有《本草经验质性篇》，书未成而卒，年四十八。生前医誉，克迪前光，求者络绎，常年晨出暮归，未尝稍暇。子锦堂，性亦能医。"该则传记较详细地记述了民间壮医程士超的生平及传承。总的来说，广西地方志有记载的这70多位壮医医家的传记，无论其内容详略，均为不可多得的壮医药史料，为我们研究壮族医药提供了历史依据。

二、现代壮医医家传记的整理

20世纪80年代以来，广西组织了3次大规模的民族医药普查，调查的范围包括壮族聚居的70多个市（县），共登记造册壮族民间医生10000多名，在此工作的基础上，相关学者筛选部分名家整理成其传记，收载于相关壮医药著作中。如黄汉儒等整理的《老壮医罗家安传略》，较详细地介绍了广西德保著名壮医罗家安的生平、技术专长、学术传承等；罗日泽整理的《百凤壮医莫五妹》，详细介绍了广西河池著名壮医莫五妹的生平、医疗特长、医德医风等；黄谨明整理的《壮医药线点灸的传人——龙玉乾》，介绍了龙玉乾的简况及其擅长的壮医药线点灸疗法。这几位医家的传记均收录入1994年出版的《发掘整理中的壮医》一书中。此外，1993年出版的《壮族百科辞典》，收录了班秀文、覃保霖、潘振香、黄鉴钧、龙玉乾、黄汉儒、黄谨明、黄老五等名壮医的个人简况、学术成就、医技特长等。2000年，黄汉儒主编的《中国壮医学》除转录部分广西地方志有记载的壮医医家传记外，还收录了罗家安、班秀文等30多位现代壮医药专家的简介，每位专家的介绍包括其个人简况、学术成就、医疗特长等。这些介绍，不一定都具备传记的要素，但也包含了传记的部分内容，可视为现代壮医人物传记研究的开端。

三、下一步壮医医家传记研究计划

如前文所述，对壮医医家传记的研究，在历代广西地方志中，有70多位壮医专家的有关记载。20世纪90年代出版的一些壮医药著作如《发掘整理中的壮医》《壮族百科辞典》《中国壮医学》等，都收集了一些壮医药专家的简介，是谓壮医医家传记研究的先河。但是，从总体上来说，对壮医医家传记的研究还很有限。最近，广西加强了对壮医药发掘整理研究规划，其中包括对壮医医家传记研究的规划。2009年，广西制定了《中国·广西壮瑶医药振兴计划》，该计划被列入《国务院关于进一步促进广西经济社会发展的若干意见》。最近，国家卫生部与广西壮族自治区人民政府签署了兴边固疆惠民工程合作协议，其中壮瑶医药的振兴为共建内容之一。《壮瑶医药振兴计划》核心内容之一为深入壮族、瑶族聚居的 30 多个县调查研究，搜集壮医药、瑶医药的文物、文献、口碑资料并进行整理，对历年搜集到的资料进一步整理研究，在此基础上，建设壮瑶医药信息数据库并实现共享。对 50 名老壮医、老瑶医的经验与学术思想进行抢救性整理，搞好学术传承。为实施壮瑶医药振兴计划，最近广西启动了"名老中医民族医专家宣传工程"，入选该工程的有 28 位专家，每位专家出版一部 60 分钟的宣传片、一部 30 万字的传记、一部 20 万字的学术思想和经验等，另外出一部融汇 28 位专家简介、学术成就、技术专长的汇编，目前该工程已基本完成。在"十三五"期间，建议广西继续按照《壮瑶医药振兴计划》的总体安排，筛选一批壮瑶医药专家，深入开展其传记研究，通过传记研究促进壮瑶医药的学术继承与创新，进而促进壮瑶医药事业的发展。

（王柏灿）

第二十四节　浅谈民族医药文献发掘整理的现状与思考
——随黄汉儒开展民族医药调查整理体会之一

一、前言

民族医药不仅具有深厚的文化内涵，而且对医药领域的发展产生了重要影响，为人类的健康繁衍做出了重大贡献。中华文化是个大熔炉，融合了 56 个不同民族的文化，但是因为时局的动荡和朝代的变迁，少数民族的医药学缺少记载，许多珍贵的文献散落民间，遗失或失传，造成断层，这是民族文化的一大损失。新中国成立后，党和国家十分重视民族医药工作，并给予一定的政策支持。从 1984 年第一次全国民族医药工作会议之后，民族医药发掘整理工作全面开展。

二、民族医药文献挖掘整理的现状

民族医药是各民族医药聚合起来的统称，它并不是一个统一的、新创立的学术体系。在我国 55 个少数民族中，有 20 多个民族的传统医药得到较为详尽的发掘整理，其中一些有文字的民族已经做了大量医药文献的整理工作，其医药古籍有 1000 多种。另一部分在历史上没有文字，因而也没有医药文献的民族，在全面整理发掘的基础上，将口述碑传的医学用汉文记录成文传医学。在开展民族医药发掘整理工作的 20 多个民族中，其进展程度的差异也较大。由于各民族医药发展的不平衡性和其他众多原因，我国的民族医药大致可以分为以下三种情况。

（1）第一种是在历史上有自己文字的民族，有具体的医学文献，有很多医药学知识的累积和医学理论的整理，较容易得到现代社会的认可。它们的文献整理起来比较容易。这部分以藏医药学、蒙医药学、维吾尔医药学、傣医药学为代表，其医药文献整理开展全面，着手较早，质量较高。据粗略统计，若干个少数民族医药古籍共 3100 多种，其中藏医药 2700 种，傣医药 200 种，维吾尔医药 156 种，蒙医药 60 种，朝鲜医药 8 种，哈萨克医药 1 种，回医药 1 种。目前，其重要著作和经典著作大致上整理完成，部分一般著作和重要著作还有待继续整理，汉译和出版任务十分繁重。

（2）第二种是在历史上没有自己文字，或者没有可以通行文字的民族，它们的民族医药是口传心授的非物质文化。虽然他们有大量的医药经验和知识，也为本民族的健康繁衍做出过重大贡献，但是在"西医化"的严苛条件下，很难得到相关部门的承认。这些民族的医药文献发掘是通过记录文本、田野调查、总结经验和理论，然后用汉文表达出来的，我们把它称之为发掘整理。这部分以壮医药、瑶医药、苗医药、侗医药、土家医药、仫佬医药、毛南医药为代表，经过近 30 年的发掘整理，通过记录、搜集、整理、编写，出版了本民族医药的医学史、理论、药物学和医技方药，使口碑医药从无形发展到有形，从口传发展到文传，从零散发展成为系统。

（3）第三种是人口较少的少数民族，这些民族的情况十分特殊，不但没有自己的文字，而且人口在 10 万以下，交通条件和生存环境比较差，因此他们传统医药发掘整理工作有些正在进行，有些还没有开始。这部分以德昂族、布朗族、怒族、鄂温克族、阿昌族医药为代表。它们大多数从远古时期就生活在崇山峻岭之间，自然条件恶劣，交通不发达，社会发展较为缓慢，生产力水平也持续低下，因此传统医药文化的持续性、本真性都在发生不同变化。这些医药文化都有待于经过详细调查之后，实事求是地写出具体文本。据了解，这些民族中医药文化正在发掘整理的有德昂族、布朗族、怒族、京族、鄂温克族、阿昌族等民族。其他一些少数民族的传统医药资料还有待于调查，如撒拉族、基诺族、保安族、独龙族、鄂伦春族、赫哲族、门巴族、珞巴族等。

三、对民族医药文献挖掘整理现状的思考

1. 进一步系统全面地对少数民族医药活动的现状进行调查

因为不同的民族医药发掘整理工作进展程度的差异较大，所以民族医药文献的挖掘整理工作必须区分不同民族的情况，采用不同的调查方式进行分类指导，然后逐步施行。目前，对民族医药文献进行挖掘整理，保护民族医药，传承和弘扬民族文化，就要针对民族医药三种不同的情况，采取不同的整理方法：对第一种情况的医药文献（经典著作和重要著作）有重点地进行深入研究，对第二种情况的医药文献（已整理出版的著作）进一步研究提高，对第三种情况的医药文献（手抄本）进行收集整理。这就必须要进一步系统全面地对少数民族医药活动的现状进行调查。如京族，主要分布在广西壮族自治区防城港市下属的东兴市境内，主要聚居在江平镇的"京族三岛"——巫头岛、山心岛、沥尾岛等地区，大约 3 万人，是在 16 世纪初从越南迁徙而来的移民民族。2011～2015 年，广西防城港市中医医院的黄永光副院长（京族、主任医师）率领课题组和当地 4 名民间医生开展了多次京族医药的调查，一共搜集到民间医书手抄本 5 本，其中有一本十分珍贵，是 1921 年的手抄本，记载了许多民间验方。2014 年，由黄永光主编的《京族医药》一书已由广西科学技术出版社出版。再如毛南族，主要分布在广西河池市的环江毛南族自治县和贵州的平塘县、惠水县、独山县。根据文献记载，毛南族有一位名叫谭妙机的先师在明清嘉庆五年（1800 年）到四川峨眉山拜了老中医黄明捷为师父，回来后就开诊授徒，大量收集民间医药经验，发展了毛南医学。环江毛南族自治县相关部门对毛南医药做了调查，2007 年编写出版了《毛南族医药》（环江毛南族自治县下南乡卫生院老医生谭恩广主编）。随后，毛南医药课题组又对毛南医药做了大量调查，并由广西民族医药研究院谭俊副主任医师将《毛南族医药》进行修订并改名为《毛南医学》，2015 年由广西科学技术出版社出版。该书重点记录了毛南族医药的历史和现状、医学思想、基本理论、食疗养生和饮食卫生，目前该书已由广西科学技术出版社出版。正是通过进一步系统全面地对这些少数民族医药活动的现状进行了调查，使

得这些民族的医药文献发掘整理工作得以和整个民族医药发掘整理工作同步进行，并取得一定成果。

2. 采用文字影像对口传心授口碑医药进行转录

众所周知，新中国成立之前社会动荡，人口迁徙较为频繁，再加上科技不发达，所以前人的各项研究成果多为口传心授或者刻在石碑上，一代传一代。这就导致很多知识、绝学失传。医药学也是如此，由于是口传心授而没有确切记载的文字，因此很难传承以供后人分享。为了解决这个问题，就应该运用现代科技手段，采用文字影像，对口传心授口碑医药进行转录，将这些宝贵的知识记录下来并且世世代代传承下去。不但通过纸质媒体，而且通过电子媒体，向大众广为宣传民族医药知识，为人们的健康做出贡献。

3. 追踪相关少数民族医药代表人物的医药活动

少数民族医药文献发掘整理工作复杂而庞大，新中国成立前因为社会动荡不安，所以没有得到重视。新中国成立后，党和人民政府开始重视这项工作，成立专门部门，定期召开会议宣传这项工作，其中召开民族医药博览会就是一大举措。每个少数民族医药整理方面都有一个或者几个代表人物，掌握了这些代表人物的医药活动，基本就能弄清少数民族医药活动的进程与现状。如侗族医药代表人物龙运光、仫佬族医药代表人物梁栋、京族医药代表人物黄永光等。这些代表人物的活动轨迹基本涵盖了少数民族医药活动的全部内容。

4. 对民族医药文献发掘整理的方法进行规范，进而增强民族医药发掘整理工作的质量和效率

文献搜集的方法有很多。例如，搜集古代流失于民间的医药书籍，或者地方志中与民族医药相关的内容，以及民族医药专著、民族医药科技论文和会议论文中的内容；走访一些老人，对有医药背景的族人进行采访，然后整理成册；通过政府的大力支持，鼓动少数民族对本民族的医药进行搜集整理，也会有意想不到的成果。由于方法众多，杂乱无章地进行发掘整理必然会有重复的区域，这样既浪费人力、物力，又延迟了工作进度。为了解决这个问题，就应该对发掘整理的方法进行规范，根据各民族具体的情况，明确分类，按照统一的标准去开展工作，就能在一定程度上提高民族医药发掘整理工作的质量和效率。

四、结语

近年来，民族医药文献发掘整理工作取得了一定的成绩，在很大程度上还原了少数民族医药历史的部分内容，为中国传统医学做出了重要贡献。然而，这个过程并不是一帆风顺的，有些少数民族因为开始的时间较晚，发掘整理工作有一定的困难，还有各民族对医药文献整理的进度不一致，不能很好地协调，因此要采取一些相应的解决措施和方法，使得民族医药文献发掘整理工作能够更好地进行。

参考文献

［1］诸国本. 中医药古籍与方志的文献整理·民族医药 ［J］. 中国医药，2013（9）：22 - 27.

［2］石光汉. 发掘整理中的侗族医药 ［J］. 医药学研究，2013（13）：31 - 36.

［3］谭恩广. 毛南族医药 ［M］. 南宁：广西民族出版社，2007.

［4］黄永光. 京族医药 ［M］. 南宁：广西科学技术出版社，2014.

（吴小红）

第二十五节　广西人口稀少民族医药概况
——随黄汉儒开展民族医药调查整理体会之二

笔者曾较长时间在广西民族医药研究院医史文献室工作，有幸随黄汉儒等专家多次到民间调查采访，不仅在工作中耳濡目染黄汉儒的学术思想、工作方法，而且通过调研也对广西人口稀少民族医药概况有了一定了解，现分述如下。

一、仫佬族民居建筑与养生

仫佬族是我国人口数量较少的一个山地民族，据 2000 年第五次人口普查资料显示，仫佬族总人口为 20.74 万，绝大多数聚居在中国南部广西罗城仫佬族自治县。

1. 仫佬族的村落环境

仫佬族生活在丘陵地带，多住在山区或半山区，依山傍水，建立村落。

由于中国南方雨水多，树林繁茂，若地势低，就易被瘴气所笼罩，人易得病。仫佬族村落在选址时，就大多建在地势略高的山脚下的干燥之地。因房屋干燥、明亮，阳光充足，人住其间，心情舒畅，身体健康，延年益寿。

仫佬族在选择村落环境时，既要依山傍水，又要树木环绕，以负阴抱阳的原则来确定朝向，村后一定会有一片风水林。就图腾崇拜来说，这是用以保佑族人；但就生态环境来说，这是仫佬族追求人与自然环境和谐统一的反映。仫佬族尤其注重村后风水林的养护。从表面上看，这种选择似乎带有神性色彩，即既要"靠山"，又强调"灵气"。实际上，这种村落环境的选择，与仫佬族的生活环境和生产方式相适应。仫佬族生活于丘陵地带，主要从事农耕，却也有赖于林业，除此之外，还依靠矿产、渔业等，所居之地既要方便上山野猎和采集，又要方便临渊捕鱼，还要方便农耕生产，这几个方面都必须兼而顾之。因此，在民居建筑上自然是因山就势，一方面可以节约土地，另一方面可以充分利用林业的资源。生活产生的污水从高处向下排放，在农耕体系分解，可以保持环境干净，也间接保护了生态，从而构成了局部的生态平衡，体现出仫佬族对自然的尊重和爱护。

2. 仫佬族传统民居建筑

仫佬族聚族而居，同一宗族的人往往居住在同一村落内。仫佬族的民居，在水田区的建筑在平地上，在峒场区的建筑在斜坡上，无论是在平地还是在斜坡上，房基都要修成高出地面30~60厘米的地台。层式大都为平房，下有30~70厘米高的地台，火砖砌基，泥砖砌墙，栋梁、桁椽等都用木料制作，屋顶盖瓦片。屋内有楼一层，但不住人，作为谷仓或杂物房，人住底层。

民居的建筑形式多为一排三间，正屋的正面大都留有天井；房屋地基如果宽敞的，还有一座一排一至三间的下座（即下屋）。一户住宅7个门，即大门、中门、后门和4个房门。堂屋中间墙壁置"香火"。左侧门边挖地砌地炉，地炉烧煤，是仫佬人家特有的取暖、烧火的生活设备，挖地炉烧火已有悠久的历史。仫佬族讲究卫生，习惯人畜分居，因而室内比较整洁。猪圈、牛栏、鸡鸭笼都设在隔天井与正屋分开的门楼下，楼上贮存各种饲料。厕所、灰粪房（俗称"灰寮"）多建于巷尾或屯外。院内院外，室内室外，每天打扫得干干净净，井井有条。

仫佬族民居最突出的特点是以地炉取暖做饭，迄今已有400多年的历史。

明代嘉靖年间田汝成在其所著的《炎徼纪闻》中就对仫佬族人家的地炉有所记述。地炉建于堂屋内大门两侧或厨房中。先在地上挖个坑，在坑中用砖砌好炉子，炉旁安放一个大水坛，坛口与地炉口都略高于地面，以避污水流入。炉前砌一个煤坑，上面盖一块活动的板子。炉子除掏灰的炉门外，坛子的周围，全都用泥土填平，表面还得打上三合土。地炉的火一天从早到晚都不熄灭，水坛中总有热水。除随时可架锅做饭外，在冬天它就像土暖气设备一样，使堂屋舒适温暖。特别是在潮湿多雨的季节，屋里的粮食和衣物等都不致发霉。逢年过节，家人亲友就围着地炉吃火锅，非常方便。因为仫佬族地区产无烟煤，所以使用地炉十分普遍。

仫佬族立体居住的形式，完整地体现了农耕经济所需的生活空间，从耕作家具的存放到耕牛的饲养，从对粮食的加工和保管到人们每天吃、穿、住等，复合式经济结构特有的小而全的经济模式在仫佬族个体家庭中极为实用。

3. 人的健康与建筑密切相关

建筑是人为自己建造的一种人工自然环境。按照中国哲学的"天人合一"思想，人是自然的一部分，人和自然是有机统一的整体，人应当效法自然，以自然为师。仫佬族民居建筑所追求的最高境界，就是天人合一。民居建筑从选址、规划到设计、建造，都要周密地考虑到与人的需求相关的自然因素，从而创造出良好的居住环境。民居建筑不在于形式上的奢华，而在于功能上的实用。就人与建筑的关系而论，民居建筑应当具有必要的卫生、养生功能，至少不应有伤生、害生之隐患。

仫佬族历来重视养生活动，把养生融入居住环境的选择和民居的建筑中，阳光充足、清净舒适的居住环境科学合理。仫佬族传统民居建筑不仅蕴含着丰富的人文形态和高超的建筑技巧，而且通过其特点反映出当地人民的生活环境和生活方式及历史文化内涵，是民族物质文化和精神文化的结晶，体现了一种"道法自然，天人合一"的朴素人文生态观和以人为本的养生理念，对人的养生保健是非常有利的。

二、京族医药

1. 民间常用艾灸疗法治病

进入东兴"京族三岛"的沥尾村，笔者首先探访了京族乡村退休医生冯满洲，一位出生于民间医学世家、祖辈为当地草药名医的第三代传人。冯满洲向我们讲述了他的医学世家。其祖父冯子杏，在新中国成立前从事医疗工作，善于运用中草药治疗疾病，其中最擅长艾绒点灸，对于治疗中风、痘麻、斑疹、风湿病、不育症及其他各种奇难杂症等有比较丰富的经验，是"京族三岛"医疗的先行者。其父冯先胜，从小跟随祖父寻找草药，跟两位叔父学习中医、西医，擅长用艾火治疗常见病，对感冒宿汗、皮肤病治疗有一定的经验。冯满洲自幼受家庭熏陶，得到祖传师授，17岁开始从医，对骨质增生、风湿病、坐骨神经痛、胃病、不育症、蛇咬伤、海鱼中毒刺伤等治疗积累了一定的经验，尤其擅长用艾灸疗法治病。在他的诊所，我们看到储存在瓶子中一粒粒约2厘米长、0.5厘米宽，如梭状的疗效神奇的艾绒。

谭益毅是"京族三岛"巫头村一名京族民间医生。他年轻时患了瓜藤疮（多发深部脓肿），后来得到一名民间医师诊治，治愈后就跟随该医师专门学医，并得到其真传。他一边学习一边积累经验，对瓜藤疮、过腰蛇（带状疱疹）、疮疖有一套很好的内外兼治的方法。治疗瓜藤疮，他用一把古钥匙刮后取穴，用艾绒点灸并给服中草药，取得了很好的治疗效果。

目前，京族医药的传承迫在眉睫。很多京族村医、民间医生大部分年事已高，如不及时对京族医药进行挖掘和整理，京族医药就有可能会失传。

2. 内外兼治疗疾病

京族人民居住在沿海一带，工作繁忙，粗食速食，工作及居住场所经常潮湿且湿度大，常见病主要有感冒、胃病、风湿病、腰肌劳损（腰腿痛）、胬肉增生（肉流眼）、骨质增生和妇科病等。在治疗这些疾病方面，经常是内治与外治同时应用。

治风热感冒，用清热解毒药（金盏银盘、金银花、牛筋草、黄皮果叶、鱼腥草、东风桔、一点红等）水煎服；治宿汗感冒，即风寒感冒，取京药适量，水煎后熏洗全身，内服药水（常用杉木皮、潺木皮、假花生藤、荆介叶等用水共煎），最后艾灸取汗。

治寒性风湿病，多用活血祛风药（如半枫藤、钩藤、鸡血藤、千年健、宽筋藤、透骨风、海蛇等）浸酒服或吸毒蛇血（把蛇捆绑吊好，用玻璃或竹器割尾部取血吸之，用烈酒送服），重者加艾灸拔火罐，效果很好。若为热性风湿病，则用木防己、木瓜公花、银花藤、地龙各适量，水煎内服，并用针灸治疗。

治腰肌劳损，采用活血祛瘀、散积止痛的京药（如大罗伞、小罗伞、苏木、八角、两面针、田七、姜黄、四方雷公根、宽筋藤等）浸酒外擦，也可水煎内服，或与动物骨头一起炖汤服用。

治胃热痛，可用淡竹叶、鲜天冬、山菠萝、桑叶各适量，水煎服。治胃寒痛，则用地菊适量，炒黄，浸米酒服。食疗可用马肉炖汤服。

治伤口感染，可用大种海嗅叶、浓糟、松木炭，共捣烂外敷患处；也可用落地生根捣烂外敷患处。

3. 京族饮食与健康

（1）京族饮食特点。

京族的饮食特点在很大程度上是由其所处的自然生态条件决定的，京族形成了别具特色的饮食习俗，具有浓郁的海洋气息，蕴含着丰富的民族文化内涵。

京族饮食的第一个特点是饮食大多以半荤半素，或以素食为主，搭配少量荤菜，饮食比较有规律，有较为固定的饮食时间。主食以大米为主，红薯、玉米等杂粮为辅。主食中习惯以干饭或稀饭为主。其中以大米为原料做成的食品就有干饭、稀饭、糯米饭、糯米糖粥、风吹饼、白糍粑、艾糍粑、卷粉、京族米粉、糯米粽、三角粽等，品种丰富多样，均为清淡之物。副食方面主要是以红薯居多，又以当地盛产的一种品质优良的红薯（叫"红姑娘"）为好。由于京族地区的土壤为沙质土，强碱，因此适合种植红薯、芋头、玉米、花生等农作物。人们经常把红薯蒸煮后食用，或将红薯去皮后煮粥，或将红薯去皮切丝晒干后（易于保存）煮粥和煮糖水喝，香甜可口，有润肠通便的功效。据称，红薯富含有利于长寿的元素。用杂食做成的食品有芋头糕、木薯饺、玉米粥、芋头粥等。这些杂粮制品，不仅营养丰富，而且还有通便排毒、减肥健美、延缓衰老等功效。京族人在饮食上少食肥甘厚味、喜食清淡之物、定时定量、不过饥过饱的饮食习惯，以及合理的饮食结构和规律饮食，对健康长寿大有裨益。

京族饮食的第二个特点是以鲜活的海产品为常食食物，如鲜活的鱼类、虾类、蟹类、贝类，喜欢用鱼汁调味。"京族三岛"濒临的北部湾是南海最大的海湾，由于沿岸地区河流纵横，淡水冲注带来大量的有机物质和无机物质，加上气候和水温适宜，遂形成水产生物栖息繁殖的有利条件，是鱼类、贝类、藻类的天然产卵场和培育场，有马鲛鱼、红占鱼、石斑鱼、鲈鱼、鱿鱼、墨鱼等数十种，沙虫、海蟹、大虾、贝类也很丰富。京族人"靠海吃海"，这些海洋动物是他们经常食用的食物，因此京族的饮食文化具有典型的海滨地域个性和鲜明的海洋少数民族特征。居住在沿海地区的京族村民，不管是招待远方来的客人，还是自家用餐，每天都离不开海鲜做的菜，有海鱼、海螺、虾蟹等。大多以煮鱼汤、泥丁汤为主，主食有沙虫粥、三鲜粥等。每餐都爱吃一种调味汁，叫"鲶汁"。由于海鲜产品营养价值高，脂肪含量少，因此经常食用海鲜的村民肥胖的很少。京族人每餐离不开的鲜活海产品味道鲜美，不仅营养价值很高，是滋补佳品，具有食疗功效，而且可防治多种疾病，是理想的养生保健食品。

据资料显示，马鲛鱼可治疗体弱乏力、神经衰弱等病症，有补气、平咳的作用，还具有提神和防衰老等食疗功效。常食对治疗贫血、早衰、营养不良、产后虚弱和神经衰弱等症有一定的辅助疗效。石斑鱼，对增强上皮组织的完整生长和促进胶原细胞的合成有重要的作用，被称为美容护肤之鱼，尤其适合妇女产后食用。常食石斑鱼能养血安神、健脾补中、滋补五脏，主治血虚头晕、心悸、神志不安、失眠健忘等症。鱿鱼有通血脉、祛寒湿、止血、补虚的功效，主治风湿腰痛、肌肉痉挛、病后或产后体虚等病症。此外，还可有效减少血管壁内所累积的胆固醇，对预防血管硬化、胆结石的形成都颇具效力，对患有心血管方面疾病的中老年人来说，墨鱼更是有益于健康的食物。它有活血化瘀、温经、收敛止血之功效，主治消化道出血、肺结核咯血、功能性子宫出血、胃寒痛等病症。对女性来说，墨鱼是一种颇为理想的保健食品，女子在经、孕、产、乳各个时期，食用它皆为有益。蚝蛎（牡蛎）素有"海底牛奶"的美称。据《本草纲目》记载，牡蛎肉"多食之，能细洁皮肤，补肾壮阳，并能治虚，解丹毒"。现代医学认为牡蛎还具有降血压、滋阴养血、健身壮体和抗癌等多种功能。对虾具有较高的药用价值，能补气健胃、壮阳补精，具有强身延寿之功，主治神经衰弱、肾虚阳痿、脾胃虚弱、疮口不愈、手足抽搐、饮食积滞等病症。青蟹具有清热解毒、利水消肿、滋补强身、提高免疫力、降低血压、缓冲贫血、利于生长发育的功能，主治疮毒疖肿、水肿、过敏等病症。红螺对目赤、黄疸、脚气、痔疮等疾病有食疗作用，可治疗下肢溃疡、中耳炎、肾虚腰痛、腰膝酸软等病症。车螺有清热利湿、软坚化痰、散结利水的功效，主治肾结石、水肿、口渴、烦热等病症。车螺肉特别鲜嫩可口，有煮、蒸、炒等做法。海捞又称海蜇，在北部湾最常见的海捞有白捞和红捞，红捞少有，京族老人常说红捞治胃病效果更好。海捞具有清热解毒、消肿、降血压、滑肠的功效，主治高血压、慢性气管炎、哮喘、胃溃疡等病症。做菜时一般可凉拌或红烧食用。

泥丁是一种生活于有淡水注入的海边浅滩或草地里的小型昆虫，长约10厘米，呈圆筒状，似钉子，前端较细，表面灰黑，所以称为"泥丁"，又称"土笋"。泥丁一年四季都有，原生态，不能养殖。泥丁汤清甜爽口，泥丁不仅肉质脆嫩，味道鲜美，营养丰富，而且具有较高的药用价值、食疗价值，能够调节机体多种机能。据药典记载，泥丁具有滋阴降火、清肺补虚、活血强身及补肾养颜等功效，可治疗骨蒸潮热、阴虚盗汗、肺虚喘咳、胸闷痰多以及妇女产后乳汁稀少等症，对肺结核咳嗽、神经衰弱、小儿肺虚与肾亏致夜尿频繁等症均有效果。

鲶汁是京族一种最有特色的传统食品，又称"鱼露"，是京族人每餐不离的一种调味品。京族人下海捕捞到的小鱼舍不得扔掉，就发明了一种吃法，把它们制成鲶汁长期食用。其色如浓澄汁，清香四溢，吊人胃口。俗语说："千汁万汁，不如京家鲶汁。"做汤时加些鲶汁，汤味顿觉鲜美；吃肉时蘸以鲶汁，入口便觉清香。鲶汁营养丰富，可以帮助消化，增进食欲。

京族万物有灵论的观念认为"人畜有别，其灵相通"，动物身体的某个部位或脏器与人体相应的部位和脏器就有互通互补的作用，所以多吃生猛海鲜，能够起到补充营养、增强体质、加强人体抗病能力的作用。

京族饮食的第三个特点是喜食糯米制品和甜食，爱将糯米加工成各种食物，如糯米饭、糯米糖粥、糯米粽、三角粽、风吹饼、白糍糕、艾糍粑等。京族人家普遍都喜欢吃甜食，特别是糯米糖粥，或以糯米加糖或加红薯一起煮粥，既甜又不腻。还喜欢吃绿豆糖水、糖汤粉丝或红薯糖汤等。逢年过节，吃糯米饭和糯米糖粥。如每年农历正月初一的早餐，八月十五中秋节吃团圆饭，家家户户都要吃糯米糖粥；哈节祭神首先就要有糖糯米饭。糖代表甜蜜，隐喻着京族人对幸福的向往和寄托。京医认为糯米是温补强壮的食品，可以补虚，具有一定的医疗保健作用，对一些疾病还有食疗效果。医学研究证实，糯米不仅有补虚、补血、健脾暖胃等作用，适用于脾胃虚寒所致的反胃、食欲减少、泄泻以及气虚引起的气短无力、妊娠腹坠胀等症，而且还有收涩作用，对尿频、自汗有较好的疗效。另外，中老年人适量地补充糖分，可维持血糖的浓度，保持精力，不易疲劳，避免低血糖晕厥或休克等意外事故，对于保证老年人的健康是有益的。艾糍粑是京族的传统食品。每年清明前后，京族人到野外采摘艾叶嫩苗并煮熟，揉入糯米粉中做糍粑，香甜可口。据说新鲜的艾草是一种避邪之物，如果在清明节吃新鲜艾草做的"艾糍"则可以避邪，长年百病不侵。艾草本身就是一种草药，有芳香化湿的作用，对于在清明这个氤氲漫天的时节来说，它确实可以起到预防感冒等传染病的作用。

（2）京族饮食与京族医药的关系。

广西地方志中关于百越土人饮食的记载，如清代王言纪纂的《白山司志》中说到："土人晓起，即嚼槟榔，客至不事，以槟榔为敬。饮食嗜酸辣……备而水土不为灾，加以槟榔，辟除瘴气。"这说明饮食习惯与地域环境、防病保健有着十分密切的关系。京族饮食文化的发展，对京族医药的发展有直接的促进作用。据文献记载，京族在古代是百越的一部分，住在山区的壮族、瑶族与之为邻，因为频繁的交流，对京族的饮食生产和生活有了更多山地文化和稻作文化的渗透。京族主食大米、喜吃糯米；重视节食、祭祖好祀；口味尚酸辣鲜香、妇女爱嚼槟榔等食俗，正是壮族、瑶族食风同化的结果。壮族、瑶族医药理论中的药食同源、药补不如食补的思想，对京族饮食也多有影响。

京族妇女爱嚼食槟榔。据宋代周去非的《岭外代答》记载，百越土人喜欢嚼槟榔，认为其能"辟瘴、下气消食"。过春节时，京族家家户户都要做白头籺，大年初一早餐不吃荤、不喝酒，只吃糖粥、粽粑和白头籺。端午节，全家吃糯米饭、糯米糖粥、三角粽，聚餐时饮雄黄酒，每人都要饮两至三杯。雄黄酒是一种将雄黄、蒜米、砂姜放入米酒中泡制而成的酒，据说饮雄黄酒可以解毒，不能饮酒的小孩也要将酒涂在额前。端午节那天，京族还有吃西瓜的习俗，人们认为西瓜具有杀虫的功能。京族人喜用砂姜。砂姜为姜科植物山柰的干燥根茎，别名山柰、三柰子、山辣、三赖，具有行气温中、消食、止痛的功效，主治胸膈胀满、脘腹冷痛、饮食不消。在饮食方面，砂姜的用途很多，煮鱼汤放适量砂姜，可以去腥调味，并能起到软化鱼骨头的作用；炸扣肉，可放适量砂姜，食时更清香可口。

京族所在的东兴市是"中国长寿之乡"。2013 年，东兴市常住人口年龄在 80 岁及以上的老年人有 2793 人,其中京族人 398 人,占 14.2%。勤劳乐观的京族人多健康长寿,除了其所处的特殊优越的生态自然条件和气候环境、良好的生活习惯和社会因素外,主要得益于他们独特的饮食文化。

京族地区地处亚热带,气候温暖湿润,其濒临的北部湾海洋产品丰富,水稻、红薯、玉米、芋头、花生、豆类、香蕉、龙眼、荔枝、木瓜、黄皮果、波罗蜜、肉桂、八角等,食物品种繁多。京族有很多以海鲜、稻谷、杂粮等精制而成的食品,加工独特,不仅色香味俱全,而且营养价值较高,其充饥功能与防病治病、保健强身、养生益寿相结合,充分体现出京族医药药食同源的思想。

(3)京族养生保健食品的开发利用。

京族饮食文化是富有创造力的京族人,历经近 500 年积淀下来的最具本色的民族文化,展现了京族人的饮食观念和生活理念,是京族民族精神的一种精髓。京族饮食文化作为京族民族文化的核心,受到所在东兴市区域多民族聚居、现代渔业与农业发展、旅游业发展、边贸互市交流等诸多环境生态和社会生态因素的影响,经过漫长的变迁和积淀之后,逐渐形成自己独特的饮食文化内涵。

因为京族饮食与京族医药关系密切,几百年来,京族人开发了许多既具有食物的美味,又能强身健体、养生益寿的保健食品。据考证,京族的养生保健食品五花八门,包括谷物类、海鲜类、调料类等。

具有典型地方特色的京族传统食品和风味小吃有"红姑娘"、鱼占、海鸭蛋、海蜇、风吹饼、白糍糕、煎堆、沙蟹汁、京族粉丝、凉粽、芋头糕、木薯饺、倔头蛋、番薯粥、糯米糖粥、沙虫粥、三鲜粥、鲶鱼汁等。市面上常见的地方特色菜肴有葵花扣鲜鱿、春梅红烧海参、清蒸花蟹、盐水对虾、榄子焖沙箭鱼、清蒸大蚝、白灼虾蛄、白灼螺、泥虫炒萝卜丝、银鱼煎蛋、凉拌海蜇皮、红螺炒萝卜缨等。很多菜品都注重荤素搭配、生熟有度、热凉平衡,鱼食占有重要的位置。这些食物既能防病健体,又可强身益寿。

哈节是京族地区最具民族特色、最隆重热闹的传统节日,哈节活动中的乡饮,蕴含着丰富的饮食文化特征。乡饮前奏的万人餐是哈节期间京族人民的宴客餐,以海鲜为特色的菜品为主,其中,沙虫巴是一道必备的菜,做法很简单,把沙虫洗净后放进油锅里面炸至金黄即可食用,配上腰果,味道香香脆脆，十分可口，具有活血强身、补肾养颜、健脾益气之功效。炆鳝肚是京族人用来待客的另一道名菜，以鳝鱼肚为原料，通过炆的方法制作成的凉盘，不仅酸甜适口，还可以滋补肝肾，祛风明目，活血止痛，缓解关节肿痛。红烧海参这道菜品，味道鲜美，能补肾益气、通肠润燥。海参是滋补品，可以预防疾病，增强体质，有食疗的功效。

近年来，随着人民生活水平的日益提高，对绿色养生保健食品的需求强劲，以及亚健康状态在都市中日渐普遍，人们越来越关注身心健康，养生开始成为时代的热点和潮流，生态养生旅游市场前景极为广阔。北部湾渔场是中国的四大渔场之一，近岸的大部分海域均保持一类水质，是没有被污染的渔场。北部湾海域特有的水温、咸度、流速，使各类鱼虾特别的鲜嫩美味。东兴市是中国与越南唯一海陆相通的一类口岸城市，京族地区沿海、沿边的资源优势和得天独厚的地理优势造就了多姿多彩的自然景观和人文景观。如今，一些主打高端医疗市场的民营机构都不约而同地把健康服务的触角伸向旅游养生这个新领域。在当前市场经济的条件下，立足于京族特有的民族文化资源，将美丽的自然海景与独具魅力的民俗风情和当地得天独厚的京族饮食相结合，并根据不同人群的需要及游客的心理，突出边关海洋京族特色。在发展特色生态养生旅游业的同时，有助于将很多埋没于乡野之间的京族特色饮食挖掘到市面上来，根据京族药食同源的医药思想，进一步开发利用京族养生保健食品，具有广阔的市场前景。

三、毛南族医药

环江毛南族自治县地处亚热带丘陵地带，位于桂西北部，是毛南族居住比较集中的地方，也是全国唯一的毛南族自治县，上南和下南（及其所包括的中南地方）两乡，素有"毛南山乡"之称，是毛南族的最大聚居区。

为进一步加强对民族医药的挖掘整理和研究，大力发展民族医药事业，根据广西壮族自治区卫生厅下达给广西民族医药研究所的"广西十二个民族自治县民族医药状况调查"课题进展需要，我们课题组与广西壮族自治区卫生厅民族医药古籍整理领导小组办公室（以下简称"区古籍办"）及广西民族医药协会等有关单位的工作人员，于2001年9月对环江毛南族自治县的民族民间医药，进行了实地调查，并在当地卫生局的大力协助下，专门组织召开了环江毛南族自治县民族医药发展座谈会，听取了县卫生局、县药检所、县人大、县政协、县民族局等有关部门及民族民间医生代表的汇报，对其民族医药的历史及现状有了较为深入的了解。

1. 历史沿革

环江毛南族自治县地处云贵高原的东南麓，为黔中高原南部边缘的斜坡地带，全县 90% 以上的面积为石山土岭，属亚热带季风气候，气候温和湿润，雨量丰沛，境内集雨面积 10 平方千米以上的河流共 130 条。因此，环江毛南族自治县境内重峦叠嶂、山高林茂、四季常青、江河纵横、山岭河谷草木盛发，植物种类繁多，药物资源丰富，主要有灵香草、皂角刺、龟鳖甲、罗锅底、红花倒水莲、黄花倒水莲、续断、岩黄连、黄连、石壁青丹、香青藤、高山枫、香茅草、穿地枫、大钻、小钻、白龙藤、千金子等。自古以来，各族人民应用树皮、草根及藤类等民族药物与各种疾病做斗争，有着悠久的历史并积累了丰富的医学经验，至今民族医药在全县广大地区（尤其是农村）中仍发挥着很大的作用。其中壮族、毛南族、瑶族等民族医药，具有独特的民族风格和浓厚的地方特色，在历史上曾经对本民族和其他民族人民的身体健康和繁衍昌盛做出了重要的贡献。

环江毛南族自治县根据区古籍办的指示精神，在 1987 年成立了"环江毛南族自治县整理民族医药古籍领导小组"，抽调了县、乡有实践经验的医务人员，深入全县各乡村进行调查访问。历时半年多时间，走访了各族民间医药人员（包括有一技之长的）及干部 304 人次，搜集了防治各种疾病的单方、验方和秘方 234 条，经验单方手抄本 4 本，其他医药古籍书籍 67 本，采集民族药物标本 325 种、650 份（包括自治区的任务在内），古老的民族药物用具 3 件，清代木质匾额 1 块，照片 13 张，名老中医医案、医话 16 条，墓碑文 19 篇，整理汇成《环江毛南族自治县民族医药验方、秘方集》。根据对环江毛南族自治县的调查资料可以了解，清末至民国年间，老中医谭妙品以本地草药治疗严重骨折，可取神奇之效，是毛南族有名的骨伤医生；壮族名医韦万机利用当地民族药，以治疗哮喘、伤风头痛、伤寒见长；毛南族老中医谭履宜擅长治疗内科腹痛、急性肠胃炎、中暑昏倒、类中风、水肿及眼科疾病。还有老中医谭云锦、谭翠晶、谭汉照、谭仁昌、谭庆元、谭葆初、谭砥向、谭有恒、谭正东、谭省，毛南族老中医谭清修及老草医谭朝冠、覃梦熊，接骨名医谭怀瑜，针灸医师谭玉厚等一批名医，利用中医药和民族民间医药造福人民。中华民国时代，毛南地方也曾有过官办医疗机构。如1937年思恩县府曾在下南办了第一所医疗所，聘来毛南族医生谭履宜1人，以其自制的中草药行医，后来改属乡政府，医师增至3人，但不久就因财力不支而于1943年停办。直至新中国成立前夕，毛南地方不曾再有过官办的医药机构。1951年，广西省府派了民族卫生工作队深入毛南族地区，给群众进行免费治疗，并开展爱国卫生运动，在当地中医、草医的配合与支持下，有效地控制了一些流行疾病的蔓延。1953年5月，成立了下南区卫生所。在农业合作化运动中，又分别把原有的中医、草医组织起来，建立了下南中医联合诊所和草医组。合作化后，各农业社相继建立了卫生室。1964年，下南卫生所进一步扩建为下南民族医院，设置了病床，配备各种医疗器械和医务人员。从此，除了日常门诊外，还可以进行一般的内外科手术，开始了毛南族医疗史的新阶段。在长期经受疾病的磨难中，毛南族人民还积累了一些抗病的经验和方法。如感冒头痛时，用破碗片刺破手指或太阳穴放血，或在前额上拔火罐，或用手拧颈拔痧，或在背部刮痧。由于环江地处边远山区，交通不便，中医是在较晚时期传入当地，而西医则是在新中国成立后才传入的，所以在中医、西医传入环江毛南族自治县之前的几千年历史时期里，各族群众主要依靠民族医和草药防病治病。

我们通过个别采访、查阅有关史料及实地调查等形式和方法，进一步了解了环江毛南族自治县解放初期民族民间医生活动的情况。解放初期该县究竟有多少民族民间医生，现已难于做出精确的统计。目前，全县民族民间医生200多人，这些有一技之长的医生，长年活跃于该县广大乡村寨溪峒，运用民族诊疗知识和技术为群众防病治病。如蒙长命、韦宗权、韦幼康、韦智学、岑掌握等民族民间医生，他们中的一部分人是广西民族医药协会会员，曾入编《中国民族民间医生名录》第一集、第二集，为当地的人民群众解除病痛，深受群众的好评。但由于历史条件限制和种种原因，有不少民族民间医生的有效药方已失传，如下南乡波川村毛南族喉科名医谭俄冠治疗喉科药方、川山乡由动村治疗蛇伤的名医零酉生的药方均全部失传，民族民间医生队伍已经面临后继无人的严峻形势。

2. 当时状况

环江毛南族自治县由于财政收入比较困难，属老、少、边、山、穷地区，因此用于卫生事业的投入也比较有限，用于民族医药的投入就更少了，但是民族医药工作有一定的基础，1988 年成立了环江毛南族自治县民族医医院，设在县城内。后因考虑到县城人口仅为 2 万，所在地较偏，而目前城乡交通便利，附近乡镇的群众患小病一般就近到当地乡镇卫生院诊治，患大病就到邻县以及南宁、柳州、河池等地看病，从资源配置方面考虑，这会造成一定的浪费，所以就把民族医医院、原有的县中医院一起合并到县人民医院。全县总医疗机构 280 家，医院床位数 359 张，只有县人民医院、下南乡卫生院、洛阳乡卫生院设有中医科，其中人民医院中医科有中医师 5 人，病床 20 张，日门诊量为 40～50 人。县城有 40 多家个体诊所，其中中医诊所仅有 5 家。在国家医疗机构工作的医务人员 680 人，其中医生 308 人，中医药专业在国家医疗机构工作 13 人，个体行医（包括乡村医生）约 230 人，个体、乡村医生中使用中草药的占 1/3，约 80 人，卖原生中草药的游医约 100 人。这些民族民间医生有一技之长，大部分用草药治病，尤其对治疗骨折、烫伤、慢性疾病、一些疑难杂症等有独特疗效，如洛阳镇的覃冠治疗肝病疗效显著。民族医药，无论是在使用、降低医疗费用还是在疗效方面都具有简便廉验的特点，而且能减少使用西药而产生的副作用，因此深受广大群众，尤其是乡村群众的欢迎。在执业医师法颁布后，有中专以上学历的民族民间医生要参加统一考试，通过考试后方能获得行医执照，对其他没有学历的民族民间医生，卫生局一律不颁发行医执照。针对这一情况，我们走访了几位民族民间医生，通过他们的反映，进一步地了解了当地民族民间医生的行医状况。由于他们中的大部分人是农民出身，没有中专以上的学历，给人看病的疗法和药方大都是祖传的，原来一直领取草医执照在乡村行医，自从执业医师法颁布后，他们已没有了行医的许可。

课题组一行在县卫生局原局长的陪同下，还专门抽时间到洛阳镇进行考察，重点考察洛阳中心卫生院。洛阳镇人口 45000 人，其中从东兰、大化、都安三县迁来的移民 7000 人，有 13 个行政村。清代时，出现名医谭清秋，他曾得到当时政府授匾嘉奖，芳名永存。镇上设有洛阳中心卫生院、红茂医院（全院职工 30 多人）、铁路卫生所（现已解散）3 个医疗机构，目前乡村一体化，实行合作医疗。洛阳中心卫生院职工 50 人，其中卫生技术人员 46 人，中级职称 14 人；可设置床位 80 张，临床科室 9 个，医技科室 5 个，门诊部 2 个。中医科有中医师 3 名，除 1 名为老中医外，其余 2 名均为中医学院毕业生；开设有中医针灸、火罐等民族民间特色疗法；成立了急救中心。医院已成为区域性医疗指导中心，连续 10 年被授予地区级和县级卫生系统先进集体、县级文明单位、地区首家一级甲等医院等称号。

随着人民生活水平的提高，人们对健康的渴望和需求不断提高，医院不断升级和发展，无疑给当地群众的卫生健康带来了福音。洛阳中心卫生院从自身的实际情况以及卫生资源的合理配置出发，向县卫生局提交了《关于申请设置环江毛南族自治县民族医医院的报告》。其理由如下：一是医院规模已经具备。现有门诊楼业务用房面积为 1950 平方米，住院楼建筑面积为 1780 平方米，可设置床位 80~100 张；各科室设置健全，设备检查和医疗技术接近二级医院水平。二是区位优势明显。洛阳地处环江中心，交通方便，人口流动大，移民较集中，服务周径广，除担负洛阳辖区 3 万多人口的防病治病外，还为周邻 9 个乡镇和厂矿企业辐射的近 20 万人提供医疗、急救、预防保健等卫生服务，卫生资源潜力大，区位优势明显。三是通过创建等级医院，内部管理得到加强，医院管理走向科学化、制度化和规范化。曾多次得到上级主管部门的肯定和表扬，连续 10 年被评为地区级和县级卫生系统先进集体。四是根据国家卫生部卫医发〔1994〕第 30 号文件和自治区《关于加快卫生改革与发展的决定》指导意见精神，各县（市）可根据实际需要设立 1~2 个县级医院，符合"医院"命名条件，又符合有关文件精神和县情民意。五是升级扩大为县级医院后，可容纳和解决厂矿企业（如红茂矿物局）人员分流问题。既能有效利用卫生资源，又可以维护和促进社会安定。六是环江毛南族自治县为全国唯一的毛南族自治县，从保护和发展民族医药的角度出发，应该恢复设立民族医医院。由于县城设有县人民医院，从人口分布及资源合理配置方面考虑，民族医医院设立在洛阳镇较为适合，而且成立两个县级医院，有利于医院的竞争和良性发展，满足病人选择医院、选择医生的需求，充分体现病人的选择权力，有效地促进医疗卫生改革向前发展。

3. 工作建议

为了使环江毛南族自治县民族医药在今后有进一步的发展，在县卫生局组织召开的环江毛南族自治县民族医药发展座谈会上，与会的环江县各界人士畅所欲言，提出了很多好的意见和建议。针对环江毛南族自治县民族医药事业今后发展规划，我们综合了实地考察的情况以及座谈会上提出的意见和建议，概括起来主要有以下几点：

（1）政府部门要统一提高对民族医药的认识，重视民族医药的发展，从资金上加大对民族医药的投入，要把民族医药作为产业来发展。

（2）通过人大立法，利用民族区域自治的优势，制定有关民族医药方面的地方政策法规，向上可争取上级政府部门的支持，向下可保护当地民族医药事业的发展。

（3）成立专门研究民族医药的科研机构，进一步加强对民族医药的发掘整理和研究。依靠广西民族医药研究所的科研力量，加强科研与临床的结合，从民间收集的验方、秘方中筛选出合理的方药，进行开发研究，共同研制出民族药的拳头产品；同时推广民族医特色疗法，重点发挥民族医药特色专科的优势，把原有的民族医药资源变为经济优势，让它造福于更广大的人群。

（4）作为全国唯一的毛南族自治县，为了保护民族医药这一遗产，应恢复建立民族医医院，可考虑把洛阳中心卫生院设置为环江毛南族自治县民族医医院。民族医医院要有科学的管理体制，以民族医技为主要治疗手段，以使用民族药为主导，同时与中西医相结合，充分发挥各自的优势，选择一些高发及疑难病种，走特色专病专科医院路线，突出自己的优势，避免同实力较强的县人民医院竞争，以吸引更多的病人。

（5）大力发展中药材和民族药材的种植。环江毛南族自治县的地理位置和气候非常适宜药材的生长，分布有近千种药材，且药材品质优良。应趁着西部大开发及当前国际、国内民族医药发展较快的势头，利用当地丰富的天然药物资源，大力种植中药材和民族药材，并把它作为一项产业来发展，争取开创财政收入新的经济增长点。

（6）加强对民族医药人才的培养。目前，确有一技之长的部分民族民间医生年事已高，他们行之有效的医疗技法正面临着失传的可能。县卫生局应选派部分大中专毕业的医务人员向这些民族民间医生学习，继承这些宝贵的遗产；或邀请这些名老医生走出民间，到县各级医院坐诊，为病人看病，带徒授教，为广大的人民群众服务。广西民族医药研究所经过 10 多年的努力，已发掘整理出一些有独特疗效的民族特色医疗技法，县卫生局可派人到研究所学习，大力培养民族医药方面的人才，为发展民族医药事业做贡献。

（7）应充分利用毛南族这一品牌，把毛南族民族医药的开发与毛南族的历史文化联系起来，提高毛南族医药的知名度，积极对外申报项目、打造品牌，吸引国内外资金进行投资，使民族医药的发展与民族文化的弘扬起到互相推进的作用。

（吴小红）

第二十六节 黄汉儒经验单方选录

（1）艾叶：头痛、哮喘、泄泻、腹痛、荨麻疹、毛囊炎、疖肿、痈肿。

（2）桉树叶：泄泻、慢性肾盂肾炎、烧烫伤、乳头皲裂、口腔溃疡。

（3）芭蕉根：乳糜尿、慢性中耳炎（芭蕉油）。

（4）白花蛇舌草：阑尾炎。

（5）白及：矽肺、肺结核、胃溃疡、乳糜尿、皮肤皲裂。

（6）白芥子：咳喘、面神经麻痹、关节囊肿、颈淋巴结核。

（7）白僵蚕：高脂血症。

（8）白茅根：急性肾炎水肿、前列腺肥大、睾丸炎、温病烦热。

（9）白砂糖：下肢慢性溃疡。

（10）百部：肺结核、肠寄生虫、阴道滴虫。

（11）败酱草：风湿性关节炎、阑尾炎、痔疮、小儿腹泻。

（12）斑蝥：瘰疬、过敏性鼻炎、急性鼻炎。

（13）板蓝根：流行性乙型脑炎。

（14）半夏：痞症、痰症、宫颈糜烂。

（15）半边莲：血吸虫性腹水、外伤感染。

（16）荸荠（马蹄）：铜中毒。

（17）萆薢：痢疾、疥疮。

（18）蓖麻子：鸡眼。

（19）壁虎：肺结核、小儿支气管性喘息、瘰疬等。

（20）薜荔：背疽。

（21）扁蓄：前列腺肥大、胆道蛔虫症。

（22）冰片：皮肤溃疡、腮腺炎、中耳炎。

（23）柏子仁：胁痛。

（24）补骨脂：链霉素中毒、银屑病、扁平疣、子宫出血、小儿遗尿。

（25）蚕茧：消渴症。

（26）蚕沙：崩漏。

（27）苍耳子：鼻窦炎、扁平疣、急性乳腺炎。

（28）侧柏叶：菌痢、血尿、肠风下血。

（29）茶叶：菌痢、食积。

（30）蝉蜕：小儿癫痫、目翳、荨麻疹、破伤风。

（31）蟾蜍：血吸虫病、肝脾肿大、慢性肾炎、鹤膝风、小儿哮喘、疳积、神经性皮炎、血栓性闭塞性脉管炎、睾丸癌。

（32）蟾皮：肝癌、湿疹、注射感染、背疽、急性骨髓炎。

（33）常山：疟疾。

（34）车前子：腹泻、青光眼。

（35）沉香：哮喘、呃逆、痛经。

（36）赤小豆：乳汁不行、胁痛、外伤性血肿。

（37）臭梧桐：高血压病。

（38）苦楝子：痢疾、头癣、甲癣。

（39）大黄：便秘、热毒。

（40）大蓟：浸润型肺结核。

（41）大戟：肝硬化腹水、狂躁型精神病。

（42）大蒜：毒病。

（43）倒扣草：慢性腰肌劳损。

（44）地肤子：荨麻疹。

（45）地榆：菌痢、功能性子宫出血、阑尾炎。

（46）灯芯草：腮腺炎、小儿夜啼。

（47）地骨皮：高血压病、毒蛇咬伤。

（48）冬瓜：血淋。

（49）杜仲：肾虚腰痛。

（50）莪术：宫颈癌。

（51）番石榴叶：糖尿病。

（52）番薯藤：便秘、荨麻疹。

（53）鹅不食草：百日咳、鼻炎。

（54）番泻叶：急性胰腺炎、便秘。

（55）蜂胶：带状疱疹。

（56）蜂蜡：荨麻疹。

（57）蜂蜜：胃溃疡、术后创口感染、角膜炎。

（58）凤尾草：急性尿路感染。

（59）芙蓉叶：肺痈、乳腺增生、疮毒、疤痕。

（60）甘草：哮喘、毒病。

（61）甘蔗：疟疾。

（62）枸杞：内热、养生。

（63）狗肉：瘰疬。

（64）桂枝：喘逆、心悸。

（65）海芋：伤寒。

（66）狐肉：蛊毒。

（67）葫芦茶：滴虫性肠炎（灌肠）、荨麻疹（外洗）。

（68）虎杖：肝炎、绿脓菌感染、霉菌性阴道炎。

（69）黄连：大叶肺炎、热毒。

（70）黄药子：甲状腺肿大。

（71）鸡骨草：病毒性肝炎。

（72）鸡内金：食积、结石（肾）、疳积。

（73）鸡矢藤：胆道蛔虫等。

（74）金不换：肺结核咯血。

（75）金钱草：胆结石、膀胱结石、带状疱疹。

（76）金银花：热毒、大叶性肺炎。

（77）金樱子：子宫脱垂。

（78）荆芥：中风、神经性皮炎。

（79）九节茶：慢性胃炎、血小板减少性紫癜、口腔溃疡、冠周炎、牙龈炎等。

（80）韭菜：消渴、胸痹、鼻衄等。

（81）酒：霍乱、伤寒、马肉中毒、蜂蜇。

（82）苦荬茶：食物中毒。

（83）决明子：高脂血症。

（84）扛板归：带状疱疹。

（85）苦瓜：带状疱疹、扁平疣。

（86）苦楝根皮：消渴、蛔虫病。

（87）辣椒：狗咬伤、指疗疮。

（88）辣蓼草：阑尾炎、淋巴结炎。

（89）莱菔子：痢疾、胃痛等。

（90）苋菜根：十二指肠球部溃疡。

（91）灵芝草：崩漏。

（92）硫黄：疥疮。

（93）柳叶：肾病综合征、急性蜂窝织炎等。

（94）柳树皮：急性尿潴留、黄水疮。

（95）芦荟：烧伤、甲沟炎、药物过敏等。

（96）鹿角：消渴、乳腺纤维瘤、急性乳腺炎。

（97）鹿茸：阳虚、再障。

（98）鹿衔草：肺痈、肝癌。

（99）路路通：关节炎。

（100）露蜂房：急性乳腺炎、风火牙痛。

（101）绿豆：小儿腹泻、中毒。

（102）罗布麻：高血压、气管炎、心力衰竭。

（103）马鞭草：血吸虫病、湿疹、脓疮、阴肿。

（104）马齿苋：百日咳、菌痢、急性肾盂肾炎、白癜风、湿疹、脚癣。

（105）马兜铃：高血压、梅核气。

（106）马兰：急性乳腺炎。

（107）马铃薯：湿疹、淋巴结核。

（108）马钱子：疥疮、脱肛、带状疱疹等。

（109）蚂蚁：类风湿、乳汁不行。

（110）木鳖子：牛皮癣、腮腺炎。

（111）木耳：脚癣、崩漏。

（112）旱莲草：鼻衄、血尿、口腔溃疡出血。

（113）猫爪草：淋巴结炎、淋巴结肿大。

（114）毛茛：黄疸肝炎、痈肿。

（115）猕猴桃根：子宫癌术后阴道出血。

（116）南瓜：扁平疣。

（117）南瓜带：血吸虫性腹水、乳癌。

（118）麦芽：糖尿病。

（119）木瓜：脚癣。

（120）泥鳅：肝炎、小儿盗汗。

（121）蒲公英：胃溃疡、胆囊炎、慢性肾炎、乳腺炎、眼疾、痔疮、腮腺炎、扁桃体炎。

（122）茜根：慢性腹泻、瘀血症。

（123）荞麦：头风、腹泻。

（124）茄子：脓肿、寻常疣。

（125）青风藤：类风湿。

（126）青蒿：慢性支气管炎、疟疾、红斑狼疮。

（127）青木香：高血压。

（128）蚯蚓：瘟疫、癃闭、带状疱疹等。

（129）全蝎：中风后遗症、偏头痛等。

（130）人尿：外伤疼痛。

（131）人指甲：蜈蚣咬伤。

（132）肉苁蓉：便秘、慢性胃炎。

（133）人乳汁：便秘。

（134）忍冬藤：菌痢、背疽。

（135）内豆蔻：小儿腹泻。

（136）乳香：瘟疫。

（137）三白草：斑秃。

（138）三块瓦：毒蛇咬伤。

（139）人参：心绞痛、糖尿病、产后低血压等。

（140）三七（田七）：胸痹、支气管扩张咯血、胃溃疡出血、胆管结石、血小板减少、再障、便血、痛经、回乳、寻常疣、静脉炎、少腹前瘀癥、外伤胁痛。

（141）桑白皮：食道癌、眼疾。

（142）砂仁：呃逆。

（143）山豆根：喉病。

（144）山辣椒：慢性肝炎（外用）。

（145）山药：虚劳。

（146）山楂：急性胃肠炎、呃逆。

（147）商陆：二便不通、肾水肿。

（148）蛇根草：高血压。

（149）蛇蜕：中耳炎、皮肤瘙痒等。

（150）射干：背疽。

（151）升麻：带状疱疹。

（152）生姜：野芋头中毒、呕吐、烧伤。

（153）石菖蒲：痛证、疮毒。

（154）石膏：内热、湿病、眼疾、牙痛等。

（155）石灰：疮疡、瘰疬。

（156）食盐：胃痛。

（157）老角肉：噎膈。

（158）水牛角粉：急性黄疸肝炎、精神分裂症。

（159）水田七：带状疱疹。

（160）桃花：癫狂。

（161）桃叶：萎缩性鼻炎。

（162）田螺：黄疸、水肿、膨胀、直肠脱垂等。

（163）土茯苓：扁平疣、小儿先天梅毒性口腔炎。

（164）万年青根：狂犬病、淋病、白喉。

（165）威灵仙：慢性胆囊炎、胆石症、龟头炎等。

（166）蜗牛：脱肛。

（167）乌桕木根皮：黄疸肝炎。

（168）乌梅：功能性子宫出血。

（169）乌贼骨：白带、慢性支气管炎、消化性溃疡、褥疮。

（170）吴茱萸：胃痛、小儿呕吐、慢性咽炎、口腔溃疡。

（171）蜈蚣：偏头痛、带状疱疹等。

（172）仙鹤草：糖尿病、眩晕、菌痢、滴虫性阴道炎。

（173）仙人掌：急性乳腺炎。

（174）香附：腹痛、腰痛。

（175）薤白：噎嗝。

（176）雄黄：虫臌、寻常疣、破伤风等。

（177）熊胆：癫痫、慢性胆囊炎。

（178）鸦胆子：阿米巴痢、血吸虫病、疣。

（179）野菊花：菌痢、疖肿、阑尾炎等。

（180）益母草：冠心病。

（181）薏苡根：肺脓肿。

（182）薏苡仁：扁平疣。

（183）茵陈蒿：黄疸肝炎、口腔溃疡。

（184）柚叶：腹泻。

（185）鱼腥草：腮腺炎、肺炎、慢肾、肾病综合征、老慢性支气管炎、中耳炎、肺脓肿、痔疮。

（186）玉米须：高血压、糖尿病。

（187）蚕休：腮腺炎、皮肤瘙痒、咳喘、关节扭伤。

（188）泽漆：肝癌、扁平疣。

（189）猪胰：糖尿病。

（190）猪胆：便秘、痔疮、浸淫疮、蛔虫性肠梗阻。

（191）蟑螂：跌打损伤。

（192）猪苓：银屑病。

（193）竹茹：口腔溃疡。

（194）紫河车：哮喘、肺结核、胃溃疡等。

（195）紫苏叶：鱼蟹中毒、化脓性指头炎。

（196）棕榈子：慢性胆囊炎。

（197）黄柏：肺结核、菌痢、烧伤、化脓性中耳炎。

（198）黄荆叶：菌痢、脚癣。

（199）火炭母：急性肾炎。

（200）金不换（地不密）：肺结核咯血。

（王柏灿）

附录

黄汉儒荣誉选录

(1) 1988 年，当选广西壮族自治区政治协商会议第六届委员会委员；1998 年，当选广西壮族自治区政治协商会议第八届委员会委员。

(2) 1992 年 10 月，获得中华人民共和国国务院"政府特殊津贴"待遇。

(3) 1993 年 3 月，当选中华人民共和国第八届全国人民代表大会代表。

(4) 1997 年起，任中国民族医药学会副会长。

(5) 黄汉儒主编的《壮族医学史》专著，1999 年获国家民族事务委员会、国家新闻出版总署（现国家新闻出版广电总局）颁发的"第四届中国民族图书奖一等奖"，同年获"第四届国家图书奖提名奖"和"全国优秀科技图书奖暨科技进步奖（科技著作）三等奖"。

(6) 2002 年，黄汉儒主持的"壮医理论的发掘整理与临床实验研究"项目获广西科技进步奖二等奖（排名第一，一等奖空缺）；2003 年，获中华中医药学会科学技术奖。

(7) 2005～2015 年，任广西民族医药协会会长、法人代表；2015 年，任广西民族医药协会终身名誉会长。

(8) 2007 年，任中国民族医药协会副会长。

(9) 2007 年 6 月，获国家中医药管理局、国家民族事务委员会颁发的"全国民族医药工作先进个人"荣誉称号。

(10) 2009 年 4 月，获中国民族卫生协会颁发的"中国民族卫生医药发展贡献奖"。

(11) 2012 年 4 月，获"桂派中医大师"荣誉称号。

后 记

在黄汉儒工作室的大力支持下，经过编委半年的努力，《黄汉儒学术经验传承研究》终于付梓出版了。本书的编写过程，对编者来说是一个更全面地传承黄汉儒学术思想和经验的过程，是进一步学习黄汉儒医德风范和精湛医术的过程，是进一步了解壮医药悠久历史和丰富内涵的过程。本书的出版，对学习和传承老一辈壮医药专家的学术经验，培养新一代壮医药人才，促进壮医药事业的发展有着积极的意义。

黄汉儒是老一辈壮医药专家的杰出代表。30 多年来，他对壮医药事业矢志不改，对壮医药探索持续不断，对壮医药后辈悉心指导，黄汉儒教授的学术思想与临床经验也随着时间的推移逐步形成。本书就是对他数十年从事壮医史、壮医理论研究和临床实践经验的反映，是对壮医药发展史、壮医基础理论、壮医临床技法概貌的反映，也是黄汉儒的弟子们学习研究其学术思想和经验的心得体会的概括。

黄汉儒所处的时代，是艰苦的创业时代；今天我们所处的时代，是继承与创新的时代。加快壮医药事业的发展步伐，是黄汉儒等老一辈壮医药专家的期望，是我们新一代壮医药工作者的责任。

回望过去，创业艰难，展望未来，前程似锦，壮医药的发展迎来了前所未有的大好时机。党中央、国务院高度重视中医药民族医药的发展，党的十七大报告明确指出，"扶持中医药民族医药事业的发展"。2009 年 4 月，《国务院关于扶持和促进中医药事业发展的若干意见》正式发布。2012 年，党的十八大报告指出，要中西医并重，扶持中医药和民族医药的发展。2016 年，在第十二届全国人民代表大会第四次会议上，李克强总理在《政府工作报告》中提出了今年的八项重点工作，其中第七点提到"协调推进医疗、医保、医药联动改革，发展中医药、民族医药事业"。从广西的层面来说，各级党委、人民政府高度重视中医药民族医药的发展，经过 20 多年的发掘整理，全区壮医医教研体系初步建立。2009 年,《广西壮族自治区发展中医药壮医药条例》正式实施。2010 年,广西壮族自治区人民政府出台了《关于实施壮瑶医药振兴计划》《加快广西中医药民族医药发展十大工程》《关于加快中医药壮瑶医药发展的决定》3 份文件。最近,广西国际壮医医院的建设被列为庆祝自治区成立60周年重大项目,并正在建设中。我们相信,在党和人民政府的正确领导下,壮医药事业一定会迎来更加美好的明天。

　　本书的编写是黄汉儒工作室的工作内容之一,在编写过程中,我们得到广西民族医药研究院(广西壮医医院)的大力支持,得到黄汉儒工作室的大力支持,得到广西科学技术出版社的大力支持,得到黄汉儒老师的悉心指导,在此一并致以衷心的感谢。由于我们学术水平和知识水平有限,对黄汉儒学术思想和经验的理解和把握可能会有偏差之处,书中可能还会有疏漏或不妥之处,诚望专家和读者批评指正。

编者

2016 年 12 月